U0121316

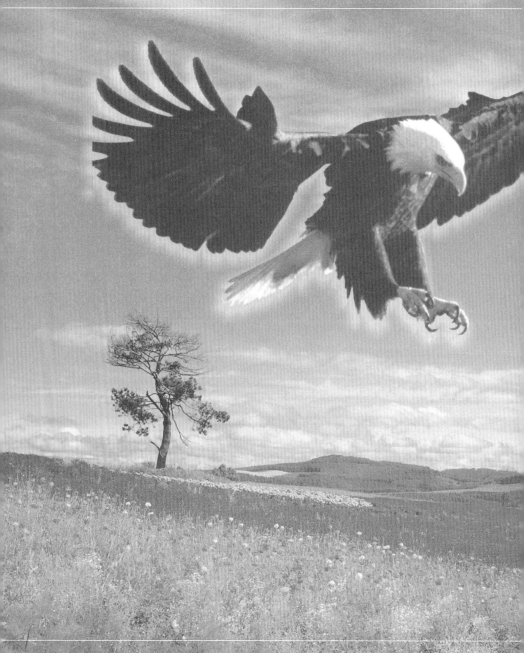

大展好書　好書大展
品嘗好書　冠群可期

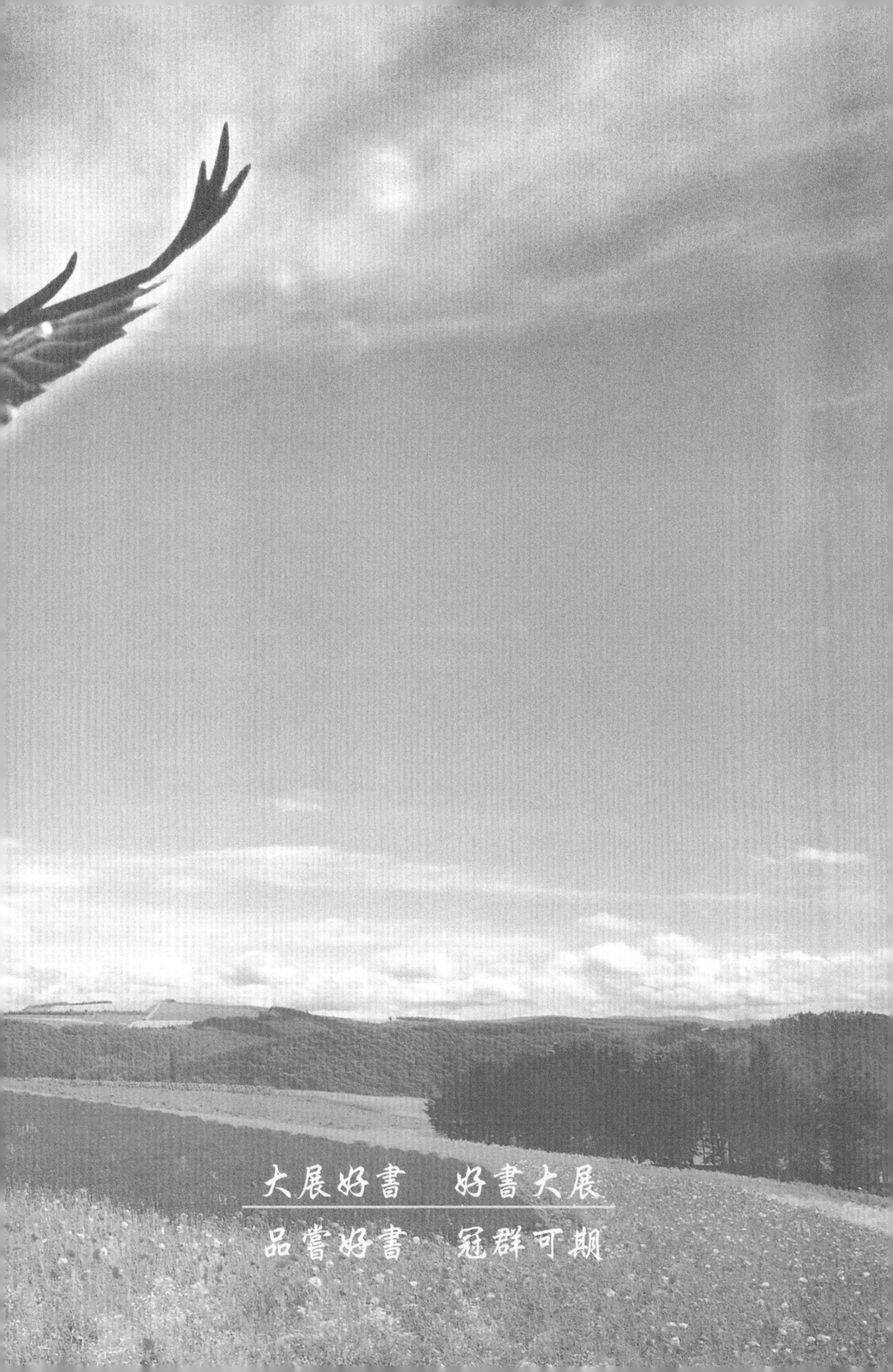
大展好書　好書大展
品嘗好書　冠群可期

休閒保健叢書 9

# 中醫三補養生

## ——神補　食補　藥補

劉健　主編

品冠文化出版社

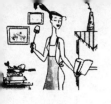

主　編　劉　健

主　審　韓明向

副主編　劉春麗

編　委（按姓氏筆畫為序）

范海霞　　郭　雯　　張海燕

程華威　　楊梅雲　　韓　輝

中醫三補養生——神補　食補　藥補

2

# 序

　　由安徽中醫學院劉健教授主編的專門論述中醫藥養生保健的科普著作《中醫三補養生———神補 食補 藥補》編寫完成了，通讀全書，感慨良多，綜合起來，本書有如下特點：

**順應時代呼喚：**

　　當人類社會進入以高科技、資訊化、回歸自然、崇尚生命爲特徵的資訊化社會的時候，當科學技術的進步、人民生活水準的提高使疾病譜發生很大變化的時候，當醫學模式從生物醫學模式轉向生物—心理—社會醫學模式的時候，我國也正在迅速成爲人口老齡化的國家，並隨之面臨人口從增長型爲主轉爲以結構型爲主的問題。人口老齡化帶來的醫療衛生問題不只是老年人個人的問題，也是一個社會問題，不僅影響老年人的生存品質，也給社會和家庭帶來沉重的負擔，所以，如何加強中老年人的養生保健，增強體質，提高生存品質，是全社會面臨的重大課題，也是時代對醫療保健工作者的呼喚。

　　此書順應了時代的呼喚，爲醫療保健的百花園又增添了一朵絢麗的奇葩。

**滿足大衆需求：**

　　在建設社會主義和諧社會的進程中，我國人民的

3

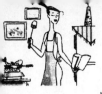

物質文化水準得以普遍提高，全面小康的生活也為時不遠，人民群眾珍愛生命、關注健康的需求比以往任何時候都更加強烈和迫切。但是，如何進行養生保健、如何將養生保健方法與自己的日常生活密切結合等問題則時常困擾著人們，聽信不良廣告濫服保健品者有之、為求長壽濫服補藥者有之、保健不成反而損害健康者有之，甚至受邪教誘騙走火入魔者也有之。

劉健教授立足中醫，情繫大眾，在繁忙的醫療、教學、科研工作之餘，還經常應邀參加各種健康教育的公益活動，積極宣傳、推廣中醫藥養生保健的理念和方法，收到很好的效果。此書急廣大人民群眾之所需，為大家提供了科學、實用的中醫藥養生保健方法，必將成為大家的良師益友。

**展現中醫魅力：**

中醫藥學具有幾千年的悠久歷史，曾為中華民族的繁衍、為世界的文明進步做出不朽貢獻，其養生保健的理論與方法，在當今社會越來越顯示出其獨特的優勢和光明的發展前景，成為世界矚目的熱門學科。中醫學認為，中老年人臟腑功能逐漸虛弱，氣血虧虛，陰陽失調，從而出現一系列功能衰退、情志失常、平衡失調的衰老表現，並容易罹患一些慢性疾病。

中老年人的養生保健應當根據各自不同的體質特徵、生活環境、精神狀態等採取不同的調整方法。此書全面展示了中醫藥養生保健的無窮魅力，如養生保健應根據「陰平陽秘，精神乃治」「實則瀉之，虛則

中醫三補養生——神補 食補 藥補

4

補之」的原則而採取不同的補法；應採取神補、食補和藥補三法綜合調理，辨證施補，從而達到養生保健，延年益壽，提高生活品質的目的。

**揭示養生眞諦：**

關於中醫藥養生保健學的理論與應用研究在臨床各科得到了廣泛應用，收到了良好效果，受到世人歡迎。此書注重實用性、科學性、時代感的密切聯繫，既保持中醫藥神補、食補、藥補養生保健的理論內涵，又特別強調每種方法的日常應用，使本書具有較強的實用性；既展現了辨證施補的中醫精華，又結合養生保健現代研究的優秀成果，使本書具有較強時代氣息；既進行了中醫藥「三補」臨床療效的系統總結，又從不同角度、不同層次探討其作用機制，使本書具有較強的科學性。

此書側重於理論與實際的高度和諧統一，寓高深的理論於日常生活、實際操作和具體用藥上，寓綜合的養生保健理念於看得見、摸得著、體會得到的實例之中，力求眞實可靠，力戒形式主義，定能使中老年朋友開卷有益。

掩卷沉思，高興之餘，欣然命筆，揮毫以爲序。

中共安徽省委保健委員會

專職副主任 沈千 主任醫師

於合肥

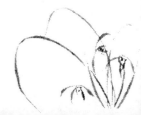

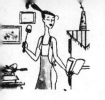

# 作者簡介

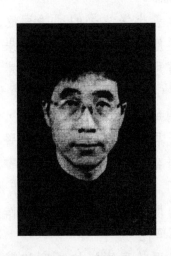

　　**劉健**　男，醫學博士，主任醫師，教授，碩士研究生導師，國家食品與藥品監督管理局保健食品審評專家，中國中西醫結合學會第四、第五屆理事會理事，中國中醫藥學會內科延緩衰老專業委員會副秘書長，中國醫師協會養生專業委員會常委。現爲安徽中醫學院第一附屬醫院副院長、安徽省重點學科中醫內科學學科帶頭人。

　　近10年來，先後主持承擔國家衛生部、國家中醫藥管理局、北京市科委、安徽省科技廳、安徽省自然科學基金等政府資助的研究課題11項，獲科技成果6項，發表學術論文42篇，出版專著5部，並獲安徽省自然科學三等獎、安徽省高校科技成果二等獎3項。

# 前　言

　　當人類社會進入以高科技、資訊化、回歸自然、崇尚生命爲特徵的 21 世紀的時候，當科學技術的進步、人民生活水準的提高使疾病譜發生很大變化的時候，當醫學模式從生物醫學模式轉向生物—心理—社會醫學模式的時候，我國也正在迅速成爲人口老齡化的國家，並隨之面臨人口從增長型爲主轉爲以結構型爲主的問題。

　　人口老齡化帶來的醫療衛生問題不只是老年人個人的問題，也是一個社會問題，不僅影響老年人的生存品質，也給社會和家庭帶來沉重的負擔，所以如何加強中老年人的養生保健，增強體質，提高生存品質，是全社會面臨的重大課題。

　　在這種情況下，具有幾千年悠久歷史的，曾爲中華民族的繁衍、爲世界的文明進步做出不朽貢獻的中醫藥學越來越顯示出其獨特的優勢和光明的發展前景，其理論與實踐的重要組成部分——養生保健學也越來越受到世人關注，成爲世界矚目的熱門學科。

　　據統計，近 10 年來關於中醫藥學中養生保健學理論與應用研究的文獻達 8000 餘篇，在臨床各科得到廣泛應用，收到了良好效果，受到世人歡迎。

　　中醫學認爲，中老年人臟腑功能逐漸虛弱，氣血虧虛，陰陽失調，從而出現一系列功能衰退、情志失常、平衡失調的衰老表現，並容易罹患一些慢性疾

病，所以，養生保健，強身防病對中老年人來說顯得尤為重要。

中老年人的養生保健應當根據各自不同的體質特徵、生活環境、精神狀態等採取不同的調整方法。根據「陰平陽秘，精神乃治」「實則瀉之，虛則補之」的中醫治療原則，而採取不同的補法。俗話說「藥補不如食補，食補不如神補」，在應用補法養生保健、延緩衰老的時候，應採取神補、食補和藥補三法綜合調理，辨證施補，從而達到養生保健，延年益壽，提高生活品質的目的。

本書分為上、下兩篇。上篇主要介紹中老年常見中醫虛證，包括氣虛證、血虛證、陰虛證、陽虛證、肺虛證、心虛證、脾虛證、肝虛證、腎虛證等，並對各種虛證的分型分別進行了論述，使讀者初步瞭解一些基本的中醫知識；下篇分三章，分別重點介紹中醫神補、食補、藥補的具體內容。與同類專著比較，本書具有以下特點：

（1）實用性、科學性、時代感的密切聯繫：既注重以中醫藥「三補」養生保健的理論內涵，又特別強調每種方法的日常應用，使本書具有較強的實用性；既注重了辨證施補的中醫精華，又結合了養生保健現代研究的優秀成果，使本書具有較強時代氣息；既注重了中醫藥「三補」臨床療效的系統總結，又從不同角度、不同層次探討其作用機制，使本書具有較強的科學性。

（2）一般介紹與重點論述的有機結合：對大量的

中醫藥「三補」方法進行歸納、分析、重組，做到詳略得當，既有一般介紹，又有重點闡述，使本書編排新穎，形式活潑，具有可讀性。

（3）理論與實踐的和諧統一：本書並不強調中醫藥「三補」養生保健機理的詳盡論述，而是側重於理論與實際的高度和諧統一，寓高深的理論於日常生活、實際操作和具體用藥上，寓綜合的養生保健理念於看得見、摸得著、體會得到的實例之中，力求眞實可靠，力戒形式主義，使本書成爲中老年朋友的良師益友。

全書20多萬字，適合於廣大的中、西醫各級醫務人員，高等醫學專業大學生、研究生及廣大中老年讀者。

本書在編寫過程中得到了我國著名中醫老年病學專家、中華中醫藥學會延緩衰老專業委員會主任委員、博士生導師韓明向教授的具體指導和主審，中共安徽省委保健委員會專職副主任沈幹主任醫師在百忙中爲本書作序，安徽中醫學院及安徽省中醫院的領導給予了大力支持和鼓勵，安徽科學技術出版社在編輯出版方面給予了大力協助，在此對所有幫助、支援本書編寫工作的單位和人士表示衷心的感謝！

由於作者水準有限，書中難免存在一些錯誤和不足之處，懇請有關專家、學者、同道、讀者給予批評指正，我們誠懇接受並在今後予以改正。

劉　健

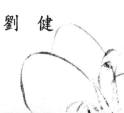

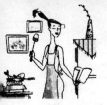

中醫三補養生——神補　食補　藥補

# 目　錄

11

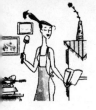

中醫三補養生——神補 食補 藥補

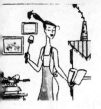

中醫三補養生——神補　食補　藥補

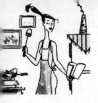

中醫三補養生——神補 食補 藥補

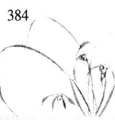

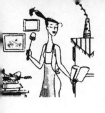

中醫三補養生——神補　食補　藥補

# 上篇
# 常見中老年虛證

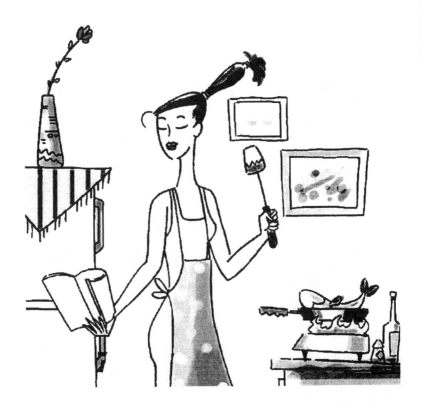

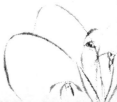

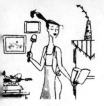

　　許多中老年人都會感覺到，到了一定的年齡以後，不知不覺中就感到體力不支，精力下降，記憶力降低，食慾不振，吃飯不香，睡眠不踏實，腰酸背痛，疲倦乏力等諸多的不適。

　　中醫學認為，這些表現都屬於虛證的範圍，而且隨著年齡的增長，這些虛證表現得越來越明顯，也越來越複雜。如《素問・上古天真論篇第一》所說：「女子七歲，腎氣盛，齒更髮長……五七，陽明脈衰，面始焦，髮始墮；六七，三陽脈衰於上，面皆焦；七七，任脈虛，太沖脈衰少，天癸竭，地道不通，故形壞而無子也。丈夫八歲，腎氣實，髮長齒更……五八，腎氣衰，髮墮齒槁；六八，陽氣衰竭於上，面焦，髮鬢頒白；七八，肝氣衰，筋不能動，天癸竭，精少，腎藏衰，形體皆極；八八則齒髮去……」

　　現代醫學研究表明，隨著年齡的增長，基礎代謝、脂質代謝、糖代謝、蛋白質代謝等機體代謝發生變化，機體各系統包括心血管系統、呼吸系統、消化系統、泌尿系統、神經系統、內分泌系統等的生理和病理發生了改變，這些變化在中醫都屬於虛證，在不同的臟腑有不同的臨床表現，而各臟腑的虛弱又有氣血陰陽虧虛的不同。

　　本篇主要從臨床實際出發，從不同的角度描述中老年常見的虛證，包括氣虛證、血虛證、陰虛證、陽虛證、肺虛證、心虛證、脾虛證、肝虛證、腎虛證等，使大家初步瞭解各種虛證的表現特點，為進行有針對性的養生保健打下基礎。

中醫三補養生——神補　食補　藥補

# 一、氣虛證

氣虛證是指機體臟腑功能衰退，元氣不足而出現的全身性虛弱症狀的總稱。本證常因年老、病後，或飲食勞倦內傷，或素體稟賦不足等因素所致。屬虛證的範疇。

本證的主要臨床表現為：神疲乏力，呼吸氣短，語聲低微，少氣懶言，納穀少馨，或見面色㿠白，頭暈目眩，心悸自汗，舌質淡，脈虛細無力等。

氣虛證可散見於臟腑虛損，尤其是「五臟虛證」「表衛不固」「喘證」等病變中。

本證在臨床上，除共有的神疲乏力、呼吸氣短特徵外，可隨疾病出現的臟腑部位不同而表現各異。

### 1.肺氣虛證

因肺主氣的功能衰退，影響了宣散和肅降作用，出現以呼吸氣短，神疲懶言，咳聲不揚，咯痰無力，怕風自汗，易於感冒等為主的症狀。

### 2.脾氣虛證

因脾主運化的功能衰退，以致水穀精微不能輸布，生化之源被遏，出現以納穀少馨，神疲乏力，脘腹脹滿，大便溏泄為主的症狀。

### 3.心氣虛證

因心主血脈、藏神的功能衰退，以致心氣不能鼓動血脈運行和收斂神氣，出現以面色蒼白，神疲氣短，健忘心悸為主的症狀。

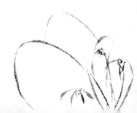

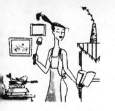

### 4. 肝氣虛證

因肝主疏泄的功能衰退，影響了肝氣的生發，出現以氣短心煩，驚悸不寧，膽怯，口苦為主的症狀。

### 5. 腎氣虛證

因腎藏精、納氣的功能衰退，腎精不能化氣以養身形，出現以腰膝酸軟，眩暈耳鳴，動輒氣促，遺精遺尿，小便清長為主的症狀。

# 二、血虛證

血虛證是體內血液不足，肢體臟腑百脈失於濡養而出現的全身性衰弱證候的總稱。多因勞倦內傷，思慮過度，暗耗陰血；脾胃虛弱，氣血生化不足；或失血過多所致。久病不癒，溫病後期亦可引起。

主要臨床表現為：面色無華或萎黃，唇色淡，頭暈目眩，心悸，失眠，手足發麻，女子月經量少，愆期，甚則經閉，舌質淡，脈沉細無力等。

血虛證常見於「心悸」「虛勞」「眩暈」「頭痛」「痙證」「血證」「便秘」「發熱」「月經不調」「閉經」「不孕」等疾病中。

### 1. 心悸病血虛證

心悸病中見血虛證，臨床表現為心悸，頭暈，失眠多夢，面色無華，倦怠乏力，舌質淡紅，脈細弱。

此由思慮過度，勞傷心脾，或久病體虛，氣血不足，或失血過多，心失所用所致。

### 2. 虛勞病血虛證

虛勞病中見血虛證，臨床表現每以心、肝血虛症狀為主：心血虛，以心悸怔忡，健忘，失眠多夢，面色不華，舌淡，脈細或結代為特點。多由稟賦不足、精血不旺、思慮耗傷心血、大病之後，失于調理，陰血虧虛，久而不復，積虛成損所致。

肝血虛，以頭暈，目眩，耳鳴，脇痛，驚惕不安，月經不調，經閉，甚則肌膚甲錯，面色蒼白，舌質淡，脈弦細為特點。

此由情志鬱結，暗耗肝血，或失血過多，久病之後失於調理，陰血虧虛，甚則血虛化燥，久而不復，積虛成勞所致。

### 3. 眩暈病血虛證

眩暈病中見血虛證，臨床每以眩暈於勞累後發作或加重，面色無華，唇甲蒼白，常兼見神疲乏力，少氣懶言，心悸失眠等症為特點。

此由久病心脾兩虛，或熱病耗傷陰血，血虛不能滋濡周身，血不上奉於腦，或血虛陰虧，虛熱上擾清竅所致。

### 4. 頭痛病血虛證

頭痛病中見血虛證，臨床表現為頭痛頭暈，隱隱作痛，遇勞則甚，心悸失眠，神疲乏力，食慾不振。

此由久病正虛，或失血過多，中氣不足，清陽不升，營血虧虛不能上榮於腦所致。

### 5. 便秘病血虛證

便秘病中見血虛證，臨床表現為大便秘結，努責乏力，面色不華，唇舌色淡，頭暈目眩，心悸，脈細。

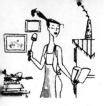

此由久病體虛，年高體衰，產後亡血，或血虛津少，大腸失於濡潤，或血少而致陰虛內熱所致。

### 6. 出血病血虛證

出血性疾病中見血虛證，臨床表現為鼻衄，齒衄，甚或肌衄，面色㿠白，頭暈眼花，心悸，神疲乏力等症狀。

此由失血過多，血虛氣亦虧，氣不攝血，故血出不止。

### 7. 發熱病血虛證

發熱病中出現血虛證，臨床表現為發熱，夜重晝輕，心悸乏力，面色不華，舌淡脈細數。

多由久病心肝血虛，或脾不生血，或失血過多所致。

總之，證候雖同，但在不同疾病中，其表現各有特點，臨床上可根據各自病證的特點進行辨治。

血虛證較多發生於婦人。因為月經、胎孕無不以血為本。其臨床表現是經期延後，月經量少，色淡，質清稀，小腹空痛，甚則閉經。還會出現血虛不孕、滑胎等病證。年高體弱之人，亦常見血虛證，主要與年高精虧血少有關，臨床表現為精神萎靡，面色無華，心悸失眠，頭昏眼花，耳鳴耳聾或便秘。

## 三、陰虛證

陰虛證是指因精血不足或津液虧損而出現的陰虛液少，陰不制陽的臨床表現的總稱。多因先天虧損，久病勞損，或熱病後陰液耗傷所致。

本條所述的陰虛證是指機體整體陰虛液少而言，與各

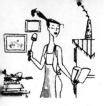
中醫三補養生——神補 食補 藥補

24

臟腑的陰虛證既有聯繫又有區別，各臟腑的陰虛證分別由有關條目介紹，本條不再贅述。

主要臨床表現為：形體消瘦，口燥咽乾，眩暈失眠，潮熱盜汗，五心煩熱，午後顴紅，尿少色黃，大便乾結，舌紅少苔，脈細數。

陰虛證常見於「虛勞」「勞瘵」「消渴」「眩暈」等疾病中。

### 1. 虛勞病陰虛證

虛勞而見陰虛證者，多因稟賦不足，房勞過度，陰精虧耗，臟腑虛損所致，症見頭暈，顴紅，咽痛，失眠，盜汗，五心煩熱，腰酸，遺精，舌紅苔光剝，脈細數。此皆陰虛火旺之象。

### 2. 勞瘵病陰虛證

勞瘵而見陰虛證者，多為癆蟲侵入，肺臟受損，日久肺陰虧損，陰虛則生內熱，故見骨蒸勞熱，顴紅，咳嗽咯血，胸肋疼痛，盜汗，心煩失眠，舌紅絳，脈細數等症狀。

### 3. 消渴病陰虛證

消渴病出現陰虛證，多為素體陰虛，複因勞傷過度，或情志失調，膏粱厚味，蘊熱傷陰所致。其表現為大渴引飲，多食而瘦，尿多有甜味，舌質紅，脈細數。

### 4. 眩暈病陰虛證

眩暈病出現陰虛證，多為陰虛導致肝風內動，故見眩暈耳鳴，肢體震顫，筋惕肉瞤，五心煩熱，噁心嘔吐，舌紅，脈細數等症。

陰虛證常見於慢性疾患中，病變日久易耗傷陰液。平

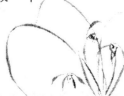

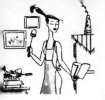

素喜食炙炸煎炒者，亦易積熱動火而傷陰，出現陰虛證。

## 四、陽虛證

陽虛證又稱虛寒證，是指陽氣不足，機能衰退，出現一系列溫煦失職的臨床表現的概稱。本證多因先天稟賦不足，久病體虛或寒邪傷陽所致。

主要臨床表現為：畏寒肢冷，面色㿠白，倦怠乏力，少氣懶言，自汗，口淡不渴，小便清長，大便溏薄，舌質淡白，脈虛遲或沉弱。

陽虛證常見於「水腫」「泄瀉」「心悸」「虛勞」等疾病中。

### 1. 泄瀉病陽虛證

泄瀉病中出現陽虛證，多因久瀉傷及脾胃之陽，運化無權，或腎陽不足，命門火衰所致。

主要表現為腹部畏寒，腸鳴腹痛，大便溏薄，脈象沉細無力。

### 2. 水腫病陽虛證

水腫病中出現陽虛證，多因脾陽不運，水濕不化，或腎陽不足，氣化失司所致。

主要表現為腰以下腫甚，按之凹陷難復，肢冷神疲，小便短少，舌質胖淡，苔白而滑，脈象沉細。

### 3. 心悸病陽虛證

心悸病中出現陽虛證，多由心陽不振所致。

主要表現為心悸頭暈，形寒肢冷，神疲乏力，舌苔白，脈細弱而數。

### 4. 虛勞病陽虛證

虛勞病中出現陽虛證，多因脾陽不足，運化失司，或腎陽不足，命門火衰所致。

主要表現為畏寒肢冷，倦怠少氣，大便稀薄，舌淡苔白，脈虛弱。

陽虛證多發生於稟賦不足，年老體弱，或久病之軀。陽虛證在夏季得陽氣之助而病情較輕，而於冬季病情加重。

## 五、肺虛證

肺虛證可分為肺氣虛證、肺陰虛證、肺陽虛證、肺氣陰兩虛證等。

### 1. 肺氣虛證

肺氣虛證是肺臟功能減弱，治節無權，宣降失職而出現的宗氣虛弱，肺氣上逆，開闔失司，衛外不固等臨床表現的概稱。本證多由稟賦不足，積勞內傷，或久病耗損所致。

主要臨床表現為：喘咳氣短，聲音低怯，自汗畏風，容易感冒，面白神疲，舌胖質淡苔白，脈虛弱。

肺氣虛證常見於「咳嗽」「哮喘」「自汗」「虛勞」等疾病中。

（1）咳嗽病肺氣虛證：咳嗽病中出現肺氣虛證，常以咳嗽氣短，痰液清稀，語聲低微，疲乏無力，面白自汗為特點，此由肺氣虛弱，氣失所主，清肅無權而成咳嗽。

（2）哮喘病肺氣虛證：哮喘病中出現肺氣虛證，每見喘促氣短，張口抬肩等少氣不足以吸之「虛喘」特徵，是

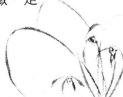

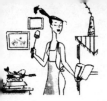

由肺氣不足，肅降失職，肺氣上逆所致。

（3）自汗病肺氣虛證：自汗病中見肺氣虛證，其臨床表現常以自汗畏風，動則益甚，不耐風寒，容易感冒等為特點，是由肺氣虛弱，腠理不密，開闔失司所致。

（4）虛勞病肺氣虛證：虛勞病中見肺氣虛證，常見短氣自汗，時寒時熱，咳嗽，聲音低怯，易於感冒，經久不癒等特徵，緣由稟賦不足，久病耗傷，積虛成損，肺氣不足，腠理不密所致。

肺氣虛證較多見於年高體弱之人，常見咳嗽喘促，咳吐痰涎，氣短聲微，甚則氣息不續，張口抬肩，不能平臥。肺氣虛證在不同季節表現也不盡相同。暑熱季節，人體腠理開泄，肺氣虛證病人常見自汗不止，頭暈短氣，疲乏無力，甚則突然昏仆，不省人事等症。寒冬天氣，風寒常在，肺氣虛證病人衛外不固，容易感受外邪，多見惡寒畏風，頭痛鼻塞，咳嗽氣短，倦怠乏力等症。

### 2. 肺陰虛證

肺陰虛證是津液消耗，肺失濡養而出現的陰津不足，宣降失職，虛熱內生等臨床表現的概稱。多因久病虧耗，勞傷過度所致。

主要臨床表現為：乾咳，痰少而黏，或痰中帶血，咽乾，聲音嘶啞，形體消瘦，午後潮熱，五心煩熱，盜汗，顴紅，舌紅少津，脈細數。

肺陰虛證常見於「咳嗽」「肺癆」「咳血」「肺痿」等疾病中。

（1）咳嗽病肺陰虛證：咳嗽病中出現肺陰虛證，多表現為乾咳少痰，或痰中帶血，咽乾，潮熱顴紅等「虛咳」

特點，此由肺陰虧虛，肺失濡潤，而虛熱內生，肺氣上逆所致。

（2）**肺癆病肺陰虛證**：肺癆病中見肺陰虛證，其臨床表現多以乾咳少痰，或痰中帶血，胸痛，潮熱顴紅，盜汗，互相易染等「久咳虛損」為特徵，此係癆蟲蝕肺，陰津耗傷，清肅失職，肺氣上逆而為病。

（3）**肺痿病肺陰虛證**：肺痿病中出現肺陰虛證，常見咳吐濁唾涎沫，質地黏稠，不易咯出，咳聲不揚，氣急喘促，形體消瘦，皮毛枯萎，口燥咽乾等臨床表現，是由肺陰不足，虛火內熾，陰津枯涸，肺氣上逆而成。

肺陰虛證常見於久病體弱者，因陰虛火旺，故以形體消瘦，顴紅，午後潮熱，盜汗，五心煩熱等症為常見。肺陰虛證每於秋燥季節有所加重，多久病不癒，對人體損傷較甚。

### 3.肺陽虛證

肺陽虛證，又稱肺氣虛寒證。是指肺陽不足，氣虛衛外不固而出現的證候。多由內傷久咳、久哮，肺氣耗損所致。

主要臨床表現為：咳吐涎沫，質清稀而量多，形寒肢冷，自汗，背寒如掌大，易感冒，面白神疲，氣短息微，口不渴，舌質胖淡，苔白滑潤，脈遲緩或遲弦。

本證常見於「肺痿」「哮喘」等疾病中。

（1）**肺痿病肺陽虛證**：肺陽虛證如見於肺痿病中，其臨床表現以咳吐涎沫，質清稀而量多，氣短息微，形寒肢冷，神疲乏力，飲食減少，口乾不渴，小便頻數，甚則遺尿為特徵，此由肺氣虛餒，陰寒內生，氣不化津，清陽不

29

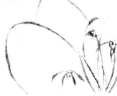

布所致。

（２）**哮喘病肺陽虛證**：見於哮喘病中，其臨床表現以喘促氣短，吸淺呼長，吐痰清稀，言語無力，咳聲低弱，自汗形寒，四肢不溫，口不渴，脈遲弦或遲緩為特點，此係肺虛有寒，氣不溫煦所致。

肺陽虛證以年高體弱、陽虛之人為多見，每於寒冬季節病情加劇，甚則咳喘頻頻，不能平臥。本證亦好發於寒冷高原地區，此與高原氣寒凜冽，寒易傷陽有關。

### 4.肺氣陰兩虛證

肺氣陰兩虛證是肺氣不足，津液消耗，宣降失職而出現的宗氣虛弱，衛外不固，津布失常，肺氣上逆等臨床表現的概稱。多由久病耗損，邪退正傷所致。

主要臨床表現為：喘咳氣短，聲音低怯，自汗盜汗，口燥咽乾，神疲乏力，面白，潮熱顴紅，舌質光紅少苔，脈細數而無力。

肺氣陰兩虛證常見於「咳嗽」「哮喘」「肺癆」「肺痿」等疾病中。

（１）**咳嗽病肺氣陰兩虛證**：咳嗽病中出現肺氣陰兩虛證，多表現為咳嗽氣短，神疲乏力，口燥咽乾，手足心熱等「虛咳」特點，此由久咳不止，肺臟氣陰不足，清肅失司，或感受外邪，邪去正虛，氣陰耗損所致。

（２）**哮喘病肺氣陰兩虛證**：哮喘病中出現肺氣陰兩虛證，常見喘促氣短，神疲乏力，活動尤甚，頭暈，顴紅，五心煩熱，盜汗，口乾等氣陰兩虛，肺氣上逆的臨床表現。

（３）**肺癆病肺氣陰兩虛證**：肺癆病中見肺氣陰兩虛

證，每見咳嗽吐血，自汗盜汗，潮熱顴紅，面白，聲怯氣短，神疲，倦怠乏力等「虛損」特點。

（4）**肺痿病肺氣陰兩虛證**：肺痿病中見肺氣陰兩虛證，常出現咳吐濁唾涎沫，黏稠不易咯出，氣短喘促，神疲乏力，口燥咽乾，形體消瘦，皮毛枯萎等氣陰不足，虛火內熾，肺失清肅的特點。

肺氣陰兩虛證多見於久病耗損，體質虛弱，或熱傷氣陰，邪去正虛者，每於勞累後病情加劇，以喘咳氣短，神疲乏力，顴紅面白，潮熱盜汗，口燥咽乾為特點。多於夏熱及秋燥季節有所加重，係火熱傷肺，火剋金，以及燥熱傷肺所致。

# 六、心虛證

心虛證可分為心氣虛證、心血虛證、心陰虛證、心陽虛證、心氣血兩虛證、心氣陰兩虛證等。

## 1. 心氣虛證

心氣虛證是指心臟功能活動不足，引起心神不安，氣行無力，血運遲滯而出現的一系列症狀的總稱。本證多因內傷勞倦所致，傷寒誤治耗傷心氣亦可引起。

主要臨床表現為：心悸怔忡，氣短乏力，活動後尤甚，兼見胸悶不適，神疲自汗，面色㿠白，舌淡苔薄，脈細弱。

心氣虛證常見於「驚悸」「不寐」「胸痹」「癲證」「虛勞」等疾病中。

（1）**驚悸病心氣虛證**：驚悸屬於心氣虛證者，常自覺

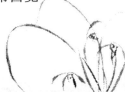

心中空虛，惶惶不安，多畏善恐，惕然而驚，並見神疲乏力，氣短胸悶，或汗出而悸，脈多無力，或兼結代。

（2）不寐病心氣虛證：若見於不寐，則其特點為白天神疲困倦，昏昏欲睡，入夜則難以成眠，多夢易驚等。

（3）胸痹病心氣虛證：心氣虛證在胸痹病中，表現多為胸痛時作，心悸胸悶，氣短作喘，汗出乏力。

（4）虛勞病心氣虛證：心氣虛證在虛勞病中表現，常見驚悸，失眠，夢遺，神疲，短氣，汗出等症。

由於病者年齡、性別及體質的不同，心氣虛證的臨床特點也有所不同。一般來說，心氣虛證多見於老年及久病體虛者。其表現以驚悸，不寐，胸痹為多。而在兒童，除先天稟賦不足易見氣短，心悸乏力，甚則口唇青紫，動則作喘等症外，常因感受外邪，病情發展，或失治誤治而成此證。

婦人之心氣虛證，除上述病症外，又可影響月經胎產。如心氣虛，火不生土，導致脾虛不能統攝血脈，則可能引起月事過多或崩漏之症。產時出血過多，氣隨血去，則可有「血暈」之疾。凡此種種，總的病機均為心氣虛。但其施治，又當根據具體情況的不同，在補益心氣的基礎上，採取不同的治療方法。

由於季節氣候的不同，心氣虛證的病機變化亦有所不同。夏季炎熱，易耗傷津液，故心氣虛證常兼見心陰不足；冬季寒涼，則易耗傷陽氣，心氣虛證又多兼心陽不足。不同季節，心氣虛證的辨治、處方、用藥，應考慮有偏陰虛或陽虛的不同。

### 2. 心血虛證

心血虛證是指心血不足而言，表現為心神不安，多因久病體虛，生化不足，或因失血或過度勞神，損傷心血所致。

主要臨床表現為：心悸，怔忡，心煩失眠，多夢，易驚，健忘，頭昏目眩，面色少華，唇舌色淡，脈細弱。

心血虛證常見於「心悸」「怔忡」「不寐」「虛勞」等疾病中。

（1）心悸病心血虛證：心悸病中見心血虛證，表現為心悸，善忘，心煩，少寐，頭暈，苔淨，脈細數等症，多因心血不足，營血虧損，血脈不充所致。

（2）不寐病心血虛證：不寐病中見心血虛證，表現為心悸，整夜不寐，心煩易怒，健忘，脈滑數等症，多由心血不足、心火亢盛而致。

（3）虛勞病心血虛證：虛勞病中見心血虛證，表現為心悸怔忡，失眠多夢，健忘，面色不華，舌淡，脈細或結代，多由稟賦不足，精血不旺，思慮耗傷，病後失調所致。

心血虛證，多發生在體弱者，因血虧失於濡養，常見精神萎靡，面色蒼白，舌質淡，舌邊齒痕，脈細弱。若婦人見心血虛證者，多表現為經行愆期或閉經，更年期見心血虛證者，則月經淋漓不止，治當因人制宜。

### 3. 心陰虛證

心陰虛證，是指心陰虧虛，津液耗損等陰血不足的證候。多因內傷七情，五志化火，火熱傷陰，或由熱病、久病耗傷陰液所致。

33

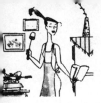

主要臨床表現為：心悸，怔忡，胸痛胸悶，健忘，失眠，多夢，五心煩熱，咽乾舌燥，低熱，盜汗，舌紅少津，脈細數等。

心陰虛證常見於「心悸」「怔忡」「虛勞」「不寐」等疾病中。

（1）**心悸病心陰虛證**：若心悸病出現心陰虛證，則表現為心中動悸不安，胸悶不舒，虛煩失眠，多夢，口燥咽乾，舌紅少津，脈細數，甚者出現心中動悸不能自主，惕惕若驚，心痛陣作，五心煩熱，盜汗自汗，脈結代等症狀。

（2）**虛勞病心陰虛證**：虛勞病中出現心陰虛證，表現為心悸煩躁，氣短乏力，口乾，舌淡，脈細數無力等特徵，多由心陰不足，營血不充，內不能充養脈道、外不能榮潤面舌所致。

（3）**不寐病心陰虛證**：不寐病中出現心陰虛證，臨床表現為心悸，五心煩熱，不易入睡，舌紅，脈數等症，多因腎陰不足，心火亢盛，遂致心腎不交而引起。

### 4. 心陽虛證

心陽虛證是心中陽氣不足，氣血失於溫運而出現的一系列症狀的概稱。

本證多由久病體虛，年老臟氣虛衰，或汗出太過，耗傷陽氣，或素體稟賦不足引起心陽不振，不能溫運氣血，或思慮過度，勞傷心神以致心陽不足，或心陰不足，陰損及陽，耗傷陽氣而形成。

主要臨床表現為：心悸，心中空虛，惕惕而動，心胸憋悶，形寒肢冷，氣短息促，自汗，面色㿠白，倦怠無

力，舌淡苔白，或舌體胖嫩，脈細弱或結代或遲等。

心陽虛證常見於「心悸」「胸痹」「虛勞」等疾病中。

（1）心悸病心陽虛證：心悸病中出現心陽虛證，則表現為心悸，心中空虛，驚惕而動等症，多因心氣陰大傷，氣虛陰損，累及心陽，遂致心陽不足，神不守舍，或飲邪上逆，損及心陽所致。

（2）胸痹病心陽虛證：胸痹病中出現心陽虛證，表現為胸悶，發憋，氣短，疲乏，甚則作痛等症，多因心氣不足，胸中陽氣不振，清曠閉塞，或因痰濁阻遏胸陽，胸陽不通，氣血失暢，心脈痹阻所致。

（3）虛勞病心陽虛證：虛勞病中見心陽虛證，則表現為面色㿠白，自汗，倦怠無力，舌淡，脈弱等症，乃心陽不足，血行不利，心氣不充所致。

### 5. 心氣血兩虛證

心氣血兩虛證，是指心經氣血兩虧所致，既有心氣不足，又有心血虧虛的徵象。本證多因心脾失養，或化源不足，或久病體虛等因素所致。

主要臨床表現為：心悸氣短，自汗，憋悶，倦怠乏力，面色蒼白，失眠，舌質淡，脈弱等。

心氣血兩虛證常見於「心悸」「怔忡」「崩漏」「不寐」等疾病中。

（1）心悸病心氣血兩虛證：心悸病中出現心氣血兩虛證，臨床常以心悸不寧，自覺心中空虛為主症，伴有面色㿠白，神疲體倦，自汗，舌質淡，脈弱等特徵，多因素體虛弱，心中氣血不足，神失所藏，或失血過多，或病後失

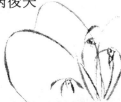

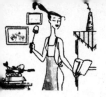

調，氣血虛少，心失所養所致。

（2）不寐病心氣血兩虛證：不寐病中出現心氣血兩虛證，臨床以不易入眠，心悸，健忘，面色不華，體倦神疲，脈細弱，舌淡為特點，多因思慮太過或失血過多，久虛之體損及氣血所致。

### 6. 心氣陰兩虛證

心氣陰兩虛證，是心氣不足，心陰耗損所出現的以心悸怔忡，氣短乏力，舌紅苔少為主的證候。多由稟賦不足，素體虛弱，復因邪熱犯心，或思慮過度，或積勞久病等耗傷心氣心陰所致。

主要臨床表現為：心悸怔忡，氣短乏力，心神不寧，失眠虛煩，動則易汗，手足心熱，口乾，舌邊尖紅，舌苔少，舌質淡而光剝，脈細數或結代等。

心氣陰兩虛證常見於「心悸」「怔忡」「不寐」「胸痹」等疾病中。

（1）心悸病心氣陰兩虛證：見於心悸，多為素體氣虛，外邪乘虛而入，邪熱內侵，耗傷心陰所致，臨床表現為心中動悸，惕惕不安，氣短胸悶，手足心熱，夜間多夢，舌邊尖紅，苔少，脈結代。

（2）不寐病心氣陰兩虛證：見於不寐，多為素體陰虛，復因思慮太過，勞傷心脾，以致心氣不足，營陰更虛，臨床表現為難睡易醒，多夢健忘，心悸神疲，氣短乏力，舌紅少苔，或舌淡少津，脈細數。

（3）胸痹病心氣陰兩虛證：胸痹病中見本證者，多為長期勞傷心神，心陰不足，元氣虧損，以致心之氣陰兩虛，臨床表現為胸悶時痛，心動悸，口乾咽痛，神疲乏

力，盜汗，舌淡，邊尖紅，苔薄白而少津，脈結代。

# 七、脾虛證

脾虛證可分為脾氣虛證、脾陰虛證、脾陽虛證等。

## 1. 脾氣虛證

脾氣虛證是指脾不健運以及元氣不足而形成的證候。其原因多為飲食不節，勞倦過度，憂思日久，損傷脾土，或稟賦不足，素體虛弱，或年老體衰，或大病初癒，調養失慎等。

主要臨床表現為：食慾不振，食入即飽或食後脘腹脹滿，食不知味，甚者全不思食，大便溏薄，精神不振，少氣懶言，四肢不收，倦怠嗜臥，面色萎黃不華，消瘦，舌質淡或淡胖有齒痕，舌苔薄白，脈弱無力。

脾氣虛證臨床常見於「泄瀉」「胃脘痛」「腹痛」「水腫」「痰飲」「哮喘」「痿證」「虛勞」「小兒疳積」等病中。

（1）泄瀉病脾氣虛證：脾氣虛證在泄瀉病中表現的特點是久瀉不癒，穀食不化，大便時溏時瀉，時輕時重，多食或進油膩飲食則腹脹腸鳴，腹瀉次數增多。

（2）胃痛、腹痛病脾氣虛證：若胃脘痛、腹痛出現脾氣虛證，疼痛的特點一是綿綿而痛；二是症狀乍輕乍重，病程長；三是喜按，得暖則痛減。

（3）水腫病脾氣虛證：若水腫病見脾氣虛證，其特點是水腫起於目窠之下，晨起頭面較顯著，勞累後則下肢腫甚，甚則通體水腫，小便正常或少。

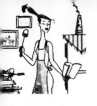

### 2. 脾陰虛證

脾陰虛證的臨床表現主要是：不思飲食，食入不化，乾嘔呃逆，嘈雜胃痛，口乾而渴，大便乾結，肌肉消瘦，舌紅少津，苔黃或無苔，脈細數。

脾陰虛證常見於「胃痛」「便秘」「吐衄」「便血」等病證中。

胃痛而見脾陰虛證者，胃中嘈雜疼痛，並見食少不化，咽喉乾燥，口渴心煩，或乾嘔呃逆，大便乾結，舌紅苔黃，脈細數。

### 3. 脾陽虛證

脾陽虛證的主要臨床症狀是：畏寒肢冷，食慾減退，脘腹冷痛而喜溫喜按，大便清稀，或水瀉完穀不化，或久瀉久痢，面色虛白，倦怠神疲，口淡，喜熱飲，或泛吐清涎，或水腫，小便不利，或婦女白帶量多而清稀，舌質淡胖或有齒痕，舌苔白滑，脈沉細遲弱。

脾陽虛證常見於「泄瀉」「痢疾」「脘腹痛」「痰飲」「水腫」「臌脹」等疾病中。

（1）泄瀉病脾陽虛證：泄瀉而出現脾陽虛證，或由於暴注水瀉，短時間內即導致脾陽大虛，更多見於慢性腹瀉，病程日久，飲食不化，纏綿不癒，時輕時重，腹痛隱隱，得溫則舒。

（2）痢疾病脾陽虛證：痢疾而見脾陽虛者，必久痢不癒，因寒積久滯腸中，腹冷隱痛，下痢稀薄而帶有黏凍，且遇寒即發。

（3）脘腹疼痛病脾陽虛證：若脘腹疼痛而見脾陽虛證者，因中陽式微，陰寒內盛，脘腹急暴疼痛，得溫痛減，

遇冷更甚，或兼嘔吐不能食。

（4）**水腫病脾陽虛證**：水腫病而見脾陽虛證，則水腫以腰以下為甚，按之凹陷不起，小便不利，由於脾陽不足，氣不化水，以致下焦水邪氾濫。

# 八、肝虛證

肝虛證可分為肝血虛證、肝陰虛證等。

## 1. 肝血虛證

肝血虛證，是指肝血不足，筋脈失於濡養而出現視物昏花，筋脈拘急，爪甲不榮，舌質淡，脈弦細等症狀的概稱。多由失血過多，或血之化源不足以及久病耗傷肝血所致。

主要臨床表現為：面色蒼白或萎黃，形體消瘦，兩目乾澀，夜盲，或視物模糊，眩暈，耳鳴，手足肢體麻木，或筋脈拘急，爪甲不榮，婦女可見月經量少而色淺淡，甚則閉經，口唇、舌質淡白，脈細或弦細等。

（1）**月經不調病肝血虛證**：婦女月經不調病中出現肝血虛證，則以月經後期，量少，色淡，質稀，甚則閉經為特點，乃由肝血不足，血海空虛，不能按時滿盈所致。

（2）**痛經病肝血虛證**：若見於痛經病中，以經行或經後少腹綿綿作痛、喜按，腰膝酸軟，眩暈耳鳴，脈沉弦而細為特點，多由肝血不足，損及腎精，沖任俱虛，胞脈失養所致。

（3）**虛勞病肝血虛證**：虛勞病中見肝血虛證，其臨床表現則以面色不華，形體消瘦，手足肢體麻木，或筋脈拘

39

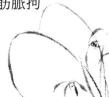

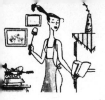

急，爪甲脆而枯薄，甚則變形等為特點，乃由肝血不足，筋脈失養所致。

（4）雀盲病肝血虛證：見於雀盲病，以視物昏花，夜盲，伴睛珠酸澀疼痛，牽引眉棱骨痛等為特點，多由肝血不足，清竅失養所致。

（5）不寐病肝血虛證：見於不寐病，以失眠，多夢，易驚醒，頭暈目眩，脈弦細為特點，多由肝血不足，神失所養，魂失潛藏所致。

### 2.肝陰虛證

肝陰虛證，指肝之陰血不足，濡潤失職，筋脈失養，或陰不制陽，虛熱內生而產生的一組臨床症狀。多因失血過多，久病耗損，劫奪肝陰所致。

主要臨床表現為：眩暈頭痛，目乾畏光，兩目昏花，或夜盲，耳鳴脅痛，心煩易怒，爪甲不榮，或筋惕肉，甚或自覺面部烘熱，口燥咽乾，顴紅唇赤，五心煩熱，潮熱盜汗，失眠多夢，舌鮮紅少苔，脈弦細數。婦女可見月經後期，量少，經閉等症狀。

肝陰虛證常見於「脅痛」「眩暈」「頭痛」「虛勞」「內傷發熱」「汗證」「不寐」「白睛澀痛」「青盲」「高風雀目」以及「月經後期」「閉經」「崩漏」等疾病中。

（1）脅痛病肝陰虛證：脅痛病中見肝陰虛證，有脅肋隱痛，其痛悠悠不休，舌紅少苔，脈弦細而數的特點，乃肝之陰血不足，不能濡養經脈所致。

（2）眩暈頭痛病肝陰虛證：若眩暈、頭痛病出現肝陰虛證，則有頭暈而不欲睜目，頭痛綿綿，耳鳴如蟬等特點，多由肝陰不足，清竅失養所致。

（3）汗證肝陰虛證：若汗證出現肝陰虛證，則多有睡中汗出，醒來即止，虛煩少寐，驚惕不安的特點，為肝陰不足，陰虧火旺內熱所致。

（4）虛勞病肝陰虛證：虛勞病中出現肝陰虛證，除有形體消瘦，顏面潮紅，爪甲不榮，肢體麻木，或筋惕肉瞤等症狀外，常伴有多個臟腑虛損的症狀，且病程較長，纏綿難癒，多由肝之陰血不足，筋脈失養所致。

（5）眼病肝陰虛證：眼科病中見肝陰虛證，則多出現於白睛澀痛、高風雀目、青盲等疾病中，其特點為兩目乾澀，不腫不赤，畏見強光，或夜盲，或視物不清，甚或不辨人物，漸至失明，乃由肝陰不足，精血虧損，目失濡養所致。

（6）婦科病肝陰虛證：婦科病中見肝陰虛證，則有月經後期，量少，色紅或稍淡，或經水數月不行，以至閉經，舌紅少苔，脈弦細的特點，乃由肝陰不足，沖任虧虛，血海不滿所致。

# 九、腎虛證

腎虛證可分為腎陰虛證、腎陽虛證、腎陰陽兩虛證、腎氣虛證等。

### 1. 腎陰虛證

腎陰虛證是指腎臟陰液虧損，虛火上亢而出現的一系列症狀的總稱。本證多因內傷勞倦，久病及腎，或溫病後期熱極傷陰所致。

主要臨床表現為：五心煩熱、失眠盜汗，口乾咽燥，

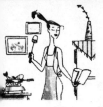

足跟痛，腰膝酸軟，遺精，女子崩漏，舌質紅，脈細數等。

腎陰虛證常見於「遺精」「不寐」「虛勞」「膏淋」「尿血」「崩漏」「消渴」以及溫熱病等疾病中。

（1）**遺精病腎陰虛證**：遺精病中出現腎陰虛證，則見陽事易舉，夢遺，早洩，頭暈眼花，精神不振等症，多因恣情縱欲，腎陰虧耗，虛火擾動精室所致。

（2）**不寐病腎陰虛證**：不寐病中出現腎陰虛證，則見心煩，失眠，雜夢紛紜，五心煩熱，頭暈耳鳴等症，多因思慮過度，所願不遂，陰精暗耗，腎陰不足，心火偏旺所致。

（3）**虛勞病腎陰虛證**：虛勞病中出現腎陰虛證，則見形體羸瘦，煩熱，頭暈耳鳴，耳聾，兩足痿弱，神色萎靡等症，多因先天稟賦不足，後天勞作過極，或久病失於調養，使腎臟真陰不足，久虛不復，發為虛勞。

（4）**消渴病腎陰虛證**：消渴病中出現腎陰虛證，症見小便頻數量多，尿如膏脂，口乾舌紅，消瘦，脈沉細而數，此由房事不節，酒醴肥甘過食，腎虛陰虧，下焦虛憊，約束無權使然。

（5）**崩漏病腎陰虛證**：婦科崩漏病中出現腎陰虛證，則見經行先期，崩中漏下，淋漓不斷，經色紅，量多，或帶下黏稠，舌質紅，脈沉細數等症。

腎陰虛證常因人、因時不同表現亦不完全相同。如老年腎陰虛證，以齒髮早墮，便秘，尿澀滴瀝，耳聾耳鳴，眩暈等為主要表現，在青壯年腎陰虛證患者，男性以夢遺，早洩，失眠等為主症；女性則以經行先期，或崩漏，

不孕等為主症。從時間上來說，腎陰虛證的陰虛火旺現象以傍晚或夜間為甚，晨起好轉。

### 2. 腎陽虛證

腎陽虛又稱命門火衰。本證是元陽不足、氣化無權而出現的溫煦失職、水濕內盛以及性功能衰弱等臨床表現的概稱。多因勞傷過度、年高腎虧或久病及腎所致。

主要臨床表現為：畏寒，面色㿠白，腰膝酸冷，小便清長或遺尿，浮腫以腰以下為甚，陽痿滑精，女子帶下清冷，宮寒不孕，舌淡苔白，尺脈沉細或沉遲等。

腎陽虛證常見於「虛勞」「陽痿」「癃閉」「水腫」「泄瀉」「帶下」「哮喘」等疾病中。

（1）泄瀉病腎陽虛證：慢性泄瀉病出現腎陽虛證，多表現為黎明前臍周作痛，腸鳴泄瀉，瀉後痛減，肢冷畏寒等「五更泄瀉」的特點，此由腎陽不足，火不生土，脾運失健所致。

（2）水腫病腎陽虛證：水腫病中出現腎陽虛證，其臨床表現每以全身水腫，尤以腰以下為甚，按之凹陷不起，尿少，腰痛酸重，四肢厥冷，舌淡胖邊有齒痕等「陰水證」為特點，此由腎陽衰弱，開闔不利，膀胱氣化失常，水液稽留，以致氾濫橫溢，而成水腫。

（3）陽痿病腎陽虛證：陽痿病中見腎陽虛證，以陽事不舉，或舉而不堅，滑精，精神萎靡，腰膝酸軟為特點，多由恣情縱欲，腎精虧損，命門火衰，精氣虛寒所致。

（4）虛勞病腎陽虛證：虛勞病中見腎陽虛證，則可表現為惡寒肢冷，下利清稀，小便清長而多，腰脊酸痛，遺精陽痿等症狀，緣因久病積虛成損，真陽漸衰，不能溫煦

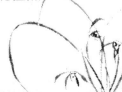

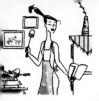

臟腑所致。

（5）哮喘病腎陽虛證：哮喘病中見腎陽虛證，表現為氣虛喘促，呼多吸少，動則喘甚，肢冷面青，舌淡，脈虛浮等「腎不納氣」的特點，因腎為氣之根，哮喘日久，腎氣虧損，下元不固，氣不攝納所致。

腎陽虛證較多發生於年高體弱者，因高齡元陽漸衰，常見精神萎靡，面色無華，動則氣促，腰膝酸軟，肢冷畏寒，夜尿多或有餘瀝等症，婦人見腎陽虛證者，主要表現為帶下綿綿而清稀，經行愆期或閉經，宮寒不孕等特點。

### 3. 腎陰陽兩虛證

腎陰陽兩虛證是指腎之元陽不足、陰精虧損，不能溫煦、濡養臟腑經絡，而出現一系列症狀的概稱。本證由內、外因所致的勞損以及慢性病後期，窮則及腎所造成。

主要臨床表現為：畏寒蜷臥，手足心熱，口乾咽燥，但喜熱飲，眩暈耳鳴，腰膝酸軟，小便清長或餘瀝不盡，男子陽痿遺滑，女子不孕、帶下，舌根苔白，舌體胖，舌質稍紅，尺脈細弱。

腎陰陽兩虛證常見於「虛勞」「陽痿」「遺精」「癃閉」「關格」「水腫」等疾病中。

（1）陽痿病腎陰陽兩虛證：陽痿病中出現腎陰陽兩虛證時，以陽事不舉，夢遺精滑，不育，精神萎靡為特點，多因房勞過度，精虛陰虧，陰損及陽，致腎陰陽兩虛。

（2）水腫病腎陰陽兩虛證：水腫病中出現腎陰陽兩虛證，其臨床表現以全身水腫，腰以下為甚，尿少，口乾，舌紅苔少為特點，此由腎虛二便失司，陽虛氣化無權，陰虛津化為水，致水泛成腫。

中醫三補養生──神補 食補 藥補

44

（3）**虛勞病腎陰陽兩虛證**：虛勞病中出現腎陰陽兩虛證時，見畏寒而手足心熱，口乾但喜熱飲，眩暈耳鳴，腰膝酸軟，陽痿遺精，不育等症，多由勞損過極，久虛不復，致腎陰陽俱虧。

### 4. 腎氣虛證

腎氣虛證是指腎中元氣虛衰而出現的腎所主功能減退症狀的概稱。多由先天不足、勞損過度、久病及腎等引起。

主要臨床表現為：聽力減退，耳鳴，頭暈，腰膝酸軟，夜間多尿，滑精早洩，舌淡苔白，脈細弱等症。

腎氣虛證常見於「耳鳴、耳聾」「虛勞」「腰痛」「陽痿」「遺精」「眩暈」等疾病中。

（1）**腰痛病腎氣虛證**：腎氣虛證在腰痛病中出現時，表現為腰痛酸軟，綿綿不絕，腿膝無力，遇勞更甚，臥則減輕等特點，多因久病、年高、房勞等因素，使腎氣虧虛所致。

（2）**眩暈病腎氣虛證**：眩暈、耳鳴、耳聾等疾病中出現腎氣虛證，可見耳鳴，耳聾，頭暈，目眩，精神萎靡，腰膝酸軟等症。腎開竅於耳，腎虛則精不上承而致聽力減退。

（3）**陽痿病腎氣虛證**：陽痿、遺精病中見腎氣虛證，可見陽事不舉，遺精早洩，性慾減退，神疲肢軟，頭暈等症，多因恣情縱欲，房勞傷腎所致。

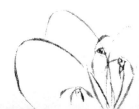

中醫三補養生——神補　食補　藥補

46

# 下篇
# 神補　食補　藥補

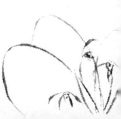

47

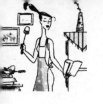

# 第一章　神　補

　　中醫學認為，精、氣、神為人生三寶。神是人體生命活動總的外在表現，又指精神意識活動。神是以精氣為物質基礎的，所以又稱精神。

　　精神是臟腑氣血盛衰的外露徵象，它由機體的形態動靜、面部表情、語言氣息等方面表現出來。

　　古人所謂的神與精神，與現代所說的精神、心理活動基本上是一致的。我國古代思想家都十分強調神在人體生命活動中的重要作用，認為「得神則昌，失神則亡」。察神的存亡，對判斷正氣盛衰、病情輕重以及預後好壞都有重要意義。

## 一、調整情緒

　　情緒是人們的內在心理狀態在情感方面的外在反應。用一個簡單的公式來表達：情緒＝內在心理狀態＋外在生理反應。在生理方面，人體的肌肉、血管、內臟及內分泌腺，都隨著情緒的波動而發生變化，這種變化以及表露出來的心理狀態，就是情緒。

　　如當情緒憂鬱時，會因人體肌肉鬆弛而致目光向下，垂頭喪氣，舉步維艱，萎靡不振等，表現出內心苦悶的狀態。若情緒憤怒時，則會因人體肌肉緊張而致橫目瞪眼，咬牙切齒，兩手握拳，煩躁不安等，其內心則表露出氣惱

的狀態。這就是說，情緒在人的外在行動上及內在心理上都有所表現。

　　一般認為，在人與內、外環境的適應中，情緒往往起決定性作用。情緒可因其發生的強度、速度和持續時間分為激情、心境、應激三類。

　　中國醫學認為：人有喜、怒、憂、思、悲、恐、驚的情志變化，亦稱「七情」。其中怒、喜、思、憂、恐為五志，五志與五臟有著密切的維繫。《內經》有「怒傷肝，悲勝怒」「喜傷心，恐勝喜」「思傷脾，怒勝思」「憂傷肺，喜勝憂」「恐傷腎，思勝悲」等理論。此觀點被歷代醫家應用於養生學中，對於情志調攝、防病祛疾、益壽延年起著不可低估的微妙作用。

　　人是一個極其複雜的有機體，七情六慾，人皆有之，屬於正常的精神活動，有益於身心健康。但異常的情志活動，可使情緒失控而導致神經系統功能失調，引起人體內陰陽紊亂，從而出現百病叢生、早衰，甚至短壽的後果，故善養生者，宜注意情志調攝。而過激的情志，可影響體內功能失調，而累及五臟。

### 1. 情志傷肝

　　怒是較為常見的一種情緒，怒則氣上，傷及肝而出現悶悶不樂、煩躁易怒、頭昏目眩等。喜可使氣血流通、肌肉放鬆，益於恢復機體疲勞。但歡喜太過，則損傷心氣。如《淮南子‧原道訓》曰：「大喜墜慢。」陽損使心氣動，心氣動則精神散而邪氣極，出現心悸、失眠、健忘、老年癡呆等。《儒林外史》中，描寫范進中年中舉，由於悲喜交集，忽發狂疾的故事，是典型喜傷心的病例。

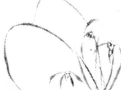

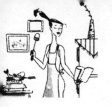

### 2. 情志傷脾胃

中醫認為：「思則氣結。」大腦由於思慮過度，使神經系統功能失調，消化液分泌減少，出現食慾不振、納呆食少、形容憔悴、氣短、神疲力乏、鬱悶不舒等症狀。

### 3. 情志傷肺

憂和悲是與肺有密切牽連的情志，人在強烈悲哀時，可傷及肺。出現乾咳、氣短、咳血、音啞及呼吸頻率改變，消化功能嚴重受干擾之症。《紅樓夢》中，多愁善感、悲憂傷身的林黛玉，就是很好的證明。

### 4. 情志傷腎

驚恐可干擾神經系統，出現耳鳴、耳聾、頭眩、陽痿，甚則致人於死亡。在生活中，因驚恐的語言暗示把人真的嚇死的報導，已屢見不鮮。可見恐則氣下的危險性。

「虛者風燭，百疾易攻。」過激的情志，是產生疾病的重要因素。人生在世，喜怒哀樂等情志變化，充滿在生活之中。預防的方法是：遇事要鎮定自如，冷靜地對待目前的複雜事情。事情過後，不要把它長期放在心上，以免自尋苦惱。培養樂觀的人生態度，提高心理上的抗逆能力，胸懷要寬闊，情緒宜樂觀。要淡泊寧靜，知足常樂，把人生憂喜、榮辱、勞苦、得失視為過眼雲煙。萬事只求安心，保持精神內守，人則長壽。另外，平日培養各種有益心身健康的興趣，尋找精神寄託，這樣對預防情志過度，保證臟腑安泰，能起到積極的作用。

## (一) 精神樂觀

精神樂觀之所以增進健康，大體上講，其作用機理主

要有二：其一，樂而忘憂，經常保持心情舒暢，可摒除異常情志因素對人體的影響；其二，精神暢達，則氣血和暢，生機旺盛，從而有益於身心健康。具體做法如下：

### 1. 善於解脫

遇不歡之事，要善於自我解脫，勿常記於心。如《中國養生說輯覽》謂：「凡遇事不如意者，試取其更甚者譬之，心地自然清涼，此降火最速之劑。昔人云：要做快活人，切莫尋煩惱。煩惱與快活，都是自討。大抵人能退步思量，莫尋煩惱……」

### 2. 陶冶性情

如工作之餘，常常吟詩作賦、養魚種花、郊遊覽勝、打太極拳或垂釣等，均有助於陶冶性情，培養樂觀性格。故《壽世保元·延年良箴》云：「詩書悅心，山村逸興，可以延年。」

### 3. 笑口常開

即待人和顏悅色。笑口常開，自然可減少人與人之間的糾紛；人際關係融洽，即有益於樂觀。同時，凡發自內心的笑，本身即可減少煩惱，樂觀精神由之而生。

## (二) 意識純正

中醫學認為意識純正有利於健康。《保命歌括》云「心純性正，以養此身」，即是闡述兩者之間關係的。思想意識純正，主要從三個方面加以培養：

### 1. 與人為善

害人之心不可有。生活中，人有升有降、有進有退、有悲有樂，若見他人晉升、事業成功等，切不可產生妒忌

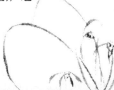

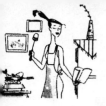

之心及想方設法詆毀他人；即便素有成見，亦不可如此；更不可無事生非，損害他人。

### 2. 眞誠待人

古人有每日三省之訓，其中之一便是「與朋友交而不信乎？信者，誠也」。無論是同事同學，還是上級下級、老師學生以及左鄰右舍，均應一視同仁，真心相待；若非原則問題，均應禮讓三先；凡他人遇到困難之處，應鼎力相助，至誠關心。

孫思邈常云：「凡大醫治病……無欲無求，先發大慈惻隱之心，誓願普救含靈之苦。若有疾厄來求救者，不得問其貴賤貧富、長幼妍媸、怨親善友……普同一等，皆如至親之想。」此雖是告誡醫者，然其他人又何嘗不應如此。

### 3. 少思寡慾

不可貪求女色、金錢、地位；不可為了名利而損害他人。

## (三) 思維適度

思維是心神的功能反應。善於思考，養成良好的學習習慣，不僅是人們掌握淵博知識、高深學問的基本方法，同時亦有利於身心健康。

《養生四要》所謂「精勤思學，延年益壽」，指出了勤奮地、合理地思考問題與健康長壽的關係。但學習方法不當，如長期夜以繼日地看書學習與思考問題，則有害於身體。前人所謂「不思則罔」「過思則害」，即是辯證地闡明了學習思考時的「勞逸結合」關係。中醫認為「腦為

元神之府」，腦是精髓和神明高度彙聚之處，人之視覺、聽覺、嗅覺、感覺、思維記憶力等，都是由於腦的作用，這說明腦是人體極其重要的器官，是生命要害的所在。

健腦是健身的關鍵，健腦方法大體有以下幾個方面：

### 1. 積精健腦

腦為髓海，腎主精生髓。若腎精滿盈則髓海充實，故積精可以健腦。積精之法，在於節慾。

明代著名醫家張景岳說：「善養生者，必保其精。精盈則氣盛，氣盛則神全，神全則身健，身健則病少，神氣堅強，老當益壯，皆本乎精也。」

### 2. 氣功強腦

練氣功得法，可充分發揮意念的主觀能動作用，大大激發健腦強腦的自調功能。

氣功功法很多，有不少以補腦強腦為目的的功法，具體練習以有氣功師指點為好。

### 3. 頤神養腦

腦藏神，精神愉快則腦不傷；如精神緊張，心境不寧，神亂神散，則腦受損。

頤神養腦，須重道德修養；如豁達大度，恬淡寡慾，不患得患失，不追名逐利，悠然自得，助人為樂，就利於養腦；如胸襟狹隘，凡事斤斤計較，七情易動，引起臟腑氣血功能失調而致病。

故健腦養生，尤當注意如此。

### 4. 服食補腦

分析古今健腦方藥，一般是以補肝腎，益精血（如山萸肉、地黃、首烏、枸杞子、菟絲子、五味子、川杜仲、

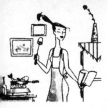

牛膝、當歸等）和益元氣，活血脈（如黃芪、人參、丹參等）為主，化濁痰，開清竅（如石菖蒲、遠志、茯苓、澤瀉等）為輔，臨床應用，當根據辨證論治的原則，有針對性地配製較好。

此外，如食用芝麻、動物腦等食補亦可取。

### 5. 防病護腦

據臨床報導，目前患老年性癡呆的人在 65 歲以上人群中高達 10%，並有逐年上升趨勢，研究發現，患者腦組織的鋁沉積層明顯增高，且常伴有缺鐵性貧血。

預防此病，可適當減少使用鋁製餐具，尤其不要用鋁製品長期存放有酸性、鹼性或鹹的食品和菜餚。

### 6. 運動益腦

各項體育運動都有益於健康，但多不是直接的。而書法、繪畫、打太極拳等則具有手腦相連、全神貫注之共同點。手腦關係最為密切，我國的健身球運動（即用兩個小球在手中不斷地盤旋互繞）注重手腦協調，具有較好的健腦作用。

### (四) 心境平和

心理上應始終保持淳樸而無雜念、清靜而不焦躁的良好狀態，方有益於健康。

這是由於平和的心境能使機體外無干擾，內無憂患，從而維持精、氣、神的充盛內守，保持人體形神合一，抗病能力自然而然地得到了加強。

具體做法如下：

（1）首先要排除私心雜念。減少了私心，降低了嗜

慾，則減輕了思想上不必要的負擔，有利於心理上的清靜平和。

（2）要利用適當的時間開展氣功、保健按摩等活動，使心境逐步寧靜下來，並進入「意守丹田」「意念專注」「虛無靜泰」的安靜狀態。

（3）要有清靜的工作、學習、生活環境，儘量避免嘈雜喧鬧以及不健康的音樂刺激。

（4）要有專一的工作、學習、生活志向，不能朝三暮四。有了專一的志向並潛心去追求，心境就能相對平靜下來。

## (五) 性格開朗

氣量豁達，性格開朗，遇到不順心的事情不計較個人得失，便不易產生「憂慮」「喜怒無常」現象，自是有益於身心健康。常言道「宰相肚裏能撐船」，對於人與人之間的非原則問題，應該有這種胸懷。

臨床所見，性格不開朗的人最易憂慮鬱悶。「憂」為七情中對人體健康有害的又一種情志。《靈樞·本神》說：「愁憂者，氣閉塞而不行。」可見，憂鬱性格不僅易傷神，且易致使氣滯血瘀而變生諸病。

## (六) 意志堅強

意志包括信心、自控力、毅力和抗禦外界打擊能力。堅強的意志可以避免外界的不良刺激，保持氣血流暢，增強抗病能力，預防疾病的發生；意志虛弱者則神怯氣虛，氣血不暢，抗病力弱而易遭受病邪侵襲。

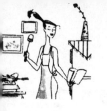

# 二、調節心理

## (一)心理養生要素

### 1.善良是心理養生的營養

心存善良，就會以他人之樂為樂，樂於扶貧幫困，心中就常有欣慰之感；心存善良，就會與人為善，樂於友好相處，心中就常有愉悅之感；心存善良，就會光明磊落，樂於對人敞開心扉，心中就常有輕鬆之感。

總之，心存善良的人，會始終保持泰然自若的心理狀態，這種心理狀態能把血液的流量和神經細胞的興奮度調至最佳狀態，從而提高了機體的抗病能力。所以，善良是心理養生不可缺少的高級營養素。

### 2.寬容是心理養生的調節閥

人在社會交往中，吃虧、被誤解、受委屈的事總是不可避免地要發生。面對這些，最明智的選擇是學會寬容。寬容是一種良好的心理品質。它不僅包含著理解和原諒，更顯示著氣度和胸襟、堅強和力量。

一個不會寬容，只知苛求別人的人，其心理往往處於緊張狀態，從而導致神經興奮、血管收縮、血壓升高，使心理、生理進入惡性循環。學會寬容就會嚴於律己，寬以待人，這就等於給自己的心理安上了調節閥。

### 3.樂觀是心理養生的不老丹

樂觀是一種積極向上的性格和心境。它可以激發人的活力和潛力，解決矛盾，逾越困難；而悲觀則是一種消極

頹廢的性格和心境，它使人悲傷、煩惱、痛苦，在困難面前一籌莫展，影響身心健康。

### 4. 淡泊是心理養生的免疫劑

淡泊，即恬淡寡慾，不追求名利。清末張之洞的養生名聯說：「無求便是安心法」，當代著名作家冰心也認為「人到無求品自高」。這說明，淡泊是一種崇高的境界和心態，是對人生追求在深層次上的定位。有了淡泊的心態，就不會在世俗中隨波逐流，追逐名利；就不會對身外之物得而大喜，失而大悲；就不會對世事他人牢騷滿腹，攀比嫉妒。

淡泊的心態使人始終處於平和的狀態，保持一顆平常心，一切有損身心健康的因素，都將被擊退。其實，心理養生並不是什麼新鮮事物，古代人就很注重心理養生。我們來看一看古人為我們開出的心理養生處方：

養心為主，節食為輔：概括為「清心寡慾」，即心不病則神不病，神不病則人不病。

老子有「無為而無不為」「平和無慾」及「惜精愛氣」的主張，孟子有「養心莫善於寡慾」的感慨，朱熹則從另一角度詮釋了「清心寡慾」的妙處：「飽食當肉，不淫當齋，緩步當車，天災是福，大饑不大食，大渴不大飲。多精神為富，少嗜欲為貴，服藥十朝，不如獨宿一宵，節食以去病，寡慾以延年。」告誡人們養生以養心為主，心清則無災，此乃人生大福也。

樂觀豁達，移情山水：彭祖有「每把戲言多取笑，常口樂意莫生嗔」的輕鬆；劉向有「佛祖無奇，但作陰功不作孽；神仙有法，只生歡喜不生愁」的頓悟；李白則有

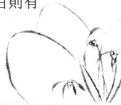

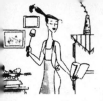

「五嶽尋仙不辭遠，一生好入名山遊」的瀟灑；相比之下，劉禹錫就略勝一籌，他「空間為自在，將壽補蹉跎」「無事且從閑處樂，有書時間靜中觀」「無情歲月增中減，有味詩書苦後甜」，其豁達開朗，淡泊名利之情溢於言表。

淡泊名利，保持一顆平常心：玄天帝有「尋常衣食隨時度，分外資財莫妄求」的詩句，告誡人們知足常樂的真諦。羅隱在這方面的體會就更多一些，「能自得時還自樂，到無心處便無憂」「與其十事九如意，未若三平兩滿休」「身後碑銘空自在，眼前傀儡為誰忙；黃金不是千年葉，紅日能銷兩鬢霜」，為功名利祿勞累終生，結果真如追求者的初衷嗎？

空靈超脫，物我皆忘，跳出三界：在這方面，羅洪先的詩句最具代表性：「日月兩輪懸，乾坤幾萬年；華屋量人斗，嬌妻度客船；錢財身外物，兒女眼前冤；世人誰不染，脫卻是神仙。」三界跳是跳不出的，寵辱皆忘是人生的一種境界；「塵世紛紛一筆勾，林泉深處任憂遊。蓋間茅屋牽蘿蔔，開個柴門對水流。得隙間眠真可樂，吃些淡飯可忘憂，眼前多少英雄漢，為甚由來不回頭？」頗有點看破紅塵的味道。

在洋洋灑灑的中華養生文化中，當然更少不了普通百姓及市井文人歷代相傳、沿襲而來的雖通俗淺顯、卻文化底蘊極深的民間文化。

歸納起來為：不惹事，不跟風，不眼紅，看得開，求知足，保平安。有關這種養生觀的打油詩在我國民間的庵堂廟宇、摩崖石刻、亭臺樓閣及流傳至今的各式各樣的手

中醫三補養生——神補 食補 藥補

抄本、石印本中隨處可見，俯拾皆是。比起文人雅士的那些座右銘，它們將人生注釋得更加精彩。

## (二) 心理健康六法

### 1. 豁達法

應有寬闊的心胸，豁達大度，遇事從不斤斤計較。平時做到性格開朗、合群、坦誠、少私心，知足常樂、笑口常開，這樣就很少會有愁悶煩惱。

### 2. 鬆弛法

被人激怒後或十分煩惱時，迅速離開現場，做深呼吸運動，並配合肌肉的鬆弛訓練，甚至可做氣功放鬆訓練，以意導氣，逐漸入境，使全身放鬆，摒除腦海中的一切雜念。

### 3. 節怒法

主要靠高度的理智來克制怒氣暴發，可在心中默默背誦名言「忍得一肚之氣，能解百愁之憂」「將相和，萬事休」「君子動口不動手」等。萬一節制不住怒氣，則應迅速脫離現場，在親人面前宣洩一番，傾訴不平後儘快地將心平靜下來。

### 4. 平心法

儘量做到「恬淡虛無」「清心寡慾」，不為名利、金錢、權勢、色情所困擾，看輕身外之物，同時又培養自己廣泛的興趣愛好，陶冶情操，充實和豐富自己的精神生活。

### 5. 自脫法

經常參加一些有益於身心健康的社交活動和文體活

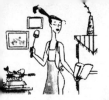

動，廣交朋友，促膝談心，交流情感。也可根據個人的興趣愛好，來培養生活的樂趣。做到勞逸結合，在工作學習之餘，應常到公園遊玩或赴郊外散步，欣賞鄉野風光，體驗大自然美景。

### 6. 心閑法

透過閒心、閑意、閒情等意境，來消除身心疲勞，克服心理障礙。

## (三)心理調節八戒

**一戒疑**：疑心病者，總以為別人在暗算自己，一言一行都得提防，因此坐立不安，經常失眠。

**二戒妒**：妒忌別人的成就，不考慮怎樣奮起猛追，卻希望別人栽跟頭。

**三戒卑**：覺得自己處處不及旁人，在人前彷彿矮三分。不喜歡和人共事，愈來愈孤僻，越來越古怪。

**四戒傲**：自以為是，周圍的人對他敬而遠之，他卻自鳴得意。生活空虛，無所寄託，缺少樂趣。

**五戒躁**：容易發脾氣，或吵或鬧，甚至罵人、打人、毀壞物件，然後心理上得到一種莫名其妙的滿足。

**六戒愁**：整天生活在憂慮之中，愁容滿面，心事重重。

**七戒慎**：時時提心吊膽，怕說錯話，怕做錯事，怕得罪人。

**八戒悲**：一些不幸的事常常浮現在眼前，不覺悲從中來。

## (四)心理健康營養

　　一般人都知道，身體的生長發育需要充足的營養，如蛋白質、脂肪、糖、無機鹽、維生素和水等。事實上，心理「營養」也非常重要，若嚴重缺乏，則會影響心理健康。那麼，人類重要的精神「營養素」有哪些呢？

　　首先也是最為重要的精神「營養素」是愛。童年時代主要是父母之愛，少年時代增加了夥伴和師長之愛，青年時代情侶和夫妻之愛尤為重要。中年人社會責任重大，同事、親朋和子女之愛十分重要，而老年人對子女和孫輩的愛在他們生命中佔有重要地位。愛有十分豐富的內涵，如情愛、關懷、安慰、鼓勵、獎賞、讚揚、信任、幫助和支持等皆是。一個人如果長期得不到別人尤其是自己親人的愛，心理上會出現不平衡，進而產生障礙或疾患。

　　第二種重要的精神「營養素」是宣洩和疏導。可能每個人都有這樣的體會：遇到不順心的事想對親人和好友訴說，把心裏的不快倒出來，這就是宣洩。與此同時，也希望有人幫助自己解開心裏的疙瘩，或幫助出出好主意。

　　宣洩和疏導都是維護心理平衡的有效辦法。心理負擔若長期得不到宣洩或疏導，就會加重心理矛盾進而成為心理障礙。

　　第三種是善意和講究策略的批評，也是重要的精神「營養素」。它會幫助人們明辨是非，改正錯誤，進而不斷完善自己。如果一個人長期得不到正確的批評，勢必會滋長驕傲自滿的毛病，變得固執、傲慢、自以為是，而這些都是心理不健康的表現。

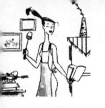

# 三、健全人格

人格也稱個性，是個體穩定的生理與心理特徵的總和。通俗地講就是個人的整體形象。人格特徵構成了每一個人不同的心理特質，而且這種心理特質具有穩定性、整體性、獨特性和傾向性。

## (一)培養健康人格

健康人格可表現為以下幾個方面：

① 對生活有信心，有遠大理想和抱負。

② 對自己自信，具有獨立性，謙遜，大方，處事從容，具有一定的自制力。

③ 對他人熱情、正直、誠實，以禮相待。

④ 對工作認真負責，勤勤懇懇，具有革新創造精神。

⑤ 社會適應性強，對社會有責任感，同時也善於維護個人在社會中的合法權利。

具體地講，健康人格最重要的心理特徵之一，就是對未來充滿嚮往，具有遠大的理想與抱負。一個人的理想與希望是其生活的精神支柱，如果一個人喪失對生活的希望，也就喪失了生活的動力；如果對未來失去了嚮往，也就失去了對生活的熱愛與熱情，在對待很多事情上就會採取無所謂的態度。

俗話說「哀莫大於心死」，如果心灰意冷成為一個人的個性特徵，勢必消極混世，興味索然，甚至形容憔悴。所以一個具有健康人格的人，不論在人生旅途上遇到什麼

中醫三補養生——神補　食補　藥補

樣的挫折，都會始終對社會、對未來充滿信心，始終保持積極樂觀的人生態度，並為實現理想奮鬥不息。

健康人格的另一個重要特徵就是社會適應性強，能夠正視現實，在現實中用恰當的方法找到適合自己的最佳位置。並有極強的責任感，敢於對社會、對他人、對自己負責，把社會的、他人的事情看成自己應盡的義務，不去做好這些事情就會感到內疚和不安，同時也為自己爭取應有的正當權利。

近 10 年來，人們愈來愈清醒地認識到，解決人類問題的關鍵，不在於外部物質財富的增長，而在於人類本身素質的提高與完善。著名的羅馬俱樂部認為：「對人類命運的每一件重要的事情來說，精髓是人的素質和能力，決定人類命運的重要因素是人的素質，不是某些社會中堅的素質，而是幾十億地球居民的一般素質。」

從某種意義上說，這種素質的核心就是人格。所以，每個人都必須緊跟時代的步伐，不斷進行人格重塑，才能適應時代日新月異的挑戰。

## (二) 適應現代社會

與現代社會相適應的健康人格，應具備以下特點：
① 具有自我選擇的能力和人格上的自主性；
② 瞭解自己的實際情況，奉行自我認可原則；
③ 具有自我擴展和自我表現的能力；
④ 具有積極的與現狀相適應的能力；
⑤ 具有良好的人際關係，富於同情心和寬容精神；
⑥ 具有濃厚的社會參與興趣與情趣；

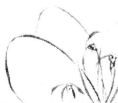

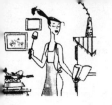

⑦具有強烈的創造動機和相應的創造才能；

⑧具有承擔義務的責任心和對工作的獻身精神，並有為之奮鬥的堅強意志。

## (三)重塑健康人格

### 1. 戰勝自卑，建立自信

自卑心理是自我意識的一種表現，是一種消極的心理狀態。具有這種心理狀態的人往往難以適應社會生活環境，缺乏進取精神和積極的社會生活態度。一位研究自卑心理的奧地利心理學家指出：「自卑可限制一個人的活動範圍，苦心孤詣地要避免失敗，而不是追求成功。他在困難面前會表現出猶豫、彷徨，甚至是退卻的舉動。」

有自卑感的人往往懷疑自己的能力，遇事猶豫不決，辦事裹足不前，在事業上缺乏信心，在為人處世中總怕別人瞧不起自己，從而在心理上缺乏力量的支柱。由於自信心不足，在行動中便缺乏克服困難的毅力，而且經常放大困難，有時僅僅面臨一次失敗，就覺得遭受了沉重的打擊，僅在一次競爭中遇到了挫折，就認定自己不行，而不想再繼續堅持下去了。

自卑心理表現在情感方面，常常為消沉、悲觀，缺乏生活的朝氣和活力。在長期自卑心理的籠罩下，會產生一種自卑心境，這種心境常能影響到人的整個精神生活，使之處於一種消極情緒狀態，對一切活動都不感興趣，對人缺乏熱情，工作不進取，學習沒信心。這種心境容易產生不健康的情感傾向。

即使在生理上存在著這樣或那樣的缺陷，即使在生活

中經歷了多次失誤與失敗，也應該相信，自己就是為了從事某種工作而降臨到這個世界上來的。要充分認識自己的真正價值，看到自己的優勢，想想往日成功的體驗，就會相信自己並不是事事不如他人，在某些方面還是有很多過人之處的。

其實，一個人不必在一切方面都出類拔萃，事實上這也是不可能的，只要在某些方面是優秀的，就沒有理由自卑。「別人能做到的，我也能做到；別人沒有做到的，我要去做，並且最終會獲得成功。」戰勝自卑，建立自信，會使人創造出一個新的天地。

### 2. 克服怯懦，勇敢堅韌

面對生活與事業中的困境，是回避、退卻還是正視、拼搏，是識別一個人怯懦與勇敢的尺規。勇敢不論在任何一個國家，都被視為高於一切的人格品質。因為人們早已懂得，人生要經歷很多困苦和磨難，若沒有足夠的勇氣，不要說成就什麼輝煌事業，就連自身的生存和延續也難以做到。特別在現代的競爭社會裏，必須鍛鍊自己戰勝困難的勇氣與堅強意志，只有這樣才能成為一名生活中的強者。強者的勇氣表現在，他們坦然自若地接受嚴酷的現實，無論是事業上受到挫折，還是生活中遭遇不幸，都不採取回避、逃遁的行為，或自我麻醉、自欺欺人的態度。他們的選擇只有一個——接受現實，迎接挑戰！

在前進的道路上，不僅要有戰勝困難的勇氣，更需要堅韌不拔的毅力，這種意志是一種對困難和挫折的巨大的心理承受力。一般人在經歷初次困難時，都能有勇氣去戰勝它，然而當困境一次又一次接踵而至，並且難以在短期

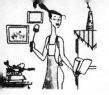

內獲得轉機時仍能奮鬥不息，這就需要有堅強的毅力和極強的心理耐受力。

法國文學家拉豐丹有這樣一句名言：「耐心和持久，勝過激烈和狂熱。」人們之所以欣賞這句話，是因為戰勝困境、扭轉敗局往往需要一個漫長而痛苦的過程，沒有堅強的意志去經受這個痛苦過程的考驗，就絕不可能領略成功的喜悅。

勇氣與毅力需要在生活的熔爐裏煉就。首先要有明確的行為目的，只有目的明確，才有可能為此而不懈努力。另外，在日常生活中，要有意識地鍛鍊自己的毅力，如要求自己每天早晨跑上 500 公尺，或每晚睡覺前做 20 個仰臥起坐，也可要求自己每天學習記憶 5 個外語單詞等。以上行為看似容易，卻不容易做到，如果能長期堅持下去，就會發現這種行為練習的作用。

### 3. 改造懶散，增強自制力

自制力是指一個人善於控制自己的情緒、約束自己言行的品質。它主要表現在對盲目衝動和消極情緒的高度克制，並善於排解來自體內及外部的各種干擾，及時採取果斷理智的行動。

在困難和挫折面前，放縱自己不良情緒的發洩，容忍自己消極的慾望和意念任意發展，一般要比約束自己、控制自己、責備自己、戰勝自己來得容易，因這無需任何意志的努力。所以，控制自己固有的情緒，克服自己習慣了的行為方式，征服自己已經萌生了的意念和動機，的確是一場與自身搏鬥的戰爭。

當然，自制絕不是那種病態的自我折磨和自我虐待，

而是要用理智、用近乎苛刻冷酷的態度去和自己內心的懦弱、膽怯、悲觀、絕望等消極的情緒做頑強抗爭。國外一位整形外科專家，曾把心理學和控制論結合起來，寫了一本名為《心理控制學》的實用心理學著作。他用了大量事實告訴人們，心理是可以自我控制的。

不過要想提高駕馭自我的能力，必須從生活中的每一件小事做起。例如，你想把菸戒掉，就應立即把嘴裏正抽著的香菸拿下來，向別人宣佈自己的決定。為考驗自己的自制力，還可以把一包上好的香菸放在家中顯眼的地方，看看能否抵制住它的誘惑。

還可以採用自我心理暗示的方法提高自制力。當懶惰、安逸、鬆懈、失望等消極情緒剛一冒頭時，就立即提醒自己：要克制，不能自我放縱！也可以在自己最容易看到的地方貼上一些警句，隨時警示自己，亦不失為克服自身弱點的好方法。

前蘇聯作家高爾基曾說：「哪怕是對於自己小小的克制，也會使人變得更加堅強。」可以說，自制力就誕生在對自己的每一次約束中。

### 4. 確立目標，堅定信念

當一個人確立了堅定的信念，就會使自信有了依據，使勇氣有了源泉，使韌性有了方向，使自制有了動力。就會使人為其信念而奮鬥不息，死而後已。如革命戰爭時期，無數先烈就是為了一種信念而赴湯蹈火，壯烈犧牲。所以信念被人們稱之為「心靈的支柱」「精神世界的上帝」「照耀人生的太陽」。

信念不是華麗、響亮的詞藻，它既體現於轟轟烈烈的

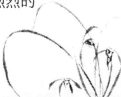

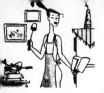

鬥爭，又體現於平平凡凡的生活。在平凡的生活中，信念可能是對美好生活的渴望，可能是對真摯愛情的追求，可能是對科學文化的執著，可能是對正義事業的捍衛……不論是哪種信念，只要能以頑強的毅力從遇到的各種困難中走出去，就是一個人堅定信念的體現。

## (四)遠離病態人格

病態人格又叫人格障礙，與其他異常人格不同，它是在沒有智力障礙的情況下出現的情緒、動機、行為的異常。病態人格有種種表現，如理智畸形發展，就會變得沒有人情味，即「不通人性」；如形象思維畸形發展，就會陷入幻想之中，常感情用事，矯揉造作；如本能、情緒、意志活動畸形發展，就會缺乏控制能力，使行為放蕩不羈。病態人格雖算不上真正的精神病人，但屬於精神病易感者。當病態人格發展嚴重或受到強烈的精神刺激時，即容易轉變成精神病。

病態人格的表現十分複雜，其主要表現與類型有以下幾種：

### 1.癔病型人格

又稱戲劇化性人格障礙，或叫有意做作人格障礙。主要表現為有意做作，裝腔作勢，自吹自擂，故意引人注意，以自我為中心，有時玩弄和威脅他人。其情緒反應強烈而不穩定，情感易變化，易於激動，缺乏理性與自我克制能力，容易接受暗示，喜歡幻想，在受到精神刺激後易發生癔病症狀。

### 2. 偏執型人格

主要表現為思想行動固執死板，敏感多疑，嫉妒心強，情感不穩，心胸狹窄，自以為是，難以接受批評，吹毛求疵，易把別人的友好表示作為敵視行為，與他人不能和睦相處，易誘發偏執型精神病。

此種病態人格多見於男性。

### 3. 分裂型人格

主要表現為退縮，孤僻，膽怯，沉默寡言，怪癖，不愛社交，好生悶氣，固執己見，社會適應能力差。此種人是精神分裂症的易發者。

### 4. 邊緣型人格

主要表現為喜怒無常，情緒極不穩定，有時表現為活潑，興致高，愛交際，能言善辯，熱心急躁；有時則灰心喪氣，逆來順受，缺乏勇氣和決斷能力。兩種截然不同的性格特點常交替出現，成為情感型精神病的發病基礎。

### 5. 強迫型人格

主要表現為強烈的自制心和自我約束，過分注意自己的言行是否正確，舉止是否得當，行為特別呆板，缺乏靈活，過多清規戒律，謹小慎微，膽怯自卑，焦慮不安，缺乏自信，顧慮多端，遇事怕犯錯誤，優柔寡斷，在遇到精神刺激或情緒挫折時常不能自拔，餓不思食，睡不成眠。此種人是神經衰弱的易患者。

### 6. 自愛型人格

主要表現為過分關心愛護自己，以自我為中心，自誇自尊，自以為是，期待別人欣賞，希望別人另眼看待，不接受別人的意見、建議和批評，不善理解別人，易用極端

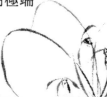

的眼光看待他人，不是極好就是極壞。

此種人也是癌病的易感者。

### 7. 迴避型人格

主要表現為自卑心強，行為退縮，在競爭中總是逃避或無力應付，在人際交往中害怕被拒絕，怕孤獨，又不敢接近他人，故常離群索居。此種人易患抑鬱型精神病。

### 8. 反社會型人格

主要特點是行為不合社會規範，對妨礙公眾、不負責任、撒謊、欺騙、傷害他人不以為事，無責任感，無羞恥心，以自我為中心，自尊心強，冷酷無情，有極強的社會危害性。這種人有時可發展為躁狂型精神病。

## 四、正視挫折

挫折心理是指人的某一需要產生後，由於各種原因使需要的滿足處於受阻或中斷狀態，且這種阻力即使經由努力也無法逾越，從而使個體產生一種消極的心理反應。由於人們的需要在不斷發展，人們的欲求永遠不會滿足，所以在人生的道路上充滿著困難與挫折。根據現代心理學的觀點，形成挫折心理反應需要具備以下條件：

① 必須具有一定的動機和目標。如一個人在饑餓時就需要食物，動機可在這種欲求的支配下引發個體尋找可以充饑的食物。如若尋找不到，個體會繼續不斷地尋找下去，或想其他方法，直至滿足這種需要為止。

② 必須具有滿足需要和達到目標的手段和行為。如一個人為了獲得食物，他可能去打工掙錢換取，也可能去種

地以期待收穫等。

③ 必須有挫折情景發生。所謂挫折情景，就是指在前進的道路上遇到了無法克服的或是不可逾越的阻力。如果這種阻力由人為的努力或迂迴曲折的辦法得以排除，那麼挫折情景也就不復存在了。

④ 構成挫折的阻力必須為主觀所感知。如果主觀上不曾意識到阻力的存在，也不能形成挫折心理。可見，形成挫折心理的條件中至關重要的一點，就是不但個體在主觀上意識到阻力的存在，而且不要因此使自己處於一種緊張狀態，或產生一種與此相應的情緒反應。

## （一）挫折後的反應

### 1. 個體在歷經挫折後的直接反應

（1）攻擊：個體在受到挫折時，如果引起了憤怒情緒，即可導致憤怒的攻擊行為。憤怒的攻擊可以是直接攻擊，也可以是轉向攻擊。

① 直接攻擊。指對構成自己心理挫折的人或物立即進行回擊。直接攻擊是最原始的行為表現形式。如果一個人受到別人無理的刁難，他就可能怒目而視，反唇相譏，或以憤怒的動作、激烈的言詞、巧妙的文字反擊，甚至動以拳足，從而發洩由於遭受挫折而產生的憤怒情緒。這種直接攻擊的行為表現，在青少年中尤為多見。成年人由於具有社會經驗，能充分考慮到直接攻擊的不良後果，所以，總是壓制自己憤怒的情緒，盡可能採取比較安全的變相攻擊策略。一般來說，對自己的容貌、才能、權力等各方面充滿自信的人，較易發洩自己的憤怒情緒，採取直接攻擊

的行為反應。而年幼無知、缺乏理智或一帆風順的人，比閱歷豐富、理智性強、飽經風霜的人易於產生憤怒的直接攻擊行為。

②轉向攻擊。指由於受客觀條件的限制，不能直接攻擊對方，而轉向攻擊別人以發洩自己的憤怒情緒。轉向攻擊通常是在以下三種特定情況下發生的：

一是由於對方權大位高不敢直接攻擊，或由於自己的地位身份所限不能直接攻擊，只能把憤怒的情緒發洩到其他人或物上去。例如，一個人在工作單位遭受了挫折，回到自己的家裏，把悶氣出在妻子或兒女身上；夫妻吵架之後，受委屈的妻子摔盆打罐；學生參加升學考試失敗了，在憤怒之下毀壞書籍文具等，都是轉向攻擊的行為表現。

二是由於對挫折的來源不明，沒有明確的物件可以攻擊，更不瞭解如何攻擊，但心情不好，憤憤不平，便會把攻擊目標指向與挫折不相關的人或物上，使被攻擊目標成了「代罪羔羊」。

三是由於對自己缺乏信心，不能正確地估價自己的功與過，對前途悲觀失望，遭受挫折後，即把憤怒的攻擊轉向自己，責備自己沒用，憎恨個人無能，或認為生不逢時，運氣太壞。在社會生活中，個體轉向性的攻擊物件無論是自己或他人，或別的事物，都無助於解決任何問題，故應儘量防止和杜絕轉向攻擊行為的發生。

（2）冷漠：指當個體遭受挫折而攻擊無能為力時，採取壓抑自己的憤怒情緒，雖內心焦慮不安，表面卻無動於衷，漠不關心，甘拜下風，失去喜怒哀樂的表情。冷漠是一種複雜的行為表現形式，與個體的生活經驗有著密切關

係。如果一個人過去總是以攻擊取勝並獲得滿足，以後再遇到挫折時仍會運用攻擊的方式。反之，如果過去的經驗證明，攻擊愈猛烈，招致的挫折愈大，那麼，以後再遇到挫折時就會採取逃避的方式，如果逃避不了的話，就用冷漠的方式適應痛苦的情境。

貝特海姆發現，在第二次世界大戰期間，被納粹關在集中營裏的俘虜們最初表現為憤怒的攻擊、反抗，並企圖逃走，但等到絕望時，他們的情緒反而不再激動了，轉而以冷漠的方式應付鞭撻、饑寒、疾病、奴役，甚至死亡的嚴重威脅。他們對虐待似乎「無動於衷」，既不直接反抗，也不間接反擊，甚至在表面上也不再表現出憤怒的情緒，但內心的反抗烈火並沒有熄滅。一般來說，冷漠反應多在以下情況下發生：

① 長期遭受挫折而不能擺脫；

② 處境艱險，無助無望；

③ 心理上恐懼不安和生理上痛苦難忍；

④ 進退兩難，攻擊和退縮之間矛盾衝突激烈。

（3）退化：當個體遭受一系列挫折後，其行為變得幼稚、倒退，與自己的年齡身份不相稱，這種成熟的倒退現象，就叫做退化。退化是一種反常的行為表現方式，本人往往並不能清醒意識到。例如，成年人在受到挫折後，反而像年幼的孩子一樣，毫無自控能力，易受暗示，隨心所欲，不考慮任何影響。

成人的退化行為，是長期反覆受挫的結果，具有病態的性質，退化行為一旦發生，便難以矯正。

兒童的退化行為則與成年人不同，是可以矯正的。例

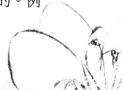

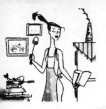

如，一個四五歲的兒童，在父母的關注、表揚、鼓勵下，已具有了飲食、穿衣、大小便自理的能力，但由於父母又生育了一個小妹妹，父母的關愛轉移到小妹妹身上，不再像過去那樣對他關懷備至、朝夕親近了，於是形成了他的心理挫折，使他產生了退化行為，如尿床、啼哭、祈望父母給自己餵飯穿衣等，變得比以前更加幼稚。如果父母在生第二個孩子之前就鼓勵第一個孩子獨立生活，並告訴他自己的小妹妹或小弟弟多麼可愛，自己應當怎樣做個大哥哥，使他產生一種做哥哥的願望，這樣就可以預防其退化行為的發生。如退化行為已經產生，既不能打罵，也不能許以報酬，而要進行心理疏導，使之逐步矯正過來。

（4）固執：當個體遭受挫折後，以不變應萬變，採取刻板的方式盲目重複以前的行為，這種現象叫做固執。如一個人屢遭挫折，便會產生固執己見的態度。但固執的人並不意味著內心平靜，即使一個充滿自信、固執己見的人，在反覆多次受到嚴重的挫折後，當再次遭受了嚴重挫折時，也會產生預感，情緒焦慮不安，並在生理上出現頭昏、冒冷汗、心悸、胸部緊縮、臉色蒼白等反應，進而失去自信，悲觀失望，盲目順從或畏縮不前。因此，固執在實質上是頑而不固的。

2. 個體在遭受挫折後的間接反應

（1）文飾：文飾就是文過飾非。其表現形式如下：當一個人所作所為的結果與自己的願望恰巧相反時，就以自己的好惡為理由，違心地掩蓋自己的不足，以達到解脫焦慮，維護自尊的目的。例如，自己很想吃到美味佳餚，而經濟條件不允許，就說我最喜歡吃白菜、蘿蔔，最不喜歡

吃雞、鴨、魚、肉之類的東西；吃不上葡萄，就說葡萄太酸了，不合胃口；追求情侶被拒絕，卻說對方的條件不符合自己的理想；買不起車，步行上班，卻說想步行鍛鍊身體，如此等等。

（2）**推卸責任**：當一個人有了過失時，總是拉客觀，找理由，把責任推給別人，以解脫內疚，減輕焦慮，即為推卸責任，也叫「推諉」。例如，項羽兵敗垓下時尚不覺悟，卻自己安慰自己說：「天亡我，非戰之罪也！」把戰敗的責任歸於天。現在類似的人也不少。有人上班遲到，推說公共汽車太不正點了；工作任務完不成，推說條件太差了；晉級沒晉上，推說沒給評委送禮等。

（3）**事實需要**：當一個人的行為違背人情事理時，向別人解釋成不得已而為之。例如，請客送禮，托熟人走後門辦事，說這是工作需要，盡可能使別人覺得他有不得已的苦衷，以此維護自己的尊嚴。人在社會生活中，不僅常用一些事實為據，解脫自己的困境，而且還常用一些經典條文使自己不合理的行為合理化，不合法的行為合法化，從而減輕自己的內心焦慮和罪疚感。

（4）**代替**：個體根據適應社會的需要，以另設目標代替原來受阻的目標，以新的活動方式代替原來的活動方式，以彌補心理挫折的損傷，這種自我防衛方式，通常稱為代替。代替的主要表現形式是昇華和彌補。

昇華是佛洛德精神分析學派的一個術語。指把被壓抑的本能衝動，特別是性本能衝動，轉向社會所許可的活動中去，以求得變相的、象徵性的滿足。例如，在「文革」期間，很多教師處在「欲教不能，欲罷不忍」的極大困境

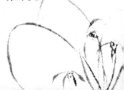

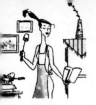

中，有些教師就轉向攻讀外語或著書立說，取得了一定成就，這就是昇華作用的結果。凡是把不為社會所認可的動機或慾望加以自覺的改變，以較高境界表現在為社會標準所認可的行為，都可以稱之為昇華作用。

彌補是指當個體所追求的目標受到挫折，或由於本身的某種缺陷而達不到既定目標時，改變活動方向，以其他可能達到成功的活動來代替，從而彌補因挫折而喪失的自尊心和自信心。例如，一個人高度近視，身材矮小，無法在籃球場上稱雄，卻可以刻苦攻讀，在學業上成功。彌補作用不只限於個體自身，有時自身的某種缺陷自己無法彌補時，還可以轉向親人求取補償。例如，有些父母年輕時由於受形勢所迫未能受到高等教育，時過境遷，現已無法補償，就全力以赴地培育自己的子女，期望子女學業有成，成為國家所需要的科技專業人才。

（5）投射：個體把自己的行為失當，或工作失誤投射到別人身上，以減輕自身的不安，從而維護自尊的潛意識傾向，叫做投射作用。例如，有的人自己工作能力很低，卻往往在無意中大談別人如何無能；自己以權謀私，卻認為從來就沒有克己奉公的人；自己待人刻薄，卻常常對別人講某人刻薄待人的事等。

心理投射作用是客觀存在的，恨別人的人總說別人在恨自己，在社會生活中這樣的例子不勝枚舉。在投射作用中，個體總是不承認自身存在令人厭惡的東西，而且把令人厭惡的東西投射到別人身上時多是無意的。

（6）表同：表同也是一種防衛方式，其具體表現形式有兩種，一種是個體為迎合長輩或上司的歡心，以滿足自

己的某種需要，在思想行為上盡可能與其保持一致，模仿他們的所作所為，將自己與他們視為一體，處處順從、認同，從而避免遭受排斥。

表同的另一種表現形式是個體在現實生活中無法獲得成功的滿足時，將自己比擬為當代的或歷史上獲得成功的人物，仿其衣著言行，或將自己比做幻想中的成功者，以幻想代替現實，陷入一種幻想的美好境界中，從而在心理上分享成功者的愉快，消除挫折引起的苦悶、焦慮情緒。例如，一個演員在舞臺上表演失敗了，可以在實際行動上去模仿著名演員，在這種情況下，表同作用有助於自己優良品格的發展。但是，如表同作用純屬幻想而脫離現實的話，則是有害無益的。

（7）壓制：個體在逆境中，有意識地把受挫折而產生的痛苦體驗、煩悶情緒及緊張感受等，竭力排除在記憶之外，埋頭於無關的其他活動中，從而解除焦慮，這種心理作用就是壓制。壓制又稱動機性遺忘，是心理分析論中的一個重要概念。

佛洛伊德認為，不愉快的或痛苦的經驗是由挫折產生的焦慮所引起，人的行為總是受一定社會條件的制約，凡是不被社會認同的行為動機，如果任其發展下去，就難免受到挫折，產生焦慮。因此，個體總是有意識地壓制自己的那些可能導致挫折的行為動機。

但是，自覺地壓制自己，逃避現實，只能是暫時的，因為被壓制的行為動機並沒有真正消失，它被深埋於心底，即由意識境界轉移到潛意識中，遇到適當的時機，潛伏的行為動機仍會影響個體的行為。

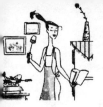

例如，一個人進入夢鄉時，由於意識失去了控制自己的能力，潛意識中的那種平時敢怒不敢言、有冤無處申的內心衝動就會活動起來，或夢中實現了自己的美好目標，或是殺殺打打，噩夢一場。壓制的目的在於回避自我內部的危險，獲得暫時的安全感。這種暫時的安全感是很多人所需要的。但是，如果一個人在其潛意識中積壓的痛苦經驗過多，而不能有意識消除的話，就會形成心理疾病。

（8）反向：個體為防止自己的錯誤動機外露，採取與動機相反的態度和行為，口是心非，這種動機和行為不一致的現象，叫做反向。

反向的形式是多種多樣的，例如，在過分親切的背後，很可能隱藏著憎恨。對情敵、政敵、仇敵，或事業的敵人，見面時握手言歡，情同手足，其實正是為了掩蓋其攻擊動機和仇恨情緒。在過分屈服的背後，也可能隱藏著反抗，如對頂頭上司畢恭畢敬，一切順從，其實正是為了掩蓋他取而代之的動機或反抗情緒。也有人故意自吹自擂，引人注目，其實正是為了掩蓋他內心的空虛和自卑情緒。「笑裏藏刀」「後發制人」「聲東擊西」等，都是對反向行為的說明。凡是受防衛性反向動機支配的行為，總是過分地誇張要做的事情，並對自己的真實動機表示不以為然，堅決反對，因此，反向行為有很大的欺騙性。

由上可見，個體為了避免或減輕因挫折而產生的焦慮不安，維護自尊心，並有效地適應社會生活，所採取的防衛方式是名目繁多、千奇百怪的，有些甚至是不近情理、不合邏輯的，但它在社會生活中確實客觀存在著，有些防衛方式還成了一些人用以應付挫折、解決問題、適應環境

78

的習慣或特技。因此，我們應當堅持客觀原則，對具體的人在一定條件下採取的具體防衛方式作具體的分析，從而透過現象看本質，把握防衛的性質，預測其對社會生活和心理健康導致的必然後果。

　　一般地說，採取防衛能發揮自己的主觀能動性，從而減輕或排除精神壓力，保持心理相對平衡，以便按照社會的需要去解決問題。這是因為，當個體在自己的行為目標遭遇挫折時，難免情緒緊張，心情憂鬱，特別是遭受重大挫折時，還可能引起思維紊亂，行為異常，喪失理智和道德敗壞，出現攻擊性和破壞性行為，危害別人或社會秩序。在這種情況下，如果有意識地運用文飾、投射等防衛方式，就會使個人冷靜下來，防止或延緩攻擊性和破壞性行為。

### 3. 個體遭受挫折後的生理反應

　　當個體遭受挫折後，首先會出現心理失衡，然後產生一系列情緒反應，伴隨著這些情緒反應，又會導致機體發生相應的生理反應。如人遭受某些挫折後，最先感受到的是緊張體驗。由於緊張，使機體交感神經系統活動增強，交感神經興奮，一方面促使心血管系統功能迅速變化，血液循環加快，另一方面促使腎上腺髓質分泌兒茶酚胺，由它來增強人體代謝過程。此時可見心跳加快，皮膚和內臟血管收縮，呼吸加深，支氣管擴張，瞳孔擴大，血凝固加快，血液中淋巴細胞增多。總之，交感神經興奮和兒茶酚胺的分泌增加一起促成了「緊張生理反應」。

　　以此類推，人體處在挫折狀態下所產生的任何情緒反應，都會造成機體在生理上的相應反應。本來，人體在生

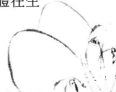

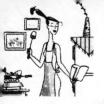

理上的各種反應是要防止身心受損,是一種防禦機制,但是如果防禦反應不適當,特別是過度的反應,往往又會損及人的生理和心理功能,甚至造成一系列與不良情緒有明顯關係的疾病,即人們通常所說的「適應性疾病」。

這些疾病可以發生在機體內的任何一個系統,例如高血壓、冠心病、消化性潰瘍、支氣管哮喘、糖尿病、斑禿、類風濕關節炎以及某些免疫性疾病、各種癌症和神經官能症。由於個體的身體素質、個性差異和對疾病的易感性有所不同,所以同樣的挫折境遇,有的人可導致精神病,有的人可導致冠心病,有的人引起高血壓,有的人發展成胃潰瘍,有的人則患了癌症。當然,也有的人意志更加堅強,並振奮精神重新奮起。

## (二)挫折後的情緒

每個人在遭受挫折後,都會做出不同程度、不同形式的反應。按照心理學的觀點,首先產生情緒反應,其次是認識失調行為、動作反應及生理反應等。

挫折在情緒上的反應,主要表現為某種消極的負性情緒狀態,如焦慮、憤怒、抑鬱、恐懼、內疚、絕望等。這些不良的情緒反應往往又促使機體發生一系列生理生化的變化,而強烈持久的情緒反應還會給人體帶來嚴重損害。挫折心理之所以能危及人體健康,主要原因也在於此。

### 1. 焦慮

焦慮屬於一種緊張情緒,一般是在個人迫切想滿足某種需要,並為此付出了很多心血和勞動,但又預期將要發生某種災難性的後果時產生的。它是人們在遭受挫折時最

為常見的情緒反應，多表現為一種莫名其妙的擔心和恐懼。焦慮可以喚起人的精神警覺，使人更加注意環境中的刺激物，增進智慧活動，故在某種意義上有其積極的一面。但強烈或持久的焦慮則會妨礙人的認識水準和智慧發揮，降低人們適應和應付環境的能力，所以又是有害的。如考試前過度焦慮的學生，往往不能解答他平時很容易解答的問題。

### 2. 憤怒

憤怒是對造成挫折的客觀刺激物產生的怨恨、嫉妒、仇恨等情緒。因此，憤怒多表現為易激動，易發脾氣，易與人爭吵、爭鬥，甚至不分青紅皂白地去攻擊他人或事物。伴隨著憤怒情緒的產生，人體也會發生一系列生化反應，如血中兒茶酚胺含量明顯增高等。同時，憤怒情緒使人不能冷靜地對挫折進行分析和思考，不能採取恰當的應付措施，所以，不利於有效地克服挫折。

### 3. 抑鬱

抑鬱是精神壓抑苦悶的情緒反應，表現為憂愁煩悶，鬱鬱寡歡，對周圍事物冷淡，對生活失去樂趣，看什麼都不順眼，自信心下降，自我評價降低，嚴重時悲觀絕望，有生不如死之感，且在抑鬱狀態下還會感到渾身乏力和軀體不適。這種情緒狀態容易導致自殺行為，也容易降低應付挫折的能力。

## (三) 調整挫折心理

當人遭受挫折後，會導致強烈的挫折心理，使人產生心理失衡。心理失衡是人生中經常碰到的問題。現實生活

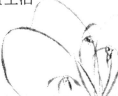

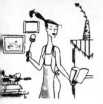

中的任何人，無論其年齡、性別、職業、社會地位以及經濟狀況如何，都不可避免地會遭到挫折，產生心理失衡。心理失衡不僅會影響人的正常學習和工作，而且直接威脅著人的身心健康。所以，當遭受挫折產生心理失衡時，必須及時進行自我調整，使之儘快恢復平衡，消除產生不良情緒的根源。

心理調整的方法，首先是心理自衛，心理自衛是一種面對挫折產生的心理反應，但也不失為一種心理調整的有效方法。其次是增進心理承受力。還可進行一些有益於鬆弛身心的各種活動，以減輕外界刺激造成的心理緊張，如各種文體活動和行為療法等。在煩悶不安，情緒不佳時，可畫幅畫，下盤棋，養隻鳥，也可練一練氣功，或學習一下佛家的靜默禪悟等，均有助於減少焦慮。

中醫學認為，澄心靜默可使煩亂的心神得到調整，緊張的情緒得到鬆弛，從而起到正心安神的作用。

## (四) 增強承受能力

一個人心理承受能力的大小，可以影響他對外界刺激的適應程度和應對效果。在日常生活中，我們常可以看到，在同一挫折和打擊面前，有的人表現為遇難不恐，臨危不懼，情緒穩定，精神不衰，甚至成為一種鞭策力量。有的人卻畏縮懼怕，憂愁悲傷，情緒低落，一蹶不振，甚而導致身心損傷。究其原因，在很大程度上取決於他們的心理個性與心理承受能力。

正如《素問·經脈別論》所說：「當事之時，勇者氣行則已，怯者則著而為病也。」也就是說，人們對於挫折

的承受能力，實際上存在著很大的個體差異。這就像患病一樣，當外界的病邪侵犯人體的時候，抗病能力強的人不易發病，而缺乏抵抗力的人就很容易病倒。可見，心理承受能力是介於外界刺激與心理生理反應間的基本調節因素，是一個人在遭受挫折時能夠維持心理平衡，而不致引起行為失常的能力。

一般認為，個體的心理承受能力是在遺傳因素的基礎上，在長期的生活過程中逐漸形成的，並可由學習和鍛鍊獲得不斷提高。它和個體的人格整體有著密切的關係。如果一個人性格內向，挫折承受能力偏低，那麼經過幾次挫折的打擊後，他的人格就可能失去整體性，甚至會分裂，造成行為失常或心身疾病。因此，為了有效控制心理失衡對情緒與身體的影響，必須從一點一滴做起，培養自己良好的心理個性，提高自身的心理承受能力，勇敢地面對和處理生活中的各種矛盾、困難和挑戰，提高自己的社會適應性與對挫折的承受力，從而免除各種消極情緒對人體的不良影響。要提高個體對挫折的心理承受力，應注意做到以下幾點：

### 1. 培養良好的心理個性

一個人的個性特徵，不僅影響著他對外界事物的認識過程，而且影響著他對挫折的應對效果，因為一個人對外界不良刺激作用的認知體驗、態度和反應方式，常常取決於一個人的個性特徵。一個具有良好個性特徵的人，往往能夠正確評價客觀事物，採用適當的行為反應方式，因而能夠正確對待挫折，增強對不良刺激的承受能力，控制和解除由挫折引起的不良情緒反應。

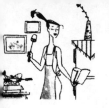

### 2. 加強思維修養

實踐證明，思想覺悟、道德修養和認識水準較高的人，在遭受挫折和失敗時，往往能用冷靜的頭腦分析原因，以穩重的態度對待現實，正確地權衡利弊得失，妥善地處理各種問題。所以加強思維修養，提高文化素質，也是增強心理承受能力的一個重要方面。

### 3. 提高實際應對能力

現代科技正以驚人的速度迅猛發展，這就要求人們必須加強學習各種知識，不斷進行知識更新，全面提高認知水準和實際工作能力。只有這樣，才能減少挫折和失敗，並在挫折面前應對自如。否則便會處於被動境地，經常遭受挫折和失敗的痛苦。

## 五、協調關係

人際關係是指在社會實踐活動中，由交往而形成的人與人之間的心理關係。

首先，人際關係屬於社會關係的範疇。社會關係包括人們之間的經濟、政治、法律、道德、宗教、血緣、心理等關係。人際關係是社會關係的一個方面。這是因為，現實生活中的每個社會成員，都是處在一定的社會地位、以一定的角色與別人進行交往，特別是社會的經濟、政治、法律、道德等關係，必然反映到人們的交往中來，並由交往產生著心理關係。例如，人們不斷地生產物質財富，以滿足人們對物質需求的不斷增長，這就需要人們進行交往，並因此建立了生產關係；由於人們有異性生活及繁衍

中醫三補養生——神補 食補 藥補

後代的需要，因此結成了婚姻關係；由於人們有獲得知識技能的需要，從而形成了師生關係。

其次，人際關係的外延是角色關係。人們在工作和生活中的直接交往，多半是在各種角色之間進行的，從而形成了角色關係。如幹群關係、同事關係、師徒關係、同學關係、同鄉關係等。由於每個社會成員都扮演著多種社會角色，這就使人們的直接交往關係具有了錯綜複雜性，例如，兩個人之間可能既是同事關係，又是上下級關係，還有親屬關係等。

再次，人際關係的內涵是心理的親疏關係。人們不論以什麼樣的角色進行交往，交往雙方都會產生親密或疏遠的感受，這是由於人際關係的形成，受到相互認同、情感相容、行為相近三方面心理共同作用的結果。也就是說，這三個方面制約著人際關係的親疏程度和穩定程度。

## (一) 人際關係對健康的影響

人際關係反映了人們相互理解、彼此融洽的程度。醫學心理學研究表明，人際關係是人們交往的需要，是人的基本生活需要之一，且與個體的心身健康密切相關。人際關係良好，有助於增進心身健康，而人際關係失調，常常會帶來心理的失衡，進而導致心身疾病。其主要原因是：

第一，缺乏必需的交往會導致人的心理負荷加大。大量資料證實，離群索居會使人產生孤獨感、憂慮感，並可導致人的精神崩潰。過去有個國家曾用限制交往、實行心理隔離的方法懲罰罪犯，結果經過數年以後，罪犯中輕者精神沮喪，失去語言能力，重者精神分裂。

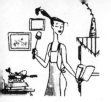

　　另外，離群索居的孤獨感也是誘發心身疾病的重要因素之一，孤獨感可使人產生憂慮情緒，長久的鬱鬱寡歡又會影響下丘腦，導致人體內分泌功能紊亂，進而引起一系列複雜的生理變化。臨床調查發現，許多心身疾病，如消化性潰瘍、偏頭痛、月經失調、惡性腫瘤等，其發病都與精神抑鬱有關。

　　第二，人際關係緊張能使人缺乏安全感，從而影響感情的滿足。例如與人發生衝突，會使心靈蒙上一層陰影，導致情緒緊張和性格改變。這是因為，每個人的個性特點都是在一定的社會環境裏形成的，是在與他人交往的關係中確立的，人際關係的性質往往決定著人的個性特點。所以，具有良好的人際關係，能夠形成一個人的良好個性。有人調查證實，單元住宅的少年，因為缺乏人際交往，容易產生偏執和狹隘的心理個性。

## (二)友情是人類最美的情感

　　人間友情是人類高層次的心理需要。心理學家認為，人世間最大的幸福和獎賞，就是被人理解和接納；而最大的痛苦和最嚴厲的懲罰，就是讓其與世間徹底隔絕，坐單人牢房。例如在監獄裏，有些被長期監禁的犯人，寧可求死也不願再繼續被處罰。可見人間友情對一個人來說多麼重要。在漫長、坎坷的人生旅途中，當我們遇到困難和挫折時，如果有親朋好友的支持、理解、同情與幫助，不管是什麼樣的困難都較容易對付。所以，建立和保持良好的人際關係，並著意培養自己的感情支持體系，對提高生存品質是非常重要的。

## (三) 孤獨對人體的影響

心理學家認為，人類有相互交往的需要，有相互依賴的心理，並藉以充實自己，以避免孤獨。

孤獨是一種心理感受。有些人雖身居人群中，內心卻感到孤獨難忍。有的人雖獨居他鄉，卻時時感到與親友同處的溫馨。孤獨的產生，多是由於個人失去自信，感到自己無足輕重；或由於悲觀失望；或自認為懷才不遇；或與他人關係疏遠。此時，心理上總覺得無依無靠，於是便產生孤獨感。

有人指出，「孤獨足以吞噬生命」。當一個人心理上感到孤獨，又找不到傾訴對象時，就會對身體造成極大的損害。美國科學家由調查研究證明，孤獨感是催人衰老的重要因素之一，對人的壽命與健康有嚴重影響。也有人研究發現，孤立於朋友和家庭之外的人相比社交活躍的人，其患病和死亡的可能性增加 1～3 倍。瑞典一位流行病學教授曾對 17,433 人作了調查，發現與社會接觸較少的人，心血管病死亡率要比其他人高出 40%。研究還證明，男性最不能忍受孤獨，孤獨對男性心身健康的損害遠比女性大得多。因此，男性特別需要社會交往。

俗話說「孤獨難熬」。那麼，怎樣才能擺脫孤獨呢？專家認為，擺脫孤獨的有效方法是建立自信心，積極參加社會活動，主動關心別人，廣交知心朋友。只要置身於朋友中間，由朋友間的相互溝通、理解、同情、信任、關懷、鼓勵、鞭策和啟迪，便可遠離孤獨，使生活充實而美好。

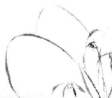

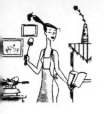

### (四)正確處理人際關係

所謂處理人際關係，即對人際關係進行調整和改善。也就是說，在使發生人際關係的雙方確立共同目標的基礎上，由調整人們的交往方式，排除交往中的各種障礙，最終達到相互理解和支持。正確處理人際關係應做到以下幾個方面：

#### 1. 求同存異

人際關係的調整和改善，必須以關係雙方存在共同的目的、利益和願望為前提。人們之所以會對某一問題產生與他人不同的見解，是認為自己的見解能更好地促進問題的解決，從而產生排他性。因此，尋找關係雙方的共同點，是調整和改善人際關係的著眼點和依據，應該考慮到各自的特點和差別，在複雜的因素中求同存異，使雙方都感到合情合理並加以接受。

#### 2. 改變主導者的態度

人際關係的調整和改善是一個解決矛盾、消除疑慮、增進瞭解的過程，而主導者的態度則是改善人際關係的關鍵。當人際關係發生不協調時，在雙方關係中占主導地位的一方應首先改變態度，以利於化解矛盾。

一般說來，人際關係之所以需要調整和改善，關係雙方必然都存在不同程度的問題，但由於雙方的社會地位、知識水準、思想方法和性格特點不同，在人際關係中的作用和地位也必然不同，我們可以依據一方對另一方制約力和影響力的大小來判定誰處於主導地位，並由主導者態度的改變來尋找改善關係的突破口。當然，在人際關係中，

中醫三補養生——神補 食補 藥補

雙方都是主體，即使是處於次要地位的一方也不應消極地坐等別人的高姿態，而應主動尋找解決矛盾的辦法，必要時作一些讓步和妥協。

### 3. 把握情感

人類的許多事情都受情感的支配，人的語言和行動、願望和要求都要借助於情感才能準確地表達出來。從某種意義上講，情感是資訊的組成部分，人們在交往中的資訊都含有一定的情感成分，帶有情感的交往更能加強和深化資訊的內容，故在人際交往中應注意對情感的把握和運用。正確地把握和運用情感來調整和改善人際關係，要注意情感和資訊的一致性，包括情感與資訊在內容上的一致以及表達情感的程度與資訊的內涵相符。

例如，毫無表情或垂頭喪氣地向別人祝福，或者興高采烈地告訴別人悲慘的事情，必定會引起別人的不滿和反感，造成人際關係的惡化。可見，情感的表達與資訊的內涵是否一致，直接影響到交往的效果。

## (五) 建立良好的人際關係

### 1. 必須遵循一定的交往原則

包括人道的原則、功利的原則以及和諧的原則。人道的原則是指在處理人際關係時，要尊重、理解、信任別人，客觀、公正地對待別人。儒家思想中「己所不欲，勿施於人」的觀點，即蘊含著深刻的人道原則。

功利的原則是指在人際交往中，要建立和發展有益無害、平等互利的人際關係，不論對個人、對他人、對社會都應是互利互惠而無害的，不能損人利己，把個人利益建

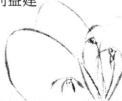

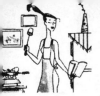

立在損害他人或社會的基礎上。捨己為人、公而忘私，就是堅持功利原則的最高境界。

和諧的原則是指在人際交往的關係中，各方都能在理解的基礎上密切配合，使多重人際關係達到統一，形成多種人際關係之間的良性循環，誰都不把一種關係的確立建立在另一種關係的破壞上。

### 2. 應提高交往者的素質

由於人際關係是雙方主動交往的結果，人的因素在其中起關鍵作用，所以提高交往者的素質就顯得十分重要，它包括一個人的知識水準、意志能力、情緒控制能力以及對交往資訊的感受能力。

知識水準主要來源於人們在日常生活、學習和工作中的積累，在一般情況下，人的知識水準越高，越容易形成良好的人際關係。

意志能力在人際關係中的作用，通常表現為對建立和改善關係的態度是否持久，能否在遇到困難時不灰心、不沮喪、不遷怒、不喪失理性。

情緒的控制能力是指在人際關係出現緊張時，能否冷靜地對待被交往者，能否以寬容的精神接納不同意見，以誠懇的態度對事情作出通情達理的分析，做到有主見而不固執己見。

所謂對交往資訊的感受能力，是指在人際關係建立過程中，一方能否聽懂對方的有關資訊，能否善於捕捉對方隱藏在背後的許多暗示，以便積極思考，促進相互瞭解。

### 3. 要克服有害的心理

包括以自我為中心的心理、應付他人的心理以及消極

平均的心理等。以自我為中心的人，常常一切從自己的利益出發考慮問題，把方便留給自己，把困難推給別人，或給別人製造人為的障礙，其結果勢必導致人際關係的惡化和衝突。應付他人的心理是指對人際交往缺乏誠意，對別人的熱情反應冷淡，這種心態如果長期延續並養成習慣，便會逐漸失去別人的尊重和認同，不可能與他人建立起良好的人際關係。

消極平均的心理主要是指在交往中缺乏主動性，總是希望對方靠近自己，具有這種心理的人往往因消極等待而喪失交往的機會，也不可能有良好的人際關係。因此，克服有害心理，是建立良好人際關係的前提。

### 4. 採取協調的方式和方法

如肯定別人的價值、注意交往（談話）的技巧等。肯定別人的價值，在通常意義上講就是讚美別人，由讚美體現其存在價值和在讚美者心中的地位，從而達到彼此信任的目的。讚美的方式可以是當面讚美，也可以是在他人面前或公眾場合讚美。當然，讚美一定要真誠，要實事求是，能被對方所接受，否則被對方認為是諷刺，就會事與願違，起不到改善關係的作用。

至於交往的技巧，則應根據不同的交往物件和當時的情境採取不同的方法。如與病殘人建立人際關係，首先要主動關懷，培養他的自尊心理，從而增加對自己的信任感；對於性情急躁的人，則應冷靜謙遜，以緩和其惱怒的情緒；對於犯過錯誤者，要勉勵其改過自新，扭轉其人生的航向；對於性情孤僻者，應該關懷體貼，消融其心理隔閡。另外，在否定他人意見時，可先退一步，再進兩步；

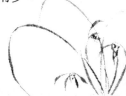

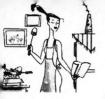

當朋友誤解時，可換位解釋，並尋機疏通等。

總之，良好的人際關係不是一朝一夕形成的，它是日常交往的積累，需要人們以積極的態度，結合切實可行的辦法，有針對性地去實現。

# 六、運動養生

運動養生，又叫中醫健身術，是指運用傳統的體育運動方式進行鍛鍊。我們的祖先很早就認識到宇宙生物界，特別是人類的生命活動具有運動的特徵，因而積極提倡運動保健。

早在春秋戰國時期，就已經出現體育運動被作為健身、防病的重要手段，如《莊子‧刻意》云：「吹（呴）呼吸，吐故納新，熊經鳥申，為壽而已矣。此導引之士，養形之人，彭祖壽考者之所好也。」說明當時用導引等方法運動形體來養生的人，已經為數不少。《呂氏春秋》中更明確指明了運動養生的意義：「流水不腐，戶樞不蠹，動也。形氣亦然，形不動則精不流，精不流則氣鬱。」這裏用流水和戶樞為例，說明運動的益處，並從形、氣的關係上，明確指出了不運動的危害。《黃帝內經》也很重視運動養生，提倡「形勞而不倦」，反對「久坐」「久臥」，強調應「和於術數」。所謂「術數」，即指各種養生之道，也包括各種鍛鍊身體的方法在內。

後漢三國時期，名醫華佗創編了「五禽戲」，模仿虎、鹿、熊、猿、鳥 5 種動物的動作做體操，其弟子吳普按照「五禽戲」天天鍛鍊，活到 90 多歲，還耳目聰明、牙

齒完好。「五禽戲」的出現，使中醫健身術發展到一個嶄新的階段，為以後其他運動保健形式的出現，開闢了廣闊的前景。

到了晉唐時期，主張運動的養生家多了起來，晉代張華《博物志》中所載青牛道士封君達養性法的第一條便是「體欲常少勞，無過度」。南北朝時期，梁代陶弘景所輯《養性延命錄》中說：「人欲小勞，但莫至疲及強所不能堪勝耳。人食畢，當行步躊躇，有所修為快也。故流水不腐，戶樞不蠹，以其勞動數故也。」

唐代名醫孫思邈亦很重視運動養生，他在《保生銘》中提出「人若勞於形，百病不能成」，他本人還堅持走步運動，認為「四時氣候和暢之日，量其時節寒溫，出門行三里二里及三百二百步為佳」。

到宋代，對運動保健養生法的研究又前進了一步，如蒲虔貫著《保生要錄》，專列「調肢體」一門，主張用導引動形體。明代著名養生學家冷謙著《修令要旨》、王蔡傳撰《修真秘要》，均提倡用導引來鍛鍊身體。

現在，在我國流傳極廣的太極拳，據說是明代戚繼光根據民間拳術總結出來的拳經 32 勢。清代養生學家曹庭棟創「臥功、坐功、立功」三項，作為簡便易行的導引法，以供老年人鍛鍊之用。

以上說明，古人是非常重視運動保健的，「動則不衰」是我們中華民族養生、健身的傳統觀點，這同現代醫學的認識是完全一致的。現代醫學認為「生命在於運動」，運動可以提高身體新陳代謝，使各器官充滿活力，推遲向衰老變化的過程，尤其是對心血管系統，更是極為

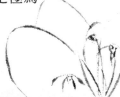

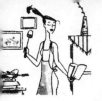

有益。法國醫生蒂索曾說：「運動就其作用來說，幾乎可以代替任何藥物，但是世界的一切藥品並不能代替運動的作用。」儘管話講得有點過頭，但還是有一定道理的。

事實是，適度的體育運動，可以使生活和工作充滿朝氣蓬勃的活力和輕鬆愉快的樂趣；可以幫助建立生活的規律和秩序，提高睡眠的品質，保證充足的休息，提高工作效率；可以提高人體的適應和代償機能，增加對疾病的抵抗力⋯⋯

## (一)運動養生的重要性

動物學家發現，大象在野外生活可活到 200 歲，一旦被俘獲，關進動物園，儘管生活條件比野外好得多，卻活不到 80 歲；野兔平均可活 15 年，而自幼養在籠內過著「優越」生活的家兔，平均壽命才 4～5 年；野豬的壽命也比家豬長 1 倍。那麼，為什麼野生動物比家養動物壽命長呢？重要的一條是野生動物為了尋食、自衛、避敵、擺脫惡劣氣候的侵害，經常要東奔西跑，身體得到了很好的鍛鍊。這樣一代一代傳下去，體質變得越來越好，壽命自然比家養動物長了。

同樣，人也是如此，經常參加體育運動鍛鍊的人，壽命就長。這說明一個道理：運動是健康長壽之本。其理論依據，主要有以下幾點：

### 1. 運動可增強肌肉力量

《壽世保元》說：「養生之道，不欲食後便臥及終日穩坐，皆能凝結氣血，久則損壽。」說明運動能夠促進氣血暢達，增強抗禦病邪能力，提高生命力，故著名醫家張

子和強調「惟以血氣流通為貴。」人體運動主要圍繞肩、腰、髖、膝、踝等關節來進行，且每一處關節分佈有若干肌群，經常運動，既能消除脂肪，又增強了肌肉的力量。

此外，經常從事體育鍛鍊，還可提高青少年的身高和其他生理功能。

### 2. 運動可增強脾胃功能

華佗指出：「動搖則穀氣得消，血脈流通，病不得生。」說明運動有強健脾胃的功能，促進飲食的消化輸布。而脾胃健旺，氣血生化之源充足，才能健康長壽。

### 3. 運動可加強心臟功能

國外有個心臟病學研究所，曾對 20～30 歲的健康男子做過一個缺乏運動對身體影響的試驗。

他們把試驗對象分為試驗組與對照組，規定試驗對象連續 20 個晝夜躺在床上，不准坐起、站立或在床上運動。對照組也連續 20 個晝夜躺在床上，但允許每天在床上設置的專門器械上鍛鍊 4 次。當試驗進行了 3～5 天時，試驗組的人紛紛訴說背部肌肉酸痛，食慾不振，發生便秘；20 個晝夜過後，肌肉開始萎縮，肌力極度衰退，不少人從床上一站起來就頭暈目眩，心跳加速，脈搏細弱，血壓下降到危險程度，有的竟處於昏厥狀態，與試驗前對比，心臟功能平均下降 70%，起床後，連上樓這樣簡單活動幾乎都無法完成。但對照組的情況全然不同，他們仍保持了試驗前的工作能力與機能水準。

另據對哈佛大學 17,000 名畢業生普查的一份研究報告指出，經常進行積極的運動，可使心臟病發作的危險性減少 35%。

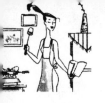

### 4. 運動能增加肺的功能

經常鍛鍊的人，胸圍呼吸差能達到 9～16 釐米，而很少鍛鍊的人，胸圍呼吸差只有 5～8 釐米；一般人的肺活量是 3,500 毫升左右，常鍛鍊的人，由於肺臟彈性大大增加，呼吸肌力量也增大，故肺活量比常人大 1,000 毫升左右。此外，運動又可使呼吸加深，提高呼吸效率，常鍛鍊的人每分鐘可減為 8～12 次，而一般人為 12～16 次，其好處在於能使呼吸肌有較多的休息時間。一般人由於呼吸淺，每次呼吸量只有 300 毫升左右，而運動員則可達 600 毫升。經常運動鍛鍊，又可增強衛外功能，適應氣候變化，從而有助於預防呼吸道疾病。

### 5. 運動能提高腎臟功能

這是因為運動使新陳代謝旺盛，代謝廢物大部分由腎臟排泄，使腎功能得到很大鍛鍊。中醫認為腎主骨，不少中老年人常見的骨質脫鈣、骨質增生、關節攣縮等疾病，也可由經常的鍛鍊，而得以預防。

### 6. 運動使人精神愉快

體育運動可促進腦血循環，改善大腦細胞的氧氣和營養供應，延緩中樞神經細胞的衰老過程，提高其工作效率。尤其是輕鬆的運動，可以緩和神經肌肉的緊張，收到放鬆鎮靜的效果，對神經官能症、情緒抑鬱、失眠、高血壓等，都有良好的治療作用，正如美國醫生懷特所說：「運動是世界上最好的安定劑」。

近年來神經心理學家由實驗已經證明，肌肉緊張與人的情緒狀態有密切關係。不愉快的情緒通常和骨骼肌肉及內臟肌肉繃緊的現象同時產生，而體育運動，能使肌肉在

一張一弛的條件下逐漸放鬆，有利於解除肌肉的緊張狀態，減少不良情緒的發生。

## (二)運動養生的原則

傳統的運動保健，除具有系統的理論外，還有切實可行的原則和方法：

### 1.動靜結合

不能因為強調動而忘了靜，要動靜兼修，動靜適宜。運動時，一切順乎自然，進行自然調息、調心，神態從容，摒棄雜念，神形兼顧，內外俱練，動於外而靜於內，動主練而靜主養神。這樣，在鍛鍊過程中內練精神、外練形體，使內外和諧，體現出「由動入靜」「靜中有動」「以靜制動」「動靜結合」的整體思想。

### 2.持之以恆

人貴有志，學貴有恆，做任何事情，要想取得成效，沒有恒心是不行的。古人云：「冰凍三尺，非一日之寒」，說的就是這個道理。運動養生不僅是身體的鍛鍊，也是意志和毅力的鍛鍊。如果因為工作忙，難以按原計畫時間堅持，每天擠出 8～10 分鐘進行短時間的鍛鍊也可以。若因病或因其他原因不能到野外或操場鍛鍊，在院內、室內、樓道內做做原地跑、原地跳、廣播操、太極拳也可以。無論如何不能高興時練得累死累活，興奮過去多少天都不練。

### 3.運動適度

若運動後食慾減退，頭昏頭痛，自覺勞累汗多，精神倦怠，說明運動量過大，超過了機體耐受的限度，會使身

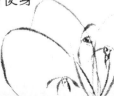

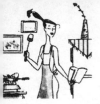

體因過勞而受損。孫思邈在《千金要方》中就告誡人們：「養性之道，常欲小勞，但莫大疲及強所不能堪有。」那麼，運動量怎樣掌握才算合適呢？

一般來說，以每次鍛鍊後感覺不到過度疲勞為適宜；也有人以脈搏及心跳頻率作為運動量的指標，若運動量大，心率及脈率就快。對於正常成年人的運動量，以每分鐘心率增加至 140 次為宜；而對於老年人的運動量，以每分鐘增加至 120 次為宜。

### 4. 循序漸進

為健康而進行的鍛鍊，應當是輕鬆愉快的，容易做到的，充滿樂趣和豐富多彩的，人們才願意堅持實行。在健身方面，疲勞和痛苦都是不必要的，要輕輕鬆鬆地漸次增加活動量，「不能一口吃個胖子」。正確的鍛鍊方法是運動量由小到大，動作由簡單到複雜。比如跑步，剛開始練跑時要跑得慢些、距離短些，經過一段時間鍛鍊，再逐漸增加跑步的速度和距離。

### 5. 掌握時間

一般來說，早晨運動較好，因為早晨的空氣較新鮮，而室內的氧氣經過一夜的睡眠後，大部分被人吸收了，二氧化碳的濃度相對增多，到室外空氣清新的地方進行運動鍛鍊，即可把積聚在身體內的二氧化碳排出來，吸進更多的氧氣，使身體的新陳代謝增強，為一天的工作打好基礎。此外，午睡前後或晚上睡覺前也可進行運動，以消除一天的緊張，輕鬆地進入夢鄉，但運動不要太激烈，以免引起神經系統的興奮，影響睡眠。

總之，許多健身運動，隨時都可以做，但稍微劇烈的

運動，不要在吃飯前後進行，因為在飯前呈現饑餓狀態，血液中葡萄糖含量低，易發生低血糖症；飯後劇烈運動，大部分血液到肌肉裏去，胃腸的血液相對減少，不僅影響消化，還可引起胃下垂、慢性胃腸炎等疾病。

### 6. 項目適宜

對於老年人來說，由於肌肉力量減退，神經系統反應較慢，協調能力差，宜選擇動作緩慢柔和、肌肉協調放鬆、全身能得到活動的運動，像步行、太極拳、慢跑等。而對於年輕力壯、身體又好的人，可選擇運動量大的鍛鍊項目，如長跑、打籃球、踢足球等。

此外，每個人工作性質不同，所選擇的運動專案亦應有差別，如售貨員、理髮員、廚師要長時間站立，易發生下肢靜脈曲張，在運動時不要多跑多跳，應仰臥抬腿；經常伏案工作者，要選擇一些擴胸、伸腰、仰頭的運動項目，又由於用眼較多，還應開展望遠活動。

總之，體育項目的選擇，既要符合自己的興趣愛好，又要適合身體條件，對腦力勞動者來說，應少參加使精神緊張的活動，而體力勞動者則應多運動那些在職業勞動中很少活動的部位。

### (三) 運動養生格言

人怕不動，腦怕不用。——諺語

水停百日生毒，人歇百日生病。——諺語

鬥一鬥，瘦一瘦；讓一讓，胖一胖。——《類修要訣》

老人血氣多滯，拜則肢體屈伸，氣血流暢，可終身無

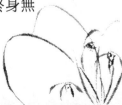

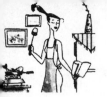

手足之疾。──《古今圖書集成》

　　早起活活腰，一天精神好。──諺語

　　每日頻行，必身輕目明，筋節血脈調暢，飲食易消，無所壅滯。──《養生要錄》

　　飯後百步走，活到九十九。──諺語

　　跑跑跳跳渾身輕，不走不動皮肉鬆。──諺語

　　靜而少動，體弱多病；有靜有動，無病無痛。─諺語

　　流水不腐，戶樞不蠹。人之形體，其亦由是。──《聖濟總錄》

## (四)運動項目的選擇

　　我國有一句樸素的諺語：「動動病去，不動病來。」說明首要的是「動」，但若選好適合於自身的運動項目，會更有針對性，也更有利於堅持。

　　運動分「有氧運動」和「缺氧運動」兩大類，「缺氧運動」是在很短時間內做出很大的運動量，即劇烈運動，例如舉重、百米賽等，這種運動的能量代謝效率很低，對身體沒有多大好處。健身運動與競賽運動有所不同，不應選擇缺氧運動。

　　目前關於健身運動的新觀念是：一改過去「不吃苦，不得益」的「苦練」觀，而強調「適度運動」，認為有氧運動是一種適度的、不傷身體的鍛鍊方法。運動持續的時間較長，一般都超過 15 分鐘，但運動的速度和強度都不大。其顯著特點是需要較大的耐力和氧氣的充分供應，細胞產生能量的效率高。

　　有氧運動包括步行（散步、輕快步行、快速步行）、

中醫三補養生──神補　食補　藥補

慢跑、快步─慢跑─快步、馬拉松跑、騎自行車、游泳、打籃球、打排球、打乒乓球、登山、爬樓梯、跳繩、打太極拳、溜冰等，其中步行最值得提倡。

有氧運動最基本的要求是持之以恆。最好每天運動，從這裏可看出養成運動習慣的重要性。每週至少進行 4 次，每次至少 15 分鐘。另外，是要選擇自己感興趣的運動。目前提出「趣味運動」，因為愈感興趣，運動效果愈好，也愈容易堅持。「適度」即鍛鍊強度，以達到心臟最大容量的 60%～80% 為宜，人的最大心搏速度為 220 減去年齡。例如 70 歲的人，其最大心搏速度為 220 - 70 ＝ 150 次／分，其 60% 的運動強度應掌握心率在 90～120 次／分。

## (五) 有氧運動的優勢

持之以恆的有氧運動習慣對生活各方面都帶來積極的效果，主要的有以下幾方面：

（1）增強身體靈活性，很少發生腰酸背痛、頭昏腦脹的現象，較久地維持健康狀態，難得出現不舒適。

（2）使業餘時間更加愉快和活躍，充分享受生活樂趣。

（3）更能勝任工作和家務，事後不是疲乏、疲勞、疲倦，而是愉快。

（4）可消除心頭煩悶、思想消沉、憂鬱和焦慮。

（5）消化良好，食慾旺盛，很少出現便秘。

（6）自我感覺良好，自信力增強，起得快，說得快，睡得快，走得快，便得快。

（7）衰老過程減慢。

（8）更易熟睡，睡眠質量高。

（9）身體逐漸變為流線型，能更好地控制體重，體形美觀，並增加自信。

（10）性生活和諧，夫妻性慾趨於同步。

## (六) 步行的好處

### 1. 減輕疼痛

長年堅持散步，在這種良習中，可使身體保持柔軟靈活，各關節都得到疏通，血流暢達，可預防和減輕病痛。

### 2. 保持健美

採用矯健有力的姿態步行，同時用力擺臂，可以提高肌肉纖維的彈性，強化肢體的主要肌肉組織，促進血液循環，從而使皮膚細胞失水減少，顯出既健又美的姿態。

### 3. 緩解緊張情緒

處此競爭激烈的社會，每天需要緩解放鬆，散步最能達此目的。當煩躁和焦慮的情緒湧向心頭時，以安閒自如、輕快適意的步伐去溜達 15 分鐘，可鎮定情緒，忘卻憂愁，緩解緊張。

### 4. 健腦益智

據跟蹤觀察，凡每週散步 3 次以上，每次 1 小時，並已堅持 4 個月者，與不走動者相比，前者的反應時間短，神經敏銳，視覺和記憶力均有改進。

### 5. 改進心臟功能

輕捷的腳步與心臟的搏動合拍，和諧「共振」可有效地增進心臟功能，使心臟搏動有力。

### 6. 利於減肥

這是減肥最簡便最有效的途徑，只因它需要持之以恆，日久才見效而被許多人忽視，不相信這才是真正的減肥方法。飯後 45 分鐘，以每小時 4.8 公里（每分鐘 80 公尺，約合 120 步）的速度散步 20 分鐘，熱量消耗最快，最有利於減肥，如過 2 小時以後再散步 20 分鐘，則減肥效果更佳。

### 7. 改善骨質疏鬆

散步是一種承載體重的鍛鍊，對骨骼的更新是一個良性刺激，可延緩骨質疏鬆，並可促進骨骼發育，加強對鈣、磷的吸收，堅強骨骼系統。

## (七) 運動對軀體的作用

適度的運動對軀體各部是一種良性潛能的調動和啟動，使它們的功能處於和諧狀態。

（1）神經系統：運動可激發中樞神經的活性，使大腦獲得更多的氧氣、營養，使「腦力」增強。

（2）呼吸系統：運動可增加呼吸深度和肺活量，使平時呼吸時空氣不到達的肺部也通氣。因而使人體獲得更多的氧氣，並促使胸肌發達。

（3）肝臟：運動可有效地降低甘油三酯，降低低密度脂蛋白（LDL，俗稱「壞膽固醇」）含量，升高高密度脂蛋白（HDL，俗稱「好膽固醇」）含量，有效地減少血管硬化和血栓形成的可能。

（4）甲狀腺：運動可促其新陳代謝，從而控制體重。

（5）肌肉、肌腱：運動可增強肌力、平衡力、耐力和

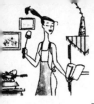

靈活性，增強機動性、可塑性，使關節靈活，保持皮膚細潤。

（6）預防骨質疏鬆：近年來骨質疏鬆愈來愈普遍，這與運動普遍不足有關。骨質疏鬆，尤其老年骨質疏鬆症是全身骨量減少，骨的微觀結構退化，骨強度下降，骨脆性增加。這是全身性的骨骼疾病，其防治方法之一就是宜動不宜靜。特別是目前，人們以車代步，運動量不足，導致骨質疏鬆症發病率上升。人到老年，運動量更為減少，尤其是長期臥床的老人，更容易加速骨質疏鬆。健康人的骨量每年減少 0.3％～0.5％，老年骨質疏鬆者為 1％，停經後的婦女為 2％～3％。阻止或減緩骨量丟失的有效方法便是加強運動。長期循序漸進的運動，還可明顯提高骨鹽含量，促進和提高骨細胞的活性。

研究表明：60 歲以上的老人每天堅持長跑運動，可使骨齡年輕 20 年。就是患了骨質疏鬆症，由適度的運動也可獲得較明顯的療效。適度運動，包括太極拳、八段錦等傳統運動項目，動中有靜，剛柔相濟，長期堅持，認真練習，就可減少骨量的丟失，有效防治骨質疏鬆。可見「動動病去」不是一句空話。

（7）增強血液循環：增加血管彈性，擴張毛細血管，增強其通透性。

（8）心臟：促進心肌健壯，泵血力增強，使全身血液供應充沛。

（9）腎臟：促進腎臟代謝功能，促進腎臟激素的分泌。

（10）保持良好的體態姿勢，減少腰部脂肪積儲，使

腰圍縮小。

（11）促進性腺功能，保持性生活和諧。

（12）可推遲衰老。

## （八）運動健全性格

運動心理學研究證明，各項體育活動都需要較高的自我控制能力、堅定的信心、勇敢果斷和堅韌剛毅的意志等心理品質為基礎。因此，有針對性地進行體育運動，對培養健全性格有特殊的功效。

假如你覺得自己不大合群，不習慣與他人交往，那你就選擇足球、籃球、排球以及接力跑、拔河等集體項目進行鍛鍊。堅持參加這些項目的鍛鍊，可幫助你逐步改變孤僻的習性，適應與他人的交往。

假如你膽子小，做事怕風險，怕難為情，那就應多參加游泳、溜冰、滑雪、拳擊、摔跤、單雙槓、跳馬、平衡木等活動，這些運動要求人不斷克服各種膽怯心理，以勇敢無畏的精神去越過障礙，戰勝困難。經過一段時期的鍛鍊，你的膽子定然會變大，處事也會老練起來。

如果你辦事猶豫不決，不夠果斷，那就多參加乒乓球、網球、羽毛球、拳擊、摩托、跨欄、跳高、跳遠、擊劍等體育活動。進行這些專案的活動，任何猶豫、徘徊都會延誤時機、遭到失敗，長期鍛鍊能幫助你增強果斷的個性。

倘若你遇事容易急躁，衝動，那就應多參加下棋、打太極拳、慢跑、長距離步行及游泳、騎自行車、射擊等運動。這些運動能調節神經活動，增強自我控制能力，穩定

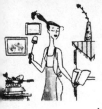

情緒，使急躁、衝動的弱點得到改進。

如果你做事總是擔心完不成任務，那就得選擇一些如跳繩、俯臥撐、廣播操、跑步等項目進行鍛鍊。堅持鍛鍊一段時期後，信心就能逐步得到增強。

若你遇到重要的事情容易緊張、失常，那就應多參加公開激烈的體育比賽，特別是足、籃、排球比賽，面對緊張激烈的比賽，只有冷靜沉著才能取得優勝。經常在這種場合進行鍛鍊，遇事就不會過分緊張，更不會驚慌失措。

假如你發覺自己好逞強、易自負，可選擇難度較大、動作較複雜的跳水、體操、馬拉松、藝術體操等項目，也可找一些水準超過自己的對手下棋、打乒乓球或羽毛球，還應不斷提醒自己「山外有山」，萬萬不能自負、驕傲。

要想使體育鍛鍊達到心理轉化的目的，運動必須有一定的強度、品質和時間要求。每次鍛鍊時間要在 30 分鐘左右，運動量應從小到大、循序漸進，3 個月為一個週期，進行 2 個週期以上才能有效。要注意運動的適應證和禁忌證，還要注意防止發生意外事故。

## (九) 幾種運動養生項目

### 1. 五禽戲

禽，在古代泛指禽獸之類的動物。五禽，是指虎、鹿、熊、猿、鳥五種禽獸。戲，即遊戲、戲耍之意。所謂五禽戲，就是指模仿虎、鹿、熊、猿、鳥五種禽獸的動作，組編而成的一套鍛鍊身體的方法。

五禽戲的練法有兩種：一種是模仿五種禽獸的動作，用意念想著它們的活動，自然地引出動作來，只要動作的

前後次序有個組合就可以了，每次鍛鍊的動作次序可以不完全一樣。另一種是參閱現有五禽戲的書籍，學習整套動作。

（1）熊戲：第一左動：右膝彎曲，左肩向前下晃動，手臂亦隨之下沉；右肩則稍向後外舒展，右臂稍上抬。

第二右動：方向相反，動作相同。

練熊戲時要在沉穩中寓輕靈，將其剽悍之性表現出來。本動作有健脾胃、助消化、活關節等功效。

（2）虎戲：第一左動：自然站立，左腳向左跨步，右手向左上方畫弧橫於前額，呈虎爪形，掌心向下，距額一拳，左手橫於後腰，掌心向上，距腰一拳，身體向左扭動，眼看右足跟，同時抬頭，強視片刻，形似尋食。

第二右動：方向相反，動作相同。

練虎戲時要表現出威武勇猛的神態。本動作作用於華佗夾脊穴和督脈，用於坐骨神經痛、腰背痛、脊柱炎和高血壓等病。

（3）鹿戲：第一左動：自然站立，左腿起步踢出，上體前傾，腳掌距地一拳，右腿微屈，成剪子步；右臂前伸，腕部彎曲，手呈鹿蹄形，指尖下垂與頭平；左臂於後，距腰一拳，指尖向上，眼不斜視。

第二右動：方向相反，動作相同。

練鹿戲時要體現其靜謐怡然之態。本動作可強腰腎，活躍盆腔內的血液循環，並鍛鍊腿力。

（4）猿戲：第一左動：自然站立，左腿邁出，足跟抬起，腳尖點地，右腿微屈提步；左臂緊貼乳下方，指尖下垂成猿爪形；右臂彎曲上抬，右手從右腦後繞於前額，拇

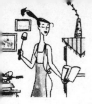

指中指併攏，眼為動視。

第二右動：方向相反，動作相同。

練猿戲時要仿效猿敏捷靈活之性。本動作有助於增強心肺功能，健腎強腰。

（5）鳥戲：第一左動：兩腳平行站立，兩臂自然下垂，左腳向前邁進一步，右腳隨之跟進半步，右腳尖點地；同時兩臂慢慢從身前抬起，掌心向上，與肩平時兩臂向左右側方舉起，隨之深吸氣；兩腳相併，兩臂自側方下落，掌心向下，同時下蹲，兩臂在膝下相交，掌心向上，隨之深呼氣。

第二右動：方向相反，動作相同。

練鳥戲時要表現其展翅凌雲之勢，方可融形神為一體。本戲又稱鶴戲，即模仿鶴的形象，動作輕翔舒展，可調達氣血，疏通經絡，活動筋骨關節。

五禽戲要領：一是要像導引術一樣，先有意念活動鍛鍊，再配合呼吸和肢體活動，三者融為一體；二是練五禽戲必須象形取義，如學虎的抓、撲、旋轉等動作，學鹿的觸、走、盤坐等動作，學熊的推、攀、搖晃行走等動作，學猿的躍、採、轉、閃、進退等動作，學鳥的飛、落、伸展等動作。

經常練五禽戲的人，都會感到精神爽快，食慾增進，手腳靈活，步履矯健，說明五禽戲具有強壯身體的作用。

此外，五禽戲對於肺氣腫、哮喘、高血壓、冠心病、神經衰弱、消化不良等病，也有預防及防止復發的功效。尤其是對中風後遺症的病人，時常選擇五禽戲鍛鍊，能改善其異常步態和行走姿勢，防止肌肉萎縮，提高人體的平

衡能力，對其他症狀的改善也有幫助。每日可鍛鍊 4～5 次，每次 10 分鐘。此外，在練習五禽戲時，應選擇空氣新鮮、草木繁茂的場所。

### 2. 易筋經

易，改變的意思；筋，泛指肌肉，筋骨；經，為方法。所以，易筋經是一種改變肌肉、筋骨品質的特殊鍛鍊方法。它除了練肌肉、筋骨外，也練氣和意，是一種意念、呼吸、動作緊密結合的功法。在練功時要注意動靜結合，剛柔相濟，身體自然放鬆，動隨意行，意隨氣行，不要緊張、僵硬。下面介紹一套易筋經的鍛鍊方法：

（1）**兩手當胸**：本節為起勢，兩腿開立，兩腳距離同肩寬，兩手自然下垂，腰背正直，兩眼凝視前方，全神貫注。在基本做到調身、調心、調息後，兩臂緩緩抬起至前平舉位，掌心向下，手臂保持伸直；再翻掌，掌心向內，兩肘內屈，使手緩緩向胸前收攏，停於胸前約一拳處，兩手指尖相對，掌心向胸，作拱手狀。

（2）**兩臂橫擔**：接上節姿勢，以足趾抓地，同時兩手翻掌，掌心向下，足跟微微提，腳尖點地，同時兩手左右分開，兩臂成側平舉，掌心向下。

（3）**兩手托天**：接上節姿勢，兩手從左右兩方緩緩上舉，臂伸直，掌心向上，手指朝內，作托天狀，同時兩腳跟再稍抬起，足尖著地，牙關咬緊，舌抵上腭，呼吸細長，意識集中在兩手，然後兩手握拳，兩臂順原來路線緩緩用力降下至側平舉位，同時腳跟放下。

（4）**摘星換斗**：兩腳開立，兩臂側平舉，右手緩緩上舉伸直，覆掌，五指併緊，指尖向內；抬頭向右上方望右

109

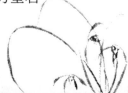

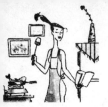

手掌心，左手同時放下，並反手以手背貼於腰部，在此姿勢下堅持片刻，作 3～5 次呼吸；再左手上舉伸直，覆掌，五指併緊，指尖向內，抬頭向左上方望左手掌心，右手同時用力放下，並反手以手背貼於腰部，在此姿勢下作 3～5 次呼吸。

（5）倒拉九牛尾：接上節姿勢，右手從腰部撤回，並順勢向前方翻腕展臂，至手與肩平、肘微彎屈，五指撮攏如梅花狀，握空拳，指尖向裏，同時右腿跨前彎曲，左腿伸直，成弓箭步，左手也同時放下，順勢向左後方伸出，五指撮攏，握空拳，拳心向上；然後吸氣，意念集中在右手，右手作向後倒拉牛尾狀；再呼氣，意念集中在左手，左手作向前順勢牽牛狀，換左弓右箭步，左手反抄向左前方，右手收回伸向右後方；吸氣，意念集中在左手；呼氣，意念集中在右手。

（6）出掌展臂：接上節姿勢，右腳踏前與左腳併攏，兩手收回放在胸前成以下預備姿勢：立正，兩臂胸旁屈肘，手指張開，掌心向外。首先兩手成「排山掌」（掌指直立與腕呈 90°角，掌心向前），緩緩向前推出，勁力逐漸加大，至兩臂充分伸直為止，同時全身挺直，兩眼睜大向前凝視；然後兩掌緩緩收回，貼攏於左右兩側胸肋部。

（7）拔馬刀：立正，兩臂前平舉，手成排山掌。首先右手上提至後腦，用掌心貼枕部抱頭，手指輕輕壓拉左耳，右腋張開，同時頭向左轉，左手則收回反手以手背貼於兩肩胛間；吸氣，同時用右手手指壓拉左耳，頭及右肘稍緊張，意念集中在右肘；呼氣，放鬆；再右手放下，反手提起以手背貼在兩肩胛間，同時左手收回提至後腦，用

掌心貼枕部抱頭，手指輕輕壓拉右耳，左腋張開，頭向右轉；吸氣，同時用左手手指壓拉右耳，頭及左肘稍緊張，意念集中在左肘；呼氣，放鬆。

（8）**三盤落地**：左腳向左跨出一步，兩手收回，左右分開，即成以下預備姿勢：兩腳開立，兩腳距離比肩寬，兩臂側平舉，掌心向下。首先兩腿呈半蹲式，腰背與頭部保持正直，兩手屈肘翻掌向上，下臂平舉，如托重物狀；稍停片刻，兩手翻掌向下，小臂伸直，放鬆，如放下重物狀；兩腿再慢慢伸直，左腳收回，兩足併攏，成直立狀。

（9）**左右伸拳**：左手握拳，置於腰間，右手向左前方伸出，五指捏成勾手，上體左轉；腰部自左至右轉動，右手亦隨之自左至右水平畫圓，手畫至前方時，上體前傾，同時呼氣；畫至身體左側時，上體伸直，同時吸氣。

（10）**猛虎撲食**：右腳向前跨一大步，屈膝成右弓步，上體前傾，雙手撐地，頭微抬起，眼看前下方；吸氣，同時兩臂伸直，上體抬高；然後呼氣，同時屈肘，胸部下落。隨呼吸，兩臂屈伸，上體起伏，作撲食狀。

（11）**躬身**：兩腿開立，與肩同寬，兩手用力合抱頭後部，手指敲小腦後部片刻，配合呼吸做屈體動作：吸氣時身體挺起；呼氣時俯身彎腰，頭探於膝間作打躬狀。

（12）**掉尾**：兩手提起，兩掌向正前方推出，至兩臂伸直為止，掌心向外；兩手十字交叉，掌心向下，收回至胸前，兩手分開；兩掌向下推壓，腰隨掌向前彎曲，兩腿保持挺直。兩掌儘量下推，頭稍抬起，兩眼睜大，向前凝視；伸腰起立，兩手同時上提，分別向左右屈伸手臂 7次，兩足頓地 7 次，結束全套練習。

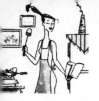

在練習易筋經時，要輕鬆樂觀，心情舒暢。在練功前10分鐘，要停止較劇烈活動，誘導思想入靜；練功地宜安靜，空氣新鮮，衣著要鬆適，不能緊腰、束胸，不穿高跟鞋；在過飽、過饑時，均不可練功，練功前須排解大小便。本功法適用於年老體弱者鍛鍊，對於神經衰弱、高血壓、心血管病、關節炎等病亦有一定治療作用。

### 3. 八段錦

錦字從金，形容貴重；帛是古代顏色鮮美之物。因為這種功法可以強身益壽，有如展示給人們一幅絢麗多彩的錦緞，故稱為「錦」。八段錦就是古人創編的八節不同動作組成的一套醫療、康復體操。

八段錦在我國民間流傳十分廣泛，一般認為是南宋初年無名氏創編。由於八段錦動作簡單，易學易練，並在實踐中不斷加以修改、創新，又演變出許多種類，如岳飛八段錦、十二段錦、自摩八段錦、床功八段錦、坐勢八段錦等，各有特長。

八段錦功能柔筋健骨，養氣壯力，可以行氣活血，協調五臟六腑功能，男女老幼皆可鍛鍊。現代研究也已證實，這套功法能改善神經體液調節機能和加強血液循環，對腹腔臟器有柔和的按摩作用，對神經系統、心血管系統、消化系統、呼吸系統及運動器官都有良好的調節作用，是一種較好的體育運動。

下面簡要介紹其動作要點：

（1）雙手托天理三焦：

預備姿勢：立正，兩臂自然下垂，眼看前方。動作：兩臂慢慢自左右側向上高舉過頭，十指交如翻掌，掌心向

上，兩足跟提起，離地一寸；兩肘用力挺直，兩掌用力上托，兩足跟再儘量上提，維持這種姿勢片刻；兩手十指分開，兩臂從左右兩側慢慢降下，兩足跟仍提起；兩足跟輕輕落地，還原到預備姿勢。

（2）左右開弓似射雕：

預備姿勢：立正，兩腳腳尖併攏。動作：左腳向左踏出一步，兩腿彎曲成騎馬勢，上身挺直，兩臂於胸前十字交叉，右臂在外，左臂在內，手指張開，頭向左轉，眼看右手；左手握拳，食指向上翹起，拇指伸直與食指成八字撐開，左手慢慢向左推出，左臂伸直，同時右手握拳，屈臂用力向右平拉，作拉弓狀，肘尖向側挺，兩眼注視左手示指；左拳五指張開，從左側收回到胸前，同時右拳五指張開，從右側收回到胸前，兩臂十字交叉，左臂在外，右臂在內，頭向右轉，眼看右手，恢復到立正姿勢。

（3）**調理脾胃舉單手**：站直，雙臂屈於胸前，掌心向上，指尖相對。先舉左手翻掌上托，而右手翻掌向下壓，上托下壓吸氣而還原時則呼氣。左右上下換做 8 次。

（4）**五勞七傷往後瞧**：自然站立，兩臂自然下垂。慢慢向右轉頭，眼看後方，復原，成直立姿勢；再慢慢向左轉，眼看後方，復原。

（5）**搖頭擺尾去心火**：

兩腿開立，比肩略寬，屈膝成馬步，雙手扶膝上，虎口對著身體，上體正直；頭及上體前俯，深屈，隨即向左側做弧形擺動，同時臀向右擺，再復原成預備姿勢；頭及上體前俯，深屈，隨即向右側做弧形擺動，同時臀向左擺，再復原成預備姿勢。

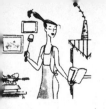

（6）兩手攀足固腎腰：

兩足平行並立與肩寬，雙臂平屈於上腹部，掌心向上。然後向前彎腰，翻掌下按，掌心向下，手指翹起，逐漸以掌觸及腰背，前俯呼氣，還原吸氣。

（7）攢拳怒目增氣力：

兩腿開立，屈膝成騎馬勢，兩手握拳放在腰旁，拳心向上。右拳向前方緩緩用力擊出，臂隨而伸直，同時左拳用力緊握，左肘向後挺，兩眼睜大，向前虎視。

（8）背後七顛百病消：

兩腿併攏，立正站好。兩足跟提起，前腳掌支撐身體，依然保持直立姿勢，頭用力上頂。足跟著地，復原為立正姿勢。

練八段錦可根據自己的體力條件，選用坐位或站位。八節動作近似現代徒手體操，易學易練。做動作時也要結合意念活動，想著動作的要求而自然引出動作來，並注意配合呼吸。八段錦除有強身益壽作用外，對於頭痛、眩暈、肩周炎、腰腿痛、消化不良、神經衰弱諸症也有防治功效。

另有一種坐式的「八段錦」，為明代冷謙所編，具體內容是：

　　　叩齒三十六，兩手抱崑崙；
　　　左右鳴天鼓，二十四度聞；
　　　微擺撼天柱，赤龍攪水津；
　　　閉氣搓手熱，背摩後精門；
　　　左右轆轤轉，兩腳放舒伸；
　　　叉手雙虛托，低頭攀足頻；
　　　河車搬運訖，發火遍燒身。

中醫三補養生——神補　食補　藥補

### 4. 太極拳

太極拳是我國寶貴的民族遺產，它姿勢優美，動作柔和，男女老幼皆宜，並不受時間和季節的限制。既能鍛鍊身體，又能防治疾病，不僅我國人民喜練，而且受到世界各國人民的歡迎。

「太極」出自我國古代哲學論著《易經》的陰陽八卦學說，始見於陳搏、周敦頤的「太極圖」，此圖表示宇宙及萬物都是由對立而又統一的陰陽兩個方面的物質組成。「太極」寓有無限大和無限小的意義，具有圓（渾然一體）和遠（遼闊無邊）的特點，陰陽二氣平衡，互根、消長，不斷運動，無休無止。

太極拳正是以這種理論為依據，講求動靜、陰陽。形體外動，意識內靜。形動於外，則分虛實，運陰陽，拳路整體以渾圓為本，一招一式均由各種圓弧動作組成，按太極圖形組成各種動作；意守於內，以靜馭動，用意識引導氣血運於周身，如環無端，周而復始。

太極拳的健身作用很多，但主要有以下幾點：

（1）經常打太極拳的人，較少發生脊柱老年性退行性病變，也就是脊椎骨增生或骨質增生的較少（占25.8%），脊柱的活動度較好，彎腰時手指能觸到地面的占85.7%；而不練太極拳的人，發生脊柱退行性改變的較多（占47.2%），彎腰時手指能觸到地面的只占20.6%。

（2）經常打太極拳的老人，血壓平均值為130／80毫米汞柱，而不練太極拳的人則為154／82毫米汞柱。常打太極拳的老人血管硬化發生率較低，占37.5%，而不練太極拳的老人血管硬化率占46.6%。又比如做20次蹲下起來

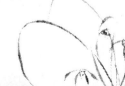

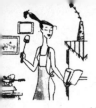

的運動試驗，時常打太極拳的人，反應全部正常；而不練太極拳的人，有 35% 表現出心臟收縮無力。

（3）能鍛鍊神經系統，提高感官功能。由於打太極拳時，要求全神貫注，不存雜念，人的思想始終集中在動作上，故使大腦專注於指揮全身各器官系統機能的變化和協調動作，使神經系統自我控制能力得到提高，從而改善神經系統的功能，有利於大腦充分休息，消除機體疲勞。

（4）能增強呼吸功能，擴大肺活量。這是因為練太極拳時要求氣沉丹田，呼吸勻、細、深、長、緩，保持腹實胸寬的狀態，這對保持肺組織彈性、增強呼吸肌、改進胸廓活動度、增加肺活量、提高肺的通氣和換氣功能均有良好作用。

中醫學認為，時常打太極拳之所以健身，是因為此項運動能暢通經絡，培補正氣。當太極拳練到一定程度後，便產生腹鳴、指麻等體內行氣現象，再堅持練習，到一定功夫便可通任、督、帶、沖諸脈，同時增加丹田之氣，使人精氣充足、神旺體健。

也正因為太極拳有上述眾多的養生保健作用，所以，時常打太極拳對許多疾病有防治和康復作用，如冠狀動脈粥樣硬化性心臟病，心絞痛，心肌梗塞後恢復期，高血壓病，風濕性心臟病以及肺原性心臟病，中度神經衰弱，各種類型的植物神經功能紊亂，胃腸神經官能症，老年性便秘，胃、十二指腸潰瘍併發症，慢性支氣管炎，慢性非活動性肺結核等。此外，由於打太極拳可以補益腎精、強壯筋骨、抵禦疾病，所以經常堅持這項運動，能防止早衰，延緩衰老，使人延年益壽。

**打太極拳的要領：**

虛領頂勁：頭頸似向上提升，並保持正直，要鬆而不僵可轉動，頸正直了，身體的重心就能保持穩定。

含胸拔背、沉肩垂肘：指胸、背、肩、肘的姿勢，胸要含不能挺，肩不能聳而要沉，肘不能抬而要下垂，全身要自然放鬆。

手眼相應，以腰為軸，移步似貓行，虛實分清：指打拳時必須上下呼應，融為一體，要求動作出於意，發於腰，動於手，眼隨手轉，兩下肢弓步和虛步分清而交替，練到腿上有勁，輕移慢放沒有聲音。

意體相隨，用意不用力：切不可片面理解不用力。如果打拳時軟綿綿的，打完一套拳身體不發熱，不出汗，心率沒有什麼變化，這就失去打拳的作用。正確理解應該是用意念引出肢體動作來，隨意用力，勁雖然使得很大，外表卻看不出來，即隨著意而暗用勁的意思。

意氣相合，氣沉丹田：就是用意與呼吸相配合，呼吸要用腹式呼吸，一吸一呼正好與動作一開一合相配。

動中求靜，動靜結合：即肢體動而腦子靜，思想要集中於打拳上，所謂形動於外，心靜於內。

式式均勻，連綿不斷：指每一招一式的動作快慢均勻，而各式之間又是連綿不斷，全身各部位肌肉舒鬆協調而緊密銜接。

從目前掌握的史料分析，太極拳由河南溫縣陳王廷於明末清初創造，其拳法深受明代抗倭名將戚繼光《拳經三十二勢》的影響，而戚氏的《拳經三十二勢》是依據明代十六家著名拳法綜合編創的。可見，太極拳是吸收了民間

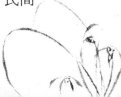

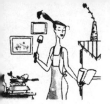

拳法，由戚繼光集其大成、陳王廷推陳出新而創造的。後經改編又派生出楊氏、孫氏、吳氏、武氏等各式太極拳。1956年國家體委根據楊氏太極拳整理編創了簡化太極拳（二十四式），其動作由簡到繁、從易到難，循序漸進，便於普及和掌握。下面作簡要介紹：

（1）**起勢**：身體自然直立，兩臂自然下垂，兩眼平視前方，精神集中，呼吸調勻；左腳向左邁出一步，成開立步，與肩同寬；兩臂慢慢向前抬起與肩平，手心向下；上體保持正直，兩腿微屈下蹲，兩掌輕輕下按。

（2）**左右野馬分鬃**：

①上體微向右轉，身體重心移至右腿上；同時右臂收在胸前平屈，手心向下，左手經體前向右下畫弧至右手下，手心向上，兩手心相對成抱球狀，左腳隨即收到右腳內側，腳尖點地；眼看右手。

②上體微向左轉，左腳向左前方邁出，右腳跟後蹬，右腿自然伸直，成左弓步；同時上體繼續向左轉，左右手隨轉體慢慢分別向左上、右下分開，左手高與眼平，肘微屈，右手落在右胯旁，肘也微屈，手心向下，指尖向前；眼看左手。

③上體慢慢後坐，身體重心移至右腿，左腳尖翹起，微向外撇，同時上體微向左轉，眼看左手；上體繼續左轉，重心再移至左腿，兩手畫弧，右手向左上畫弧，放在左手下，兩手心相對成抱球狀，右腳隨即收到左腳內側，腳尖點地，眼看左手。

④繼續作向右轉身動作，動作與上相同，只是方向相反。

（3）白鶴亮翅：上體微向左轉，左手翻掌向下，右手向左下畫弧至左手下，兩手心相對成抱球狀；右腳跟進半步，上體後坐，重心移至右腿，左腳變虛步，腳尖點地；同時身體微向右轉，兩手向右上和左下分開，右手上提至頭部右前方，手心向面部；左手下落至左胯旁，手心向下；兩眼平視前方。

（4）左右摟膝拗步：

①右手從體前下落，由下向後上方畫弧至右肩部外側，臂微屈，手與耳同高，手心斜向上；左手上起由左向上，向右下方畫弧至右胸前，手心斜向下；同時上體微向左再向右轉，眼看右手。

②上體左轉，左腳向前邁出成左弓步，同時右手屈回由耳側向前推出，高與鼻尖平；左手向下由左膝前摟過落於左胯旁；眼看右手指。

③上體慢慢後坐，重心移至右腿上，左腳尖翹起微向外撇；隨即左腿慢慢前弓，身體左轉，重心移至左腿上，右腳向左腿靠近，腳尖點地；同時，左手向外翻掌由左後向上平舉，手心向上，右手隨轉體向上向左下畫弧落於左肩前，手心向下，眼看左手。

④同②，但左右相反。

⑤同③，但左右相反。

⑥同②。

（5）手揮琵琶：身體重心移至左腿，右腳向前跟進半步；上體後坐，重心移至右腿，上體稍向右轉，左掌由下向左，向上畫弧，掌心斜向前下方，高與鼻平；右手收回放在左臂肘部裏側，掌心斜向前下方。左腳略提起稍向前

119

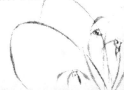

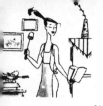

移，變成左虛步，腳跟著地，腳尖翹起，眼看左手。

（6）左右倒捲肱：

①右手翻掌（手心向上）經腹前由下向後上方畫弧平舉，臂微屈；左手隨之翻掌向上，左腳尖落地，眼隨著向右轉體，先看右方，再轉看左手。

②右臂屈肘回收，右手由耳側向前推出，手心向前；左手回收經左肋外側向後上畫弧平舉，手心向上，右手隨之再翻掌向上；同時左腿輕輕提起向左後側方退一步，腳尖先著地，然後慢慢踏實，重心移至左腿上，成右虛步；眼隨轉體左看，再轉看右手。

③同②，但左右相反。

④同②。

⑤同②，但左右相反。

（7）左攬雀尾：身體右轉，左手經腹前向右下畫弧，掌心向上；右手翻掌向下，右臂微屈，兩手掌心相對成抱球狀。同時右腳尖微向外撇，左腳收至右腳內側，腳尖點地。眼看右手。

身體左轉，左腳向左前方邁出，右腳跟後蹬成左弓步。同時左肘微屈，以左前臂外側和手背向左側弧形出，左掌高與肩平，掌心向後；右手下落至右胯旁，掌心向下。眼看左手。

身體微向左轉，左手隨之前伸，掌心向下；右手翻掌向上，經腹前向左上前伸至左腕下方，然後兩手下捋，身體以腰為軸微向右轉，重心移至右腿，兩手下捋經腹前向右後方畫弧，直至右手掌心向上與肩平，左手掌心向後，左臂平屈於胸前；眼看右手。

身體微向左轉，右臂屈肘收回，右手置於左手腕裏側，雙手同時向前慢慢擠出，左掌心向後，右掌心向前。重心移至左腿，右腳跟後蹬成左弓步；眼看雙手。

左手翻掌向下，右手向右前伸與左手平，掌心向下，兩手向左右分開與肩同寬。身體後坐，重心移至右腿，左腳尖蹺起。兩臂屈肘回收至腹前，兩手掌心向前下方，然後兩手向前上方按出，手腕高與肩平；同時左腿前弓成左弓步；兩眼平視前方。

（8）右攬雀尾：上體後坐並向右轉，身體重心移至右腿，左腳尖裏扣；右手先向右然後向左下畫弧至左腹前，掌心向上；左臂平屈於胸前，掌心向下，兩手相對成抱球狀；同時重心再移至左腿，右腳收至左腳內側，腳尖點地；眼看左手。其下動作與左攬雀尾相同，唯左右相反。

（9）單鞭：上體後坐，身體重心移至左腿，右腳尖裏扣；同時上體左轉，兩手在體前向左畫弧，左臂至身體左側平舉，手心向左，右手至左脅前，手心向後上方；眼看左手。

身體重心移至右腿，上體右轉，左腳向右腳靠近，腳尖點地；右手隨轉體向右上方畫弧，至右側方時變鉤手，臂與肩平；左手自下向右上畫弧，至右肩前，手心向裏；眼看右手。

上體微向左轉，左腳向左前方邁出，腳跟著地；同時左手隨上體左轉而經面前向左畫弧，右腳跟後蹬稍外展，身體重心逐漸移向左腿，左腿屈膝前弓，右腿自然伸直，成左弓步；左掌慢慢向前推出，手心向前，右臂成勾手在身體右後方，與肩同高；眼看左手。

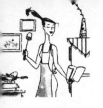

（10）雲手：

① 身體重心移至右腿上，身體漸向右轉，左腳尖裏扣；左手經腹前向右上畫弧至右肩前，手心斜向後，同時右手變掌，手心向右前；眼看左手。

② 上體慢慢左轉，身體重心隨之逐漸左移；左手由臉前向左側運轉，手心漸漸轉向左方；右手由右下經腹前向左上畫弧至左肩前，手心斜向後；同時右腳靠近左腳，成小開步（兩腳距離 10～20 公分）；眼看右手。

③ 上體再向右轉，同時左手經腹前向右上畫弧至右肩前，手心斜向後；右手向右側運轉，手心翻轉向右，隨之左腿向左橫跨一步；眼看左手。

雲手左右各三次，其下：

④ 同②解。

⑤ 同③解。

⑥ 同②解。

（11）單鞭：上體向右轉，右手由面部前方向右畫弧，至身體右側，翻掌變勾手；左手經腹前向右上畫弧至右肩前，手心向內；身體重心移至右腿，左腳尖點地；眼看左手。上體微左轉，左腳向左前方邁出；右腳跟後蹬，成左弓步，身體重心移向左腿，左手慢慢翻掌，向前推出。

（12）高探馬：右腳前進半步，身體重心移至右腿，左腳掌著地成虛步；同時右勾手變掌，兩手心翻轉向上，兩肘微屈，兩眼平視前方；身體微向左轉，右手經右耳側向前推出，掌心向前與眼同高；同時左手收至左側腰際，手心向上，左臂微屈；眼看右手。

（13）**右蹬腳**：左手手心向上，前伸至右手腕之上，兩手交叉，手背相對，隨即向兩側分開並向下畫弧；同時左腳向左前方邁出一步，身體重心漸漸移至左腳，右腳跟進至左腳內側；兩手由外圈向裏圈畫弧，交叉合抱於胸前，手心向後；兩臂左右分開畫弧，平舉，手心向外，同時右腿屈膝提起，右腳向右前方慢慢蹬出；眼看右手。

（14）**雙峰貫耳**：右腿收回，膝蓋提起，左手由後向上、向前下落，兩手心均翻轉向上，兩手同時向下畫弧分落於右膝蓋兩側；右腳向右前方落下，身體重心漸漸前移，成右弓步，同時兩手下垂，慢慢變拳，分別從兩側向上、向前畫弧至臉前成鉗形狀，拳眼都斜向後方；眼看右拳。

（15）**轉身左蹬腳**：

① 左腿屈膝後坐，身體重心移至左腿，上體左轉，右腳尖裏扣；同時兩拳變掌，由上向左右畫弧分開平舉，手心向前；眼看左手。

② 身體重心再移至右腿，左腳收到右腳內側，腳尖點地；同時兩手由外圈向裏圈畫弧合抱於胸前，左手在外，手心均向後；眼平看左方。

③ 兩臂左右畫弧分開平舉，肘部微屈，手心均向外；同時左腿屈膝提起，左腳向左前方慢慢蹬出；眼看左手。

（16）**左下勢獨立**：

① 左腿收回平屈，上體右轉；右掌變勾手，左掌向右畫弧至右肩前；眼看右手。

② 右腿慢慢屈膝下蹲，左腿向左後方伸出成左仆步，左手下落向左下順左腿內側向前穿出，眼看左手。

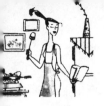

③身體重心前移，以左腳跟為軸，腳尖外撇，隨即右腳尖裏扣，右腿後繃，上體微向左轉並向前起身；左手從左腿內側畫弧上抬成立掌，掌心向右，同時右手旋時將勾手置於身後；眼看左手。

④右腿慢慢提起平屈，腳尖自然下垂；右勾手下落變掌，由後下方向前弧形擺出，屈臂立於右腿上方，肘膝相對，手心向左；左手落於左胯旁，手心向下；眼看右手。

（17）右下勢獨立：

①右腳落於左腳前，腳掌著地；左腳以腳掌為軸向左轉，身體亦隨之轉動，右手隨身體轉動向左側畫弧，至左肩前，手心斜向後方；同時左手向後平舉變勾手；眼看左手。

②以下動作與「左下勢獨立」的②、③、④相同，只是左右方向相反。

（18）左右穿梭：

①身體微向左轉，左腳向前落地，腳尖外撇，右腳跟離地，兩腿屈膝成半坐盤式；同時兩手在左胸前成抱球狀（左上右下），然後右腳收到左腳的內側，腳尖點地；眼看左前臂。

②身體右轉，右腳向右前方邁出，屈膝弓腿，成右弓步；同時右手由臉前向上舉並翻掌停在右額前，手心斜向上；左手先向左下再經體前向前推出，高與鼻尖平，手心向前；眼看左手。

③身體重心略向後移，右腳尖稍向外撇，隨即身體重心再移至右腿，左腳跟進，停於右腳內側，腳尖點地；同時兩手在右胸前成抱球狀（右上左下）；眼看右前臂。

④同②，只是左右相反。

（19）海底撈針：右腳向前跟進半步，身體重心移至右腿，左腳稍向前移，腳尖點地，成左虛步；同時身體稍向右轉，右手下落經體前向後、向上提抽至肩上耳旁，再隨身體左轉，由右耳旁斜向前下方插出，手心向左，指尖斜向下；與此同時，左手向前、向下畫弧落於左胯旁，手心向下，指尖向前；眼看前下方。

（20）閃通臂：上體稍向右轉，左腳向前邁出，屈膝弓腿成左弓步；同時右手由體前上提，手心向上翻轉，右臂平屈於頭上方，拇指朝下；左手上起經胸前向前平推，高與鼻尖平，手心向前；眼看左手。

（21）轉身搬攔捶：

①身體後坐，身體重心移至右腿，左腳尖裏扣，身體向右後轉，重心再移至左腿；同時右手隨轉體變拳，自右向下經腹前畫弧至左脅旁，拳心向下；左手弧形上舉至左額前，掌心向外；兩眼平視前方。

②身體右轉，右腳收回後再向前邁出，右腳尖外撇，右拳經胸前向前方翻轉撇出，拳心向上；左手落於左胯旁，掌心向下；眼看右手。

③身體重心移至右腿上，左腳向前邁一步；左手上提經左側向前平行畫弧攔出，掌心向前下方，同時右拳收到右胯旁，拳心向上；眼看左手。

④左腿前弓成左弓步，右拳向前方打出，拳眼向上，高與胸平，左手附於右前臂裏側；眼看右手。

（22）如封似閉：右手邊翻掌邊由左腕下向前伸出，右拳同時變掌，待左手行至右手背處時，兩手分開，與肩

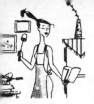

同寬，手心向上，平舉於體前；

上體後坐，重心移至右腿，左腳尖翹起，同時兩臂屈肘，兩掌翻轉向下，收至兩脇前；右腿自然伸直，左腿屈膝成左弓步；同時兩手向前上方推出，手心向前，與肩同寬；眼看前方。

（23）十字手：屈膝後坐，重心移至右腿，左腳尖裏扣，向右轉體。右手畫弧至右側，與左手成兩臂側平舉，肘部微屈，同時右腳尖略外撇，成右弓步；眼看右手；隨即重心移至左腿，右腳尖裏扣，然後向左收回，兩腳平行站立與肩同寬；兩手向下經腹前向上畫弧交叉合抱於胸前，右手在外，兩手心均向後；兩眼平視前方。

（24）收勢：兩手向外翻掌，手心向下，兩臂慢慢下落，停於身體兩側；眼看前方。

### 5. 健身球

此謂一種簡單的運動器械，因主要產地在河北保定，故又叫保定鐵球。其操作方法是：將一副鐵球置於手掌，用五指撥動，使之依順時針或逆時針方向旋轉。

中醫認為本項運動能調和氣血，舒筋健骨，強壯內臟，健腦益智。經常練習，對偏癱後遺症、頸椎病、肩周炎、冠心病、手指功能障礙等疾病均有較好療效。其原因在於，人體五指之上布有許多穴位，是幾條經絡的起止點，而經絡是聯繫人腦神經和五臟六腑的紐帶。常練習者，即可對這些穴位和經絡產生不同程度的刺激，以達到疏通經絡、調和氣血的目的。

此外，由於鐵球與手掌皮膚的頻繁摩擦，也會因靜電及熱效應的產生，起到增進血液循環、治療周身各部位疾

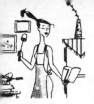

中醫三補養生——神補　食補　藥補

病的作用。常用健身球的幾種鍛鍊方法如下：

（1）**單手托雙球摩擦旋轉**：置雙球於單手掌心中，手指用力，使雙球在掌心中順轉和逆轉。在旋轉時要手指緊貼球體，使雙球互相摩擦，而不要碰撞。

（2）**單手托雙球離心旋轉**：在上述動作熟練後，逐步達到雙球互相離開旋轉。手指動作、旋轉方向均與摩擦旋轉相同，只是將手指伸開，用力撥弄雙球，使雙球在掌心中飛速旋轉，而不碰撞。其速度一般要求為順轉 150～200 次／分，逆轉 130～180 次／分。

（3）**雙手四球運動**：這是在單手運動的基礎上，逐步鍛鍊兩手同時做單手動作（每手雙球），需充分發揮大腦的作用才能做到。此動作難度大，技術要求高，但效果要比單手運動更好。

（4）用鐵球按摩、揉搓、錘擊身體的不適部位，可減輕疼痛，也能鍛鍊手力，對常患肩胛不適、腰酸腿痛的老人大有好處。

（5）用單手或雙手虎口使勁握球，或用手掌心使勁握球，有酸熱的感覺，經常這樣鍛鍊對提高指力、腕力、握力、臂力均有幫助。

### 6. 散步

散步是指閒散、從容地行走。俗話說得好：「飯後百步走，活到九十九」「沒事常走路，不用進藥鋪」。散步是我國的傳統健身方法之一，歷代養生家們多認為「百練不如一走」。早在《黃帝內經》中就指出：「夜臥早起，廣步於庭。」這裏的「廣步」就是散步的意思，提倡人們早晨起床後應到庭院裏走一走。

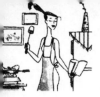

唐代大醫家孫思邈亦提倡「行三里二里及三百二百步為佳」「令人能飲食無百病」。此外，在《紫岩隱書》中也說：「每夜入睡時，繞室行千步，始就枕。」以上說明了用散步健身的方法在我國有悠久的歷史，是一種人們所喜愛而又簡便易行的健身方法。

散步健身對各種年齡的人皆適用，特別是對於年齡較大的腦力勞動者來說幫助更大。因為他們的身體條件較差，肌肉軟弱無力，關節遲鈍不靈活，採用這種簡單、輕快、柔和、有效的方式進行鍛鍊，就更相宜。

有人對兩組中年人進行心電圖檢查對照，步行上班組（走路20分鐘以上）心電圖「缺血性異常」的發生率為坐車上班組的1／3。其原因在於，走路對內臟有間接按摩作用。走路時，為適應運動的需要，心肌加強收縮，血輸出量增加，血流加快，對心臟起到了間接按摩作用，能防治老年人心功能減弱。

美國心臟病專家柏杜西曾說：「相信我的話吧，輕快的散步比慢跑有益處，而且是不論屬於哪一階層的都能做得到。」運動醫學博士賴維也說：「輕快的散步20分鐘，就可將脈搏的速率提高70%，效果正好與慢跑相同。」

散步時平穩而有節律地加快、加深呼吸，既滿足了肌肉運動時對氧供給的需要，又使呼吸系統功能得以鍛鍊和提高。尤其是膈肌活動的幅度增加，有類似氣功的效用，可增強消化腺的功能；腹壁肌肉的運動，可對胃腸起按摩作用，有助於食物消化和吸收，也可防治便秘。

散步對腦力勞動者尤其有益，因為輕快的步行可以緩和神經肌肉的緊張而收到鎮靜的效果。此外，走路還是打

開智囊的鑰匙。走路能使身體逐漸發熱，加速血液循環，使大腦的供氧量得到增加，成為智力勞動的良好催化劑。血液循環加快產生的熱量，可以提高思維能力。

正如法國思想家盧梭所說：「散步能促進我的思想，我的身體必須不斷運動，腦力才會開動起來」。德國大詩人歌德曾說：「我最寶貴的思維及其最好的表達方式，都是當我在散步時出現的。」

整天伏案工作的腦力勞動者，到戶外新鮮空氣處散步，可使原來十分緊張的大腦皮質細胞不再緊張，得到積極休息，從而提高工作效率。

總之，散步確實有益於身心健康，但又怎樣進行這項運動呢？

（1）散步的要領

散步前：全身應自然放鬆，調勻呼吸，然後再從容散步。若身體拘束緊張，動作必僵滯而不協調，影響肌肉和關節的活動，達不到鍛鍊的目的。

散步時：步履宜輕鬆，狀如閒庭信步，周身氣血方可調達平和、百脈流通。散步時宜從容和緩，不要匆忙，百事不思。這樣，悠閒的情緒、愉快的心情，不僅能提高散步的興趣，也是散步養生的一個重要方面。

散步須注意循序漸進，量力而為，做到形勞而不倦，否則過勞耗氣傷形，達不到散步的目的。

（2）散步的速度

快步：每分鐘約行 120 步。久久行之，能興奮大腦，振奮精神，使下肢矯健有力。但快步並不等於疾走，只是比緩步的步履速度稍快點。

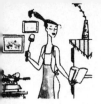

緩步：每分鐘約行 70 步。可使人穩定情緒，消除疲勞，亦有健脾胃、助消化之作用。這種方式的散步對於年老體弱者尤為適用。

逍遙步：是一種走走停停、快慢相間的散步，因其自由隨便，故稱為逍遙步。對於病後需要康復者非常有益。

（3）散步的時間

食後散步：《老老恒言》裏說：「飯後食物停胃，必緩行數百步，散其氣以輸於脾，則磨胃而易腐化。」說明飯後散步能健脾消食，延年益壽。

清晨散步：早晨起床後，或在庭院之中，或在林蔭大道等空氣清新、四周寧靜之地散步。但要注意氣候變化，適當增減衣服。

春月散步：春季的清晨進行散步是適應時令的最好養生法，因為春天是萬物爭榮的季節，人亦應隨春生之勢而動。

睡前散步：《柴岩隱書》曰：「每夜欲睡時，繞室行千步，始就枕。」這是因為「善行則身勞，勞則思息」。

# 七、情趣養生

## （一）益智健腦情趣——琴、棋、書、畫、攝影、收藏

### 1. 音樂養生

我國將音樂用於養生保健醫療已有千年歷史。《論語》說孔子聽了「韶樂」（一種古樂）後有「餘音不絕，

三月不知肉味」的強烈體驗。《樂記》說：「知律呂聲音之道者，可以行天地人事也。」《內經》首先將音樂引入醫學，認為五音（宮、商、角、徵、羽）對應人體五臟，宮對應脾、商對應肺、角對應肝、徵對應心、羽對應腎。晉代音樂家嵇康在《琴賦》中指出音樂有解鬱作用，認為音樂「可以導養神氣，定和情感，處窮獨而不悶者，莫近於音聲也」。唐代白居易說：「本性好絲竹，坐機聞即空，一聲來耳裏，萬事離心中」。古代佛家坐禪誦經時，需叩擊木魚或吹打梵樂；基督教的「讚美詩」，不信教者也愛聽。美國研究測試，歌劇院歌手們的肺活量和大力士一樣。經常唱歌不僅發達了胸肌，也增強了心肌，更能怡情。絕大多數的職業歌手都長壽，科學家發現了「音樂家長壽」的趨勢。

研究表明，音樂對身心有以下作用：消除疲勞，安定情緒。消除不安或厭世、憂鬱、急躁情緒，誘發希望、明朗和輕快的情緒，增強信心，催眠，安神，增進食慾。此外，音樂與長壽的研究已引起當今醫學家、音樂家普遍興趣，還有人研究利用音樂來增強記憶，開發智力，尤其是音樂胎教。

隨著音樂的普及以及音樂對人生作用的認識的提高（尤其是提高人生境界），音樂養生將會發揮更大的作用。目前對維伐爾他大協奏曲《四季》、德彪西管弦樂組曲《大海》、韓德爾組曲《水之音樂》（消疲）、巴赫《幻想曲》和《賦曲（g小調）》、聖桑交響詩《死亡舞蹈》、斯特拉文斯基舞劇組曲《火鳥》、貝多芬《第五「命運」交響曲（c小調）》、柴可夫斯基《第六「悲

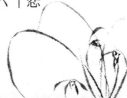

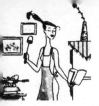

愴」交響曲（b 小調）》（控緒）、莫札特《第 40 交響曲（b 小調）》、西貝柳斯《憂鬱圓舞曲》、格什文《藍色狂想曲》（解憂）、巴赫《義大利協奏曲（F 大調）》、小約翰‧施特勞斯《藍色多瑙河》、比才歌劇《卡門》、巴赫《勃興登堡協奏曲（G 大調）》、格里格組曲《彼爾‧金特》、孟德爾松第三交響曲《蘇格蘭》（c 小調）（煥情）、貝多芬第五鋼琴協奏曲《皇帝》（降 E 大調）、瓦格納歌劇《湯豪芬》序曲、奧涅格管弦樂《太平洋 231》（增念）、莫札特《搖籃曲》、孟德爾松《仲夏夜之夢》、德彪西鋼琴奏鳴曲《夢》（催眠）等西方音樂的身心保健作用已有研究。

中國音樂（尤其是古典音樂）的養生保健作用仍占重要地位，如《塞上曲》《春江花月夜》《平沙落雁》《仙女牧羊》《小桃紅》（鎮靜）、《二泉映月》《軍港之夜》《出水蓮》《平湖秋月》《春思》《銀河會》（催眠）、《百鳥朝鳳》《江南好》《春風得意》（舒暢）、《喜洋洋》《春天來了》《啊，莫愁》（解鬱）、《假日的海灘》《錦上花》《矯健的步伐》（消疲）、《娛樂生平》《步步高》《狂歡》《金蛇狂舞》（振奮）等已被廣泛應用。

音樂療法在 21 世紀將被進一步推廣，當患者傾訴自己的各種症狀後，醫生開出的可能是一張音樂 CD 片。

### 2. 弈棋養生

弈棋是一種競賽性娛樂。既可消遣，又可娛樂，還可伴有思維活動，具有明顯的益智健腦、健身作用（故屬體育），為陰柔類娛樂中的佼佼者。

　　根據其對身心作用的強弱程度分為簡單弈棋和複雜弈棋兩類。簡單弈棋一般不伴有很複雜的心神活動，遊戲作用大於思維活動，令人輕鬆，如兒童喜愛的跳棋、鬥獸棋，青少年喜愛的軍棋等。

　　複雜弈棋一般都伴有很複雜和強烈的心神活動，思維活動大於遊戲作用，如圍棋、中國象棋、國際象棋等。

　　弈棋中又分快棋和慢棋。快棋就是下棋速度快，有一定的時間限制，它能訓練人的思維敏捷性；慢棋即下棋的速度慢，時間限制性不強，它能使人安閒。

　　中國象棋歷史悠久，傳說是西元前 2200 多年神農氏首先創造的。千百年來，棋與琴、書、畫並列，被稱為中國四大娛樂瑰寶。它千變萬化，妙趣橫生。一天繁忙之餘或節假休閒日，沏杯清茶，紋秤對局，換一種腦力活動方式，可生出千種情趣。既訓練思維、邏輯能力，又可啟迪人的智慧，確能培養人的獨立思考能力和意志力。一盤棋的藝術表現，全在於它的構思嚴謹及瞬息萬變的巧妙應對。許多民族領袖、將領、名流聞人都愛好弈棋，把它作為一種積極的精神寄託。

　　抗戰期間，陳毅率部隊在蘇北根據地休整，夜聞隔壁房東婆媳在叫著「將軍」「支士」等下棋聲，愛好下棋的陳毅見其屋內並無燈火，驚異的打聽，原來二人在下盲棋，說是戶主教的。儘管當時環境艱難，陳毅仍要求與此老先生捉對廝殺，結果老先生輸了。待打了勝仗又回原處時，陳毅再次求弈，這次老先生贏了。交談後方知此老棋藝高超，第一次輸是為照顧陳毅情緒，以免指揮戰鬥失誤。第二次贏是為告訴陳毅棋藝奧妙無窮，強中更有強中

133

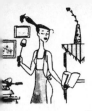

手，陳乃拜他為師。此事廣為傳聞，成為棋壇上「結成忘年之交」的佳話。

弈棋還可強體益壽。除比智力、比技巧外，還要比體力、比耐力，是「養性」的好方法。棋壇上流行的諺語是：弈棋養性，延年益壽。古人還有「善弈者長壽」之說。百歲棋王謝俠遜（6歲學棋，棋齡89年）便是棋壇的著名壽星。古今棋手長壽者不乏其人，明末的高蘭泉、清末的釋秋杭等著名圍棋國手都享年90歲以上。近代象棋國手林弈仙活到93歲。

圍棋已有數千年歷史，是模擬作戰過程的複雜棋類。以軍事辯證法為基礎，很能啟迪人的智慧，大大有助於益智、健腦、養志，把計算能力、默記能力、分析能力、戰略戰術巧妙結合的能力糅和在一起，千變萬化，永遠給人們新鮮感，局局不同，使人興味盎然。勝棋則喜，輸者卻不甘心，於回味中思考所失，故仍想扳回。一旦轉敗為勝，其歡悅之情較首戰告捷者還有過之而無不及。

弈棋除可獲得精神上的快感外，還具有社會之美，即平時所稱的棋品。它又是人品的縮影，使人跳出單純競賽、調節情緒、益智健腦的圈子，而步入高雅的娛樂、道德之規。當今養生保健康復機構設立的娛樂廳（同樂廳）中專設各種棋類，供養生康復者娛樂健身之用，使弈棋步出一般消遣行列，而為養生康復提高人品服務。

### 3. 書法養生

書法可改善體質、陶冶情操。書寫時，身勢舒展平正，腰、臂、腕、指各部分聯合而有節奏的活動，自然而然地與呼吸相協調，且思想集中於筆端，心理與身軀活動

相一致。這種以「生理力」為基礎的「精神力」的運動與太極拳有異曲同工之妙。人們常說「字如其人」，不是指人的面貌，而是指人的稟性修養，書風的雅俗是作者修養的寫照。書畫創作中體現出來的高尚情操，古人稱為「書卷氣」。書卷氣又使書畫娛樂的境界得以提高，從而增強了書畫解鬱、強體、益智的力量。前面已述，書畫延年益壽最顯著，這種書畫家長壽趨勢，歷代皆有。例如：何香凝（94 歲）、吳俊卿（85 歲）、潘天壽（73 歲）、張大千（85 歲）、劉海粟（99 歲）。

書法可使人心境明朗，心情平和，達到忘我境界。「一管在握，萬念俱消」，使人頭腦清醒冷靜，既不狂喜，又不急躁。「人的情緒便是自己疾病的良醫」（希波克拉底）。練書法時，精神高度集中，忘卻了一切煩惱和憂慮，加上剛柔曲直的線條，遠近疏密的距離，濃淡燥濕的筆墨來表達自己的思想情操和意趣，備感身心俱爽，好似進入一個飛塵罕到的美妙仙境。書法十分講究「意念」，正如練氣功，將大腦皮質調整到最佳有序狀態，這些便是書法長壽的基礎。

這裏有一個書法治病的實例。1999 年 11 月以「九年抄書四部多，病魔無奈老翁何」為題，報載此事例。

成都機投鎮的趙家銓，66 歲，已先後抄寫《水滸傳》《三國演義》《紅樓夢》《西遊記》4 部書，共花費 9 年時間。趙家銓患上心臟病後，於 1986 年就從成都電焊機研究所退休了。一次，他從一張報紙上看到一則「書法能治病」的知識報導，覺得報上所說「漢字筆畫的運用，能舒展氣息，使血液循環加快，達到治病的目的」很有道理且

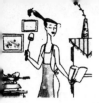

沒有危險，於是選擇能治療心臟病的楷書練習毛筆字。

自1990年10月1日起，他便改用小毛筆抄寫《水滸傳》。剛開始，因為有病在身，他的手顫抖不止，一不小心墨水掉在紙上，他就撕毀從頭再寫。更讓他感到困難的是，病前活潑的他，現在根本坐不住，抄了2小時就想走動。於是，他採取勞逸結合的辦法，抄一會兒，就舒展一下筋骨，漸漸地就習慣了，抄寫的速度也越來越快。1993年7月10日，老人完成了《水滸傳》的抄寫。看著2年共1099頁的手抄本，他和他的家人還有鄰居都高興不已。接著，他又開始抄寫《三國演義》、《紅樓夢》、《西遊記》。1999年10月1日，抄寫完「四大名著」的最後一頁。於是，又開始抄寫《孫子兵法》。

他告訴記者，他已徹底斷藥了，並且精神很好。他說：「真有一種找回自我的感覺。」現在，他每天一大早就起床鍛鍊身體，吃過早飯後，就開始抄寫，每天不少於4小時。他打算將已抄好的書留給子女。從這裏，我們可以看到書法的幾個層次的作用。生理上的，腦力上的，心理上的，而貫穿其中的則是執著的情趣。

### 4. 繪畫養生

畫具有顏色和美感的藝術信息。我國古代即重視顏色與身心的關係。《黃帝內經》即指出：青屬肝木，紅屬心火，黃屬脾土，白屬肺金，黑屬腎水。並提出顏色與人的情緒、心境的相關性。現代科學也提供了顏色與健康（包括情緒、行為）的科學信息。

加拿大韋塔斯基文中學改換了課堂牆壁的顏色和照明系統後，某些學生的智商劇增，曠課和其他紀律問題陡然

減少。德國發現白色、黑色和褐色能降低兒童的智商，橙色可改善兒童的社會行為、振奮精神和使之學習專心，建議兒童所在的房間最好塗成淡藍色，以促進他們思維發展。粉紅色稱為「鎮靜顏色」。

大腦中的網狀結構可決定人對顏色的反應，是人體幾百萬個神經脈衝的中繼站。受試者看到紅、橙、黃等暖色時，血壓會上升，腦波活動增加，呼吸加快，出汗增加。顏色還可能激發釋放出激素或神經遞質，這些物質會交替影響人的情緒。

（1）**繪畫養生**：畫家創造具有美感的書畫境界其實是一個自身解鬱的精神調節活動，是對自己不良情緒的一種高級解脫過程。創作中注意力高度集中於構思上，運筆時呼吸與筆畫的運行自然地協調，配合，形成了精神、動作、呼吸三者的統一關係。對神經系統以及內臟器官均能起到調節作用。享年 95 歲的現代畫家顏文梁從事繪畫 75年，劉海粟繪畫一生，享年 99 歲，「快樂生健康，健康生快樂」，他們靜心繪畫，把作畫當做最大的快樂、一個培養高尚情操的理想行為。劉海粟說：「我的長壽秘訣無他，不過是寫寫畫畫而已」。

目前國外一些精神科醫院，常規治療中就有「繪畫療法」，那些因心情鬱悶及精神抑鬱而致病的患者在發病之初，常喜用黑色或灰色的顏料作畫，畫房子時，往往把門窗畫成關閉狀，而隨著症狀的好轉才逐漸使用鮮豔明快的顏色。精神分裂症患者，發病時，愛畫一些令人費解的圖畫，憤怒的人好畫筆法蒼勁的畫，如雄鷹、江河、山川等。心情平靜，輕鬆愉快之時，愛畫梅、蘭、蓮、菊等寧

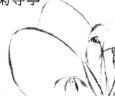

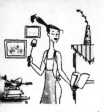

靜平和的畫面。故畫家說：「喜氣畫梅，怒氣畫竹。」作為養生之法，臨摹圖畫宜選色彩鮮豔、造型美觀、格調清新、內容健康的圖景，如山清水秀、桃紅柳綠以及梅、竹、蘋果、葡萄等。這會使人賞心悅目、心曠神怡，排除思慮和寂寞無聊感。畫家陳建功說：「繪畫能陶冶性情，抒發情感，增添樂趣，消除疲勞，延年益壽」。故前人有「壽從筆端來」之說，所以說繪畫是養生益智，維護身心健康的一種妙法。

（2）**賞畫養生**：除繪畫之樂外，賞畫同樣也能養生。這裏有個隋煬帝觀畫療疾的故事。由於他長期沉迷於酒色，引起口乾舌燥、煩躁口渴，經太醫診斷為煩渴症，但屢請名醫仍久治不癒。勤於書畫的太醫院太醫莫君錫看了隋煬帝的神色、舌脈後，要來筆紙顏料，卻不開方，竟作起畫來，分別畫了一幅「梅林」和一幅「雪景」的畫獻上。莫的畫十分精妙，隋煬帝看得入了神，幾天後，竟「龍體大安」了。

賞畫之所以能治療疾病，是因賞者借助條件反射的作用，能觸景生情和移情易性。由想像和聯想的過程自覺地跟隨書畫信息進入了一個具有美感境界的精神狀態，猶如進入催眠境界，起到調節情緒、解鬱掘潛的作用。隋煬帝看「梅林」時，想起梅子酸甜可口，口中津液頓生，便不再感到口乾舌燥。再看「雪景」時，感到寒氣逼人，煩躁也隨之消失了。

圖畫的顏色和形態等為視覺接受後，會直接影響人的神經——內分泌——免疫網絡，使心理活動轉化為軀體作用，增強人體活力和抗病能力。

在日常生活中，炎夏酷暑熱不可耐時，掛一幅淡綠、天藍等冷色的圖畫（如綠竹、大海、雪山等）會給人以清涼素雅、消暑解渴的感覺。冬季冰封雪凍，寒氣逼人，掛一幅金黃、柿紅等暖色圖畫（如篝火晚會、夏日晚霞等），會帶來暖烘烘的感覺。日本在街頭、廣場等掛上大幅怡情的圖畫，可有效地消除人們日益增長的焦慮、急躁、緊張等不良情緒，他們已認識到心理養生的重要性。魯迅、許廣平也互相贈畫以怡情，「聊以畫卷怡倦眼」。賞畫養生還需進一步推廣。方法有：

① 條件反射、觸景生「情」法：如煩渴、食慾不振等，可觀山楂、梅子、橘子、杏子等水果畫；抑鬱煩悶者，可觀賞漫畫，使人笑口常開、煩悶消散。

② 改變心境法：煩悶消沉者，觀百花盛開、春光明媚、篝火晚會、旭日東昇圖畫，使精神振奮；憤怒狂躁者，觀平靜的湖面、荷池情趣、一望無際的草原，使人心胸開闊、精神放鬆。

③ 轉移意念法：腦力勞動或思慮過度，可觀賞花鳥蟲魚、梅蘭竹菊等。賞心悅目，使大腦皮質產生一個新的良性興奮灶。患者常把注意力全部集中在疾病上，陷入無邊的煩惱，可觀賞色彩鮮美的圖畫及趣味漫畫，使注意力轉移於畫上，心理狀態得以改善，從而促病早癒。

### 5. 攝影養生

當今，生活水準日益提高，照相機已相當普及，並且將會發揮更大的養生效果。

（1）振奮精神：攝影之前，人們總愛換上自己喜愛的衣著，修飾、打扮一番，提起精神，為自己塑造出一個成

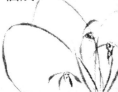

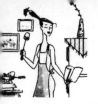

功者的形象。因此，從攝影開始之前，在攝影過程中以及攝影後，人們總處於愉快、文明、謙和、精神振奮的和諧狀態之中，對身心均有裨益。

（2）驅除煩惱雜念：當不順心時，主動與親朋好友到公園等怡情場所攝影，便稱得上名副其實的攝影養生了。當你將膠捲放入相機，便立刻像一名站在起跑線上等待起跑的運動員，滿懷希望與激情地爭取攝得理想的鏡頭，留下美好的回憶。

此時，任何煩惱與不快的情緒都會暫拋一邊，即使心有千千結，此時也要表現出笑容，以免留下不愉快的表情。僅此一笑，便起了「開關」作用。作為轉振點，情緒可因此而轉向，不再沿著原來的「情緒路」走下去了。

（3）引導再創造：所攝膠片沖洗後，若感滿意，便會帶來無限的喜悅與滿足感、成就感。潛心於美的形象世界再現的攝影愛好者，實際上又是從事藝術追求的事業家。一旦攝影成功，猶如事業成功一樣而獲得尊重及自我實現需要的滿足，確實是別人體會不到的「其樂無窮」。所攝內容具有「永恆的紀念」意義，這種「定格」會長期感染著許多人。

張愛萍將軍熱愛攝影，給人們留下了大量的革命戰爭年代的生死場景，自己也享高齡。牛群拍攝了許多名人，使讀者獲得了享受，自己也因此更加熱愛攝影，獲得了「牛眼看世界」的情趣。若沖洗後發現尚有不足，又會引導你去追求再創造。這種一再的提高似永無止境，而自己在不斷追求中便獲得一步高一步的情趣。

（4）順心所欲：當你背著照相機踏上旅途，走向大自

然，走向你最喜愛最嚮往的地方時，在你的眼中，一草一木都生機勃勃。你興高采烈地奔走著，飽覽著一幅幅美景，挑選最理想的角度。在這種特有的歡樂、希冀中鍛鍊了身心，陶冶了性情，達到了忘我的境界。你是在用心靈感受著這一切，當這些不斷地昇華從而撞擊出一個個心靈火花時，你又會不失時機、不由自主地舉起相機，按下快門，於是一幅最美、最動人的瞬間之景永遠地留了下來。你也從中獲得了難以言喻的滿足，補償了往日的憂鬱、煩惱和不快，驅除了一切雜念。

（5）利於友誼：親朋、同事一起合影，處於一種特有的和諧狀態，相互謙讓著位置、糾正著姿勢，同享快樂，增進了友誼，使關係親近融洽，調節了人際關係。戀愛中的青年男女，攝影會促進感情，促成婚姻，起到媒介作用。

（6）發現身邊樂趣：每個人身邊都有許多樂趣，但常為人們忽略了。而經常搞攝影，便增加了這份細心和靈性，對什麼事物都能觀察入微，總能看到事物的光明面、有趣面。「人生在於發現快樂」，攝影又多了一條「發現路」。雨後彩虹，盆景花姿，慈母的笑容，嬌妻的眼神，兒女的天真，喜慶的歡樂，別人不注意的地方你都能注意到，且皆生樂趣，如此看世界，怎能不興味盎然？

（7）提高自信，常保青春：自己所攝的底片，經由沖洗影印，變成一張張絢麗多彩的照片時，你會為照片中自己歡笑的面容、強健的身體、恰到好處的姿勢而欣慰、自豪，也為自己的拍攝技巧而滿意。欣賞和挑選的過程同樣是一種情趣，不論什麼時候拿出照片來欣賞，都能引起美好的回憶，使你精神再振奮，這正是一個養生的過程。

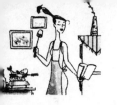

### 6. 集藏養生

搜集和收藏各種文物及人們喜愛的物品以獲得精神振奮的高雅情趣，自古以來就為人們所喜愛。集藏者因情景，專注於其所精心收集的喜愛的集藏品這個理想境界，所以特別含有審美情調。

在集藏的過程中，不時取出品玩賞鑒都可再次獲得良好的情趣，所以有益於心身健康。將集藏品「帖拓松窗之下，圖展蘭室之中，簾櫳香靄，欄檻花研，雖咽水餐雲，亦足以忘饑永日，冰玉吾齋，一洗人間氛垢矣。清心樂志，孰過於此？」（明代高濂《燕閑清賞箋》）

隨著生活、文化水準的提高，集藏者的隊伍與日俱增，集藏範圍也愈來愈廣。文物、書畫、筆、墨、紙、硯、琴、郵票、錢幣、卡、集影、年曆、賀卡、瓷片、名人手劄、尺牘、名片、扇、煙標、糖果紙、勳章、紀念章、石等，真是五花八門，無所不集。集藏品實際上是一個美好世界的縮影。據不完全統計，全世界的集藏愛好者幾乎占總人口的 10%，其中僅集郵一項全國即數千萬人。許多國家把它列入心理療法，集郵愛好者發病率顯著低於非集郵愛好者。

集藏的主要特點是集藏者注意力集中，對集藏物件興味盎然，導致大腦處於和諧放鬆狀態。長壽的集藏家並不少見，享年 95 高齡的著名作家夏衍兼事收藏書畫（以集藏揚州八怪和齊白石作品為主），享年 80 多歲的文學家茅盾也是個集郵愛好者。

藏書是深受知識份子喜愛的情趣，有的甚至嗜書如命。古代不少著名藏書家都享以高壽。藏書也屬高雅情趣。

集藏古籍善本者，多有一定的鑒賞能力，版本如何、紙質怎樣、單邊雙邊、黑口白口等，均有一番學問及無限樂趣。收藏書畫是一個形象思維的海洋，也是人間美好的藝術境界，上面已有述及，它本身即是一種藝術欣賞過程。

古錢幣既是歷史的見證，又具有文物鑒賞價值，隨歲月的流逝，存世量日益稀少（有些已成珍品），從而更引起集藏者的興趣，並可有效地增加知識。

集郵是一項深受人們喜愛的高尚情趣，可陶冶性情，開闊眼界，增長知識，增進友誼，調節情緒。郵票是國家的名片、歷史的記錄、美境的天地，是一個包羅萬象的大千世界，被稱為「形象的百科全書」。工作學習之餘打開集郵冊欣賞時，頓覺心曠神怡。

當今不少人對集藏照片（集影）有濃厚興趣。觀賞影集，恰如參觀一座攝影展覽館，可打開記憶的閘門，再現各種幸福歡樂的場面，勾起甜美的回憶，對心身均有益處。

集石也在興起，常有雨花石等精品出現。宋代大書畫家米芾世稱「石癡」。曹雪芹也有石頌之詩，《紅樓夢》又稱《石頭記》，體現在石頌詩中「愛此一拳石，玲瓏出自然」的主旨。

在國外，集藏項目還有電視機、電話機、自行車、鐘錶，乃至精神產品，例如座右銘、健康格言等。

## （二）健身強體情趣———氣功、垂釣、品茶、美食

### 1. 氣功養生

氣功，古稱導引，特點是調（練）氣（息），調

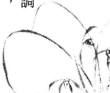

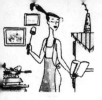

（練）意（心），調（練）身（形），通過「三調」達到自我身心鍛鍊，強身健體，怡情益心的目的。早在春秋戰國即已廣泛用於養生保健，延年益壽和防病。經過數千年的發展，近幾十年的現代科學論證，氣功愛好者愈來愈多，達到「熱」的程度。

氣功的內容十分豐富，而類別也很多，以練功方式，可分為動功和靜功兩大類，但其基本特點都離不開調心（練意念）、調息（練呼吸）、調身（練形法）三項法則，不具此「三調」者則不能稱為氣功。

（1）調心：指意識訓練。練功中要求自己的主觀意念和情緒等活動逐漸停止，排除雜念，使神志意識「入靜」，即進入一種寧靜、虛空、輕鬆愉快的境界。現代儀器測定，凡「得氣」者，此時的腦電波多為 O 波（8～13Hz），這是一種對身心皆利的安靜波。此時腦內產生的嗎啡也增多，這是氣功的良性作用的物質基礎，可導致全身形體放鬆，氣運調和，經絡疏通，心平氣和，從而可有效地調動人體的潛在能力，發揮自我調節功能。身體的這種高度有序狀態可把體內「微偏」的無序狀態調整過來，調動體內免疫功能，從而增強免疫、抗病能力。

氣功的調心方法有：放鬆法，默念法，數息法，意象法，良性意念法等。只要不迷信，不信神，不信來世，不信超自然力，目的在於強身健體，一般不會出偏差。

（2）調息：指由呼吸來調動人體的內氣，使之逐步調暢和聚集，儲存於身體的某一部位，逐步能循經絡路線運行，以疏通經絡氣血，使全身感到舒暢。

氣功的調息方法有：自然呼吸法，深呼吸法，腹式呼

吸法，口呼鼻吸法等，強調以意念為引導。

（3）**調身**：指由調整姿勢，使全身放鬆、舒適到最大限度，為調心、調息打下基礎。所謂「形不適則氣不順，氣不順則意不寧，意不寧則氣散亂」，所以，調身實為練功的關鍵，方法有臥式、坐式、站式、行步功等。

（4）**動靜結合的各種姿勢**：氣功功法眾多，各有千秋，瑕瑜互見，需要有鑒別、選擇的眼光，以免受騙上當。最好先找個氣功師進行指導或輔導。動功屬動趣，主要從動中獲趣，靜功屬靜趣，主要從靜中獲趣。

### 2. 垂釣養生

近代不少人愛好垂釣，並發現它具有養生作用。「垂釣之樂，其樂無窮」。姜太公寄志於釣已流傳百世，即使是冰天雪地，也會尋得情趣。柳宗元的絕句：「千山鳥飛絕，萬徑人蹤滅，孤舟蓑笠翁，獨釣寒江雪。」千古傳誦，釣趣「撲面而來」。吃魚哪有釣魚樂，「釣翁之意不在魚」是釣者的獨特感受。

世界各國垂釣均很盛行。日本被稱為「釣魚王國」，每5人中即有1人喜愛釣魚。早在20世紀50年代初，就由丹麥、英國、法國等十幾個國家發起，成立「國際釣魚運動聯合會」，並定期舉辦世界性釣魚錦標賽。垂釣的養生作用在21世紀將會進一步發揮。具體地說，垂釣具有下列作用：

（1）**增加運動量**：不論去近郊還是遠郊垂釣，都要經過一番跋涉，到了湖邊河畔，仍需來回巡視，察看地形、水情，選擇釣位，這是在歡樂、期待中的運動，是在富含負離子的郊外、水邊的運動，是平時活動較少的身體部位

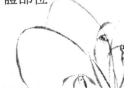

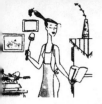

的運動，無形中鍛鍊了身心。

（2）帶來好心情：手持釣竿，置身風景優美、空氣清新、幽靜空曠的大自然中，使人心曠神怡，樂趣橫生，可有效地排除緊張、憂慮的心緒。尤其是在魚兒吞鉤之際，緊張，期待，激動，眼看活蹦亂跳的魚兒被自己拎離水、上岸的一瞬間，會激起無比歡快之情。這是一種無法用語言來形容的，又是少有經歷的幸福享受，無疑是一種良性刺激信號。

（3）健腦又健身：垂釣是一種動靜有機結合的運動，可調節大腦皮質功能。選擇釣位，甩鉤提竿，蹲下站起均需要動，精神專注，平心靜氣，從容雅逸，雙眼盯著浮標，坐等魚兒上鉤，則需要靜，這種靜可有效地排除腦中雜念，轉移思慮。

（4）釣出高品位：閒時還可細品釣魚詩，釣出高品位。古往今來，不少文人墨客都視垂釣為雅趣，或詩或畫，以示垂釣之意。有的甚至嗜垂釣入迷。臨波操竿，進入物我兩忘的境地。

恰如唐朝沈全期的《釣竿篇》所云：「朝日斂紅煙，垂竿向綠川。人疑天上坐，魚似鏡中懸。」唐代詩人高適在《魚文》中寫道：「曲岸深潭一山叟，駐眼看鉤不移手。世人欲得知姓名，良久問他不開口。」寥寥四句把個釣叟的專注神態寫得惟妙惟肖。

自稱「煙波釣徒」的唐代詩人張志和，一生泛涉江河湖泊，以水為家，被世人譽為「大釣迷」。他寫的《漁歌子》情景交融，有聲有色：「西塞山前白鷺飛，桃花流水鱖魚肥。青箬笠，綠蓑衣，斜風細雨不須歸。」古時文人

中醫三補養生——神補 食補 藥補

志士暮年不僅酷愛隱逸的垂釣生活，而且往往把它作為寫作的題材，抒發各種情感。前面說到的柳宗元的名作《江雪》詩意雋永，膾炙人口，後人屢用它來作畫。大詩人李白號稱「海上釣鰲客」，詠垂釣的詩就有 50 多首。他在《行路難》詩中寫道：「欲渡黃河冰塞川，將登太行雪滿山；閑來垂釣碧溪上，忽複乘舟夢日邊。」陸游也是我國古代詩人中數一數二的垂釣高手，垂釣中他深得其樂，詩情自胸中溢出，他在《舍北望水鄉風物戲作絕句》中寫道：「西風沙際矯輕鷗，落日橋邊繫釣舟。乞與畫工團扇本，素林紅樹一川秋。」更令人佩服的是，詩人竟然會夜釣，他在《閑中偶題》詩中云：「花底清歌春載酒，江邊明月夜投竿。」明月之夜，憑月光和手感、聽覺，用海竿投釣，確實需要較高的技術。

還有不少文人，不僅是垂釣高手，而且也以寶貴的「釣魚經」入詩。唐代詩人儲光羲在《釣魚灣》中寫道：「垂釣綠春灣，春深杏花亂。潭清疑水淺，荷動知魚散。」詩中不僅寫得有情有景，也有釣魚的經驗。清朝乾隆皇帝想為難紀曉嵐一下，讓他以遠處一個釣魚翁為題，寫一首嵌十個「一」字的絕句，紀脫口吟出了一首《釣魚絕句》：「一篙一櫓一孤舟，一個漁翁一釣鉤。一拍一呼又一笑，一人獨佔一江秋。」十個「一」字猶如穿珠串玉的線，編織出一幅情景交融、動靜相宜的山水畫。不但垂釣者，文人也傳為雅談。「坐觀垂釣者，徒有羨魚情。」引誘魚兒上鉤的情趣，委實是心曠神怡，其樂無窮的。

### 3. 品茶養生

茶、可可、咖啡為世界三大飲料。我國是茶樹的原產

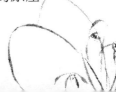

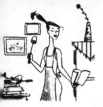

地，也是世界上製茶最早的國家。在遠古，茶葉僅用作藥物。「神農嘗百草，日遇十二毒，得茶而解之。」《隋書》記載，隋文帝得了病，百藥無效，後喝茶而癒。根據製法及品種，茶分為四大類：不發酵的綠茶（消炎解毒），未全發酵的烏龍茶（功效兼有紅綠茶），全發酵的紅茶（止瀉助消化）及緊壓茶（主要調和乳酪飲料，減膩助消化）。

飲茶除傳統的提神、止渴、消膩、健脾、利尿、清熱、明目、消除疲勞等功效外，近來發現還有抗癌、降脂、抗基因突變、抗輻射等多種功能，並可療疾。日本等改「喝茶」為「吃茶」（稱抹茶），是把茶葉超細粉碎，水沖後，像咖啡一樣喝進。

日常生活和社交中，消閒品嘗和香茶待嘉賓都可生趣。魯迅也慣於品茶，稱讚綠茶：「色清而味甘，微香而小苦，果然好茶。」在品茶中，不但受到實惠，且在精神上得到快慰。故「喝盡千種飲料，還是飲茶為上」。人們在嘗過各種飲料後方知飲茶最具保健作用。

品茶的「缺點」是慢節奏，費時間，但在生活節奏加快，人們需要靜、閒時，反顯出它的優勢來，更能起到緩解緊張，愉悅心情的作用。

世界上專門論茶的書，最古老的是唐朝「茶聖」陸羽的《茶經》。後來這本書傳到了日本，日本人林左馬衛藏有《茶經解說》一書。茶在日本變得神聖起來，飲茶成為「茶道」。凡嗜喝茶者，都覺得茶比飲料好，苦澀中有清香。《茶經》中說，茶有「輕汗發而肌骨清」「育身悅志」等好處，能「與醍醐甘露相抗衡也」。

　　文人喝茶，除品茶外，還想知茶、解茶，引為雅事雅談。宋人陳與義有佳句云：「春裙玉面初相識，九月茶花滿路開」（《簡齋集‧初識茶》）。宋人杜小山的《寒食》詩這樣寫道：「寒夜客來茶當酒，竹爐湯沸火初紅；尋常一樣窗前月，才有梅花便不同。」品茗賞梅，其雅趣不亞於品酒。蘇東坡有贊茶句：「茶筍盡禪味，松杉真法音。」《紅樓夢》是人間奇書，其品茗談茶之語亦大為不凡。其中妙玉言道：「豈不聞一杯為品，二杯即是解渴的蠢物，三杯便是飲牛飲驢了。」而唐人盧仝的茶詩尤好：「一碗喉吻潤，兩碗破孤悶，三碗搜枯腸，惟有文字五千卷。四碗發輕汗，平生不平事，盡向毛孔散。五碗肌骨清，六碗通仙靈，七碗吃不得，惟覺兩腋習習清風生。」許多喜茶者想起這「兩腋習習清風生」的境界便十分神往。

　　茶須在空閒的時光、恬淡的心境裏才能品味。一個人只有在這種神清氣爽、心氣平靜的境地中，「用一個冷靜的頭腦去看忙亂的世界」，才能領悟到茶的真滋味。正如「茶錄」所云：「其旨歸於色香味，其道歸於情操潔。」

　　酒與茶都是「靈魂的水」，但兩者性格截然不同。酒以水為形，卻以火為性，望之素和，但接觸後剛猛。茶為內功，無喧囂之形，無激揚之志。一盞淺注，茶葉在杯中徐徐展開。一縷縷熱氣冉冉上升，喝一口，苦中有澀，澀中有甘，生津、通氣、舒心、解乏。故茶是要慢慢品的。酒越喝越興奮，而茶越品越清醒。

　　優質的泉水，上等的茶葉，平和的心志，會將身邊的燈紅酒綠、車馬喧嘩趕走，超凡脫俗之氣隱隱襲來。酒是

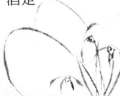

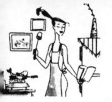

詩，茶近乎哲學，我們可以從李白的詩中聞到酒香，也可從莊子的文中品出茶味。酒是北京的故宮，茶則像蘇州的園林。酒是《英雄交響曲》，茶如《春江花月夜》；酒是紅燜豬蹄，茶則清筍蒸蝦。

茶中蘊詩情，人生如茶，初飲之味苦，久而覺其甘。對古人而言，茶氣猶如人之雅氣，故文人、僧人操課，隱士修心以及宴請貴客，家中酬賓，幾乎都無茶不成禮。唐代詩人齊已稱：「茶出詩魔亂，香瘦睡思經。」錢起《與趙莒茶宴》詩云：「竹下忘言對紫茶，全勝羽客醉流霞。塵習洗盡興難盡，一樹蟬聲片影斜。」茶也如人，也有品次高下之分。

要泡出好茶，還須上水（甚至波及燒水的柴），故有「八分茶，十分水」之說。上水首推山泉，故黃庭堅有詩云：「催茗飲，旋煮寒泉；露井瓶，寶響飛瀑。」採茶歸來後，「自汲香泉帶落花，漫燒石鼎試新茶。」秦觀也題詩云：「開瓶試，一品香泉，輕淘起，香生玉塵，雪濺紫甌圓。」宋代王質的詠茶詩中，述及真正的好茶須講季節：「梅花前，杏花後，色香味，三絕。」茶性溫寒，內斂土地之精華。越冬而發，自然味純，色淨，香幽，是為「三絕」。世人品茶，嗜趣各異。

唐朝的鄭谷，尤喜泡出的茶色，有詩云：「入座半甌輕泛綠，開緘數片淺含香。」沏茶之後，細觀其變化，尤其是色的變化，從中得趣。同時期的徐夤也留佳句：「巧剜明月染春水，輕旋薄冰盛綠雲。」清代的袁枚也是茶道中人，有詩云：「四銀瓶鎖碧雲英，穀雨旗槍最有名。嫩綠忍將茗碗試，清香先向齒牙生。」古之隱士往往才志高

遠,卻無人識荊,回顧平生竟無一餘物,在人生無常、無所事事的感歎中,所幸還有茶可煮:「與君對坐成千古,嘗盡冰泉舊井茶。」是無奈,也是超俗。

茶聯是傳統文化中一朵瑰麗的奇葩,古往今來,有不少膾炙人口的佳聯妙對。福建武夷山風景區有一茶聯曰:「九曲夷山采雀舌,一溪活水煮龍團。」遊者飽覽武夷奇峰秀水,歇足品茶賞聯,自然流連忘返。泉州市的一茶聯更是別致新穎:小天地,大場合,讓我一席;論英雄,談古今,喝它幾杯。四川成都早年有家茶酒鋪子,門上聯曰:為名忙,為利忙,忙裏偷閒,且喝一杯茶去;勞心苦,勞力苦,苦中作樂,再斟一碗酒來。

江蘇揚州市富春茶社有一茶聯曰:佳餚無肉亦可;雅淡離我難成。廣州著名茶樓「陶陶居」,有這樣一副對聯:陶潛善飲,易牙善烹,飲烹有度;陶侃惜分,夏禹惜寸,分寸無遺。聯內借用四個典故,皆在勸誡世人飲食有度,珍惜光陰,並巧妙地嵌入樓名。名茶西湖龍井產地有一名為秀翠堂的茶室,廊柱懸聯:泉從石出情宜冽;茶自峰生味更圓。該聯把龍井所特有的茶、泉、情、味都蘊寓其中,妙不可言。更為有趣的是一副回文茶聯,意境非凡,令人回味無窮,聯曰:趣言能適意,茶品可清心。倒讀則為:心清可品茶,意適能言趣。

茶謎也可覓茶趣。「草木有本心」,這大概算是我國最早的茶謎,是古代謎家巧擷唐代詩人張九齡《感遇》的詩句所配製的「茶」字。在我國及日本、韓國的許多地區,都有為老人祝壽贈送茶或茶字畫的禮俗,其實這也是一則絕妙的茶謎。

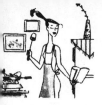

　　流傳在民間的口頭茶謎就更加豐富多彩，如：「生在山中，一色相同，泡在水裏，有綠有紅。」「雖是草木中人，樂為大眾獻身；不惜赴湯蹈火，要振萬民精神。」這些謎語不用揭底，你也能猜中是茶葉。同時，隨著茶葉品類及茶器茶具的發展，又派生出許多有趣的茶葉茶具謎語，如：「一出無腳雞，立著永不啼；喝水不吃米，客來把頭低。」謎底是茶壺。又如：「人間草木知多少」，即茶几。「山中無老虎」「植樹種草多提倡」，分別為茶名「猴魁」和「宜興綠」。由此可見我國飲茶習俗流傳的廣泛和普及。

　　更為有趣的還有些茶謎故事。相傳，在江南的一座古剎裏有個嗜茶成癖的老和尚，他與寺外一店主是茶友，也是謎友。有天夜裏，老和尚突然茶癮謎興皆發，便叫一啞巴小和尚頭戴草帽，腳穿木屐，代他去找店主取一件東西。店主見啞巴小和尚這身打扮，二話沒說便遞給他一包茶葉拿回去，老和尚一見茶葉不住點頭微笑。原來小和尚頭戴草帽，即是「茶」字的草頭；腳穿木屐，意指下面的「木」字；中間的小和尚自然就是中間的「人」了，合起來不正是個「茶」字嗎？

　　又相傳，有一次祝枝山去唐伯虎家，一見面唐便說：「老兄來得正好，我有一字謎，你能猜出我今天便請客，若猜不出，對不起，小弟就恕不接待了！」說完便吟出謎面：「言對青山青又青，兩人土上說原因。三人牽牛缺隻角，草木之中有個人。」祝枝山聽後不慌不忙坐下，敲了敲茶几，笑著說：「那就倒茶來吧！」唐知其已猜中，忙叫書童上茶。原來謎底正是「請坐奉茶」四字。

152

#### 4. 美食養生

（1）**飲食的作用**：飲食的作用有三個層次：

① 為了生存，這在溫飽時期是第一位的。

② 營養作用，滿足口福，即美食，這在溫飽向小康的過渡期是第一位的。

③ 防病療疾。科學飲食，吃出健康，吃掉疾病，是 21 世紀的重點。

在人們普遍重視和實踐營養學的基礎上的美食將帶來新境界，也帶來新的情趣，畢竟「民以食為天」，「食」對於生存、營養、口福都是基礎。

（2）**美食養生須知**：近年，美食家已由單純「品嘗」取樂發展到自炊取樂，他們意想中的美食經過親手烹調，即使不如名師高廚的手藝，但可享受自我實現、自我勞動之樂，加上品嘗之樂，滿足口福的同時又取得了營養，方有美食之趣。這需要做到下列數點：

① 戒暴飲暴食，也戒頻頻赴「連環宴」。輕則致病，不僅傷及腸胃，甚至成頑疾，或導致亞健康；重則危及生命，酒肉穿腸過，脂肪腹中留，甚至「疾患身上留」，何情趣之有？

② 飲食定時定量，可享節奏之美。

③ 合理搭配。「五穀為養，五果為助，五畜為益，五菜為充」的古訓仍是需要的。只葷不素不對，只素不葷也不對。

④ 注意飲食衛生。環境污染日益嚴重，從採購到洗滌、烹調都要環環重視衛生，不把毒素帶入體內。「病從口入」的不僅是病毒，還有眾多污染物。

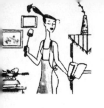

⑤ 合理烹調。

⑥ 瞭解食物的性能，注意互補搭配。

（3）皇帝御膳是「短命飯」：美食者的追求往往標榜御膳，但這卻是一大誤區。皇帝吃的飯食如何？不用說是山珍海味，飛禽走獸，龍肝鳳膽，滿漢全席……吃遍天下美味佳餚。但皇帝吃得好，卻未必健康。皇帝吃得多，卻未必長壽，也多不符合營養科學。

英國經過三個世紀的 151 歲的壽星湯瑪斯‧帕爾（他的頭像作為威士忌酒的標識），在家鄉施羅普郡過著與大自然渾然一體的生活，身體十分健康。皇帝想看看這位老壽星，就叫人把他接到倫敦皇宮，以宮廷最好的食物招待，大魚大肉，老人從沒吃過這麼好，這麼多的山珍海味，這下子可天天大飽口福了。殊不知吃了半個多月，便一命歸西了。

相傳日本也曾有一位 140 多歲的壽星，天皇為研究和學習其長壽的真功，請他進了皇宮，飽食月餘也一命歸西。御膳為何不利於健康長壽呢？

① 食太精：皇帝吃的東西都要精挑細選，大米要最好，麵粉要最白，牛、羊肉要最肥，蔬菜只要其中菜心部分，表皮、根部等富含纖維的部分都不要。實際上，很多蔬菜水果的葉、皮、根的營養特別豐富，米皮麩皮的營養相當高，而且還有醫療價值。這樣就把最有營養的精華都給去掉了。

② 食太多：皇帝的御膳分正餐和零食小點兩種，正餐共 100 多種，小吃也不下幾十種。皇帝的胃可不是帶電腦的「鐵磨」，可以磨掉那麼多食物，就是鋼鐵的胃也要磨

壞的，所以早把胃給磨壞了。事實上，皇帝生胃病的還真不少。

③ 做得細：也即吃得太細。皇帝的御膳對做菜非常嚴格，有許多規定，比方，清朝宮廷做菜，要求對原料進行摘選，挑、洗、涮、製都要經過一道道檢查關口，洗—切—驗—收—配菜—送菜—太監，這樣繁雜的手續，把好端端一道菜百般折騰，全無新鮮之覺。大自然的植物原本就是天意，不需要精工細做，程式少一點，反而能保持菜的原汁原味，這正是目前「回歸自然」觀念所熱烈追求的，既可保持營養，又提倡生食。但御膳卻直接違反了這些原理。

④ 御膳的規矩太繁雜，皇帝的御膳廚師，打雜的好幾百人，每次用餐都有幾十個太監專門侍候，這麼多的菜，這麼多的人圍著皇上一個人吃飯而用心計，這種繁規褥節讓皇帝自己把自己折騰壞了。吃一頓飯如此，更不用說皇上的行動，朝事，外出要費多少環節、周折了。一句話，御膳，累！皇帝吃盡天下美味，但卻長期不能接近大自然鮮美的營養佳品，這種御膳，偶爾一吃，倒還覺新鮮，但卻不是美食，若長期享受，不短命才怪呢。

## (三)休閒添樂情趣———花、鳥、魚、寵物、玩石

### 1.花草養生

花是美的象徵，愛美之心人皆有之，因此愛花者最多。隨著生活水準的提高，養花、種草、植樹已成為人們生活中不可缺少的內容。

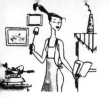

養花不僅可以美化環境，而且可以陶冶情操，豐富文化生活。但愛花和自己動手養花，把花養好之間尚有一段距離。因此，愛花須先知花，這又是一門科學，會使您增加智慧，活躍大腦。知花而養好花，又會帶來成就感和欣慰感。

（1）賞花養生：知花，養花，品花，自古有之。工作之餘，節假日或清晨，飯後，總喜歡踱步於園林，徘徊於花前，盡情觀賞花卉的色、香、韻、姿。無形中陶冶了性情，增添了歡樂。

比如，雪中紅梅，給人以堅忍不拔、不屈不撓的形象，使人處逆境而奮發，順境時則「俏也不爭春」「待到山花爛漫時，它在叢中笑」。籬邊鬥霜的菊花，氣節高潔，使人肅然起敬，「待到來年八月八，我花開放百花煞，沖天香氣透長安，遍地都是黃金甲」。至於「出污泥而不染，濯清漣而不妖」「亭亭玉立，不蔓不枝」的蓮花，更令人敬佩神往。豔紅的石榴花，會使人產生熱情興奮的情緒，潔白的丁香花似乎賦有悠閒淡雅的氣質。

古往今來，無數騷人墨客、詩人雅士為花卉賦詩抒懷，寄託情思。然而，花卉作為養生保健、獲取健康的手段卻鮮為人知。其實，古人很早就認識到了這一點。

晉代左貴濱在《鬱金頌》中寫道：「伊有奇草，名曰鬱金，越自殊域，厥珍來尋，芳香酷烈，悅目怡心。」已認識到花卉有「悅目怡心」的功效了。晉代嵇康不僅認識到花卉能作用於人的精神情緒，還認識到不同的花卉會產生不同的效果。他在其《養生論》中明確指出：「合歡蠲忿，萱草忘憂。」清代吳師機更進一步闡述花卉養生的道

理，在《理瀹駢文》中寫道：「七情之病也，看花解悶。」現在發展到花卉療養。所謂「花卉養生」就是利用鮮花美麗的顏色，美妙的姿態，宜人的芳香對人的身心美化淨化的作用，促進身心康樂的養生法。

花卉養生的作用有：

① 由色、氣、形態作用於人的情感，蓮花潔白，綠葉如碧玉，給人以高雅清爽之感；牡丹華貴豔麗，使人熱烈、歡欣；文竹纖細寧靜，給人以飄逸淡雅之感；六月雪那雪青色的繁密小花，則形成一幅怡靜自然的圖畫。至於花卉枝葉的綠色，則是保護眼睛，調節精神的最好底色和基調，能給人以安全寧靜感，綠象徵著生命，是「生命之色」。

② 許多花卉的香味對人的身心有益，桂花香沁人心脾，舒心暢感，並能清除疲勞；薄荷香有殺菌作用；菊花等花卉還可吸收氟化氫、汞等毒氣；天竺葵的花香可使人安定鎮靜，促進睡眠；迷迭香的芬芳可減輕氣喘病症狀；薰衣草的花香對神經性心動過速的人有安定和鎮痛作用。

有些花形態妖嬈，但香氣有害，如夾竹桃，紅花綠葉，令人喜愛，卻污染空氣，可引起呼吸道和消化系統的癌症；夜來香放在室內，夜間花開香氣四溢，排出大量廢氣，雖可驅蚊，但使高血壓和心臟病患者感到鬱悶。

花卉養生要根據個人具體情況選配：

① 老人養生益神花卉：牡丹花、芍藥花、玫瑰花、水仙花、月季、茉莉、五味子、桂花等。

② 兒童養生益智花卉：菊花、薄荷、桂花、天竺葵、月季、玫瑰、荷花等。

157

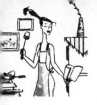

③ 解除抑鬱、改善情緒花卉：石榴花、月季花、桃花、桂花、木芙蓉、凌霄花、鬱金香、梔子花、水仙花等。

④ 安神鎮靜花卉：合歡花、菊花、水仙、蘭花、蓮花、天竺葵、玫瑰花等。

⑤ 安神定志花卉：梅花、菊花、迎春花、水仙花、山茶花等。

⑥ 殺菌消炎花卉：玫瑰花、茉莉花、梔子花、桂花、木蘭、水仙花、山茶花等。

⑦ 散寒興奮花卉：丁香花、茉莉花、石榴、牡丹、月季等。

⑧ 清熱寧靜花卉：荷花、蘭花、水仙、玉簪花、迎春花、山梔花、木槿等。

⑨ 清熱散瘀花卉：紅花、石榴、杜鵑、芍藥、凌霄花等。

⑩ 醒酒花卉：芍藥、薄荷、荷花、葛花等。

（2）園藝養生：種花、澆花是一種娛樂和享受。這在民間一直流傳著許多諺語，如「花中自有健身藥」「養花乃雅事，悅心又增壽」「養花種草，不急不惱，有動有靜，不生雜病」等。的確，園藝是一項有趣又有益的活動，聞著沁人心脾的花香，看著賞心悅目的花色花姿，培土、澆水於花叢之中，在勞動中得到真的享受。看到自己的勞動成果，加上家人的喜悅，鄰居朋友的讚譽，「花翁」能不快樂生趣嗎？

種花可增加活動量，鍛鍊身體於情趣之中，同時也調劑了心理。對神經症、高血壓、心臟病患者，在病情穩定

的情況下，適當的進行園藝勞動，可恢復心臟功能，改善心腦功能。並可轉移意念，增強戰勝疾病的信心，緩解緊張情緒，改善大腦皮質功能，啟動大腦潛能，使睡眠趨於正常。對於老年抑鬱、孤獨症者，參加園藝勞動後，生活中有了樂趣，不再感到閑得無聊，寂寞孤獨感也隨之減輕。從自己精心照管的花木茁壯成長、開花結果上，可意識到自身的作用與價值，產生勝利者的喜悅。古之花翁都道：「今年花比去年好」「來年花更好」，大大激發人們對未來的嚮往之情和節節向上的意境。

花草樹木生長之處，空氣清新，負離子多，使「花翁」經常生活在空氣清新的環境中，可得到充足的氧氣，加上心情愉快，會有效地提高免疫功能，協調神經功能，為防癌防病打下了基礎。

（3）花香養生：由嗅聞花的香氣來養生保健，不同於花卉養生。同是紅花綠葉的花卉，由於品種不同，散發的香氣及分泌的揮發性物質也不相同，因而對人的身心影響也不相同。這在古代即有所認識。如三國時代的名醫華佗，曾將丁香、香草、檀香等嵌入綢絲袋內，讓病人嗅聞以治肺癆等病，這是有關花香養生保健的最早記載。以後歷代醫家也有應用此法的，但用途不廣。

直到現代，花香養生治病才受到國內外醫學界的重視，並得到大的發展。如前蘇聯的塔吉克斯坦共和國建立了一些花香醫院，患者到此求治，既不用打針，也不用吃藥，更不用開刀手術。醫護人員把患者領到特定的治療花園裏去聞花的香氣。這種經過呼吸系統而調整人體功能的方法，尤其適合調治亞健康人群，例如疲勞、焦慮、憂

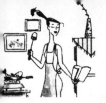

鬱、社交障礙、性功能失調等。

　　目前臨床醫生束手無策之「疾」可用「氣味療法」來調治，當然對已病也有作用，臨床試驗證明，15種花的香氣分別對心腦血管疾病、氣喘、高血壓、肝硬化、神經衰弱等病症有較好的療效。

　　那麼，花香是怎樣作用於人體的呢？香氣何以會有那麼多的保健治療作用呢？香氣雖然看不見，摸不著，但它其實是物質性的。如果把花香收集在管內，再把它進行低溫處理，就可看到有油滴狀的東西出現，這就是花卉的「精油」。對「精油」進行氣相分析、檢測，就可得知香氣的化學成分。例如玫瑰精油，即人們常說的玫瑰香精，經測定後得知，它含有60%的香茅醇、15%的牝牛兒醇、1%的丁香油酚以及茅樟醇等幾十種化學物質。

　　香味是如何產生的呢？據研究，在花瓣內有一種「油細胞」，由光合作用，能夠分泌出「芳香油」。這種芳香油容易揮發到空氣裏，若有陽光照射，則揮發得更快。因此在晴朗天氣裏，會使人感到花香更濃烈，「花氣襲人知晝暖」了。有些花卉不含芳香油，而含有一種「配糖體」或稱皂苷，本身無香味，但在分解時便散發出香味來。一般情況下，花卉的香氣以游離狀態彌散於空氣中，大多是由人們的嗅覺，讓人聞瓣知香的，並由鼻子吸入體內而發揮多種作用，也可由皮膚的吸收作用，使香氣作用於人體。

　　花香養生有以下途徑：

　　①賞花聞味：選好所需花卉，在室內放置3～5盆。既賞心悅目，又可聞其香，為花香養生最好的方法。還可

隨時更換品種。過去受季節、地區的限制，推廣受限，現已可溫室栽培，或用基因方法培育的季節品種，可使人們更廣泛地受益。

②香袋：將所選的花卉乾品，裝入香囊內，懸掛於室內，或佩戴於身上。

③香枕：將所選花卉乾品裝入枕頭內，睡時枕之，香氣可作用於頭，又能聞其香。

④香精：將花提煉為香精，雖不及自然花香好，但效果卻基本相同。其優點是簡便經濟，不受季節、地區的限制。各種香精的科學組合，置於精美的瓶中（類似過去的鼻煙壺），佩戴於腰部、頸項等處，可開蓋聞香（氣味），或抹於鼻黏膜，可解毒、解疲、解憂、解焦、解酒、助性等，利於調治亞健康。

⑤花瓶：將所選花卉的切花插入花瓶中，置於室內，兼起裝飾、美化作用。

⑥香脂：將喜愛的花香，置於潤膚劑中，可香肌膚。

（4）**樹林養生**：一提起樹林，人們便會聯想到鬱鬱蔥蔥，萬木競秀，欣欣向榮而又幽遠寧靜的大自然。進入樹林，馬上就感到爽人的涼蔭，清新的空氣，賞心的顏色，悅目的樹姿。特有的氣息，悅耳動聽的鳥聲，讓人流連忘返。此情此景曾激發許多文人墨客的文思。唐朝詩人杜牧曾寫道：「停車坐愛楓林晚，霜葉紅於二月花」。僅用數筆，便把樹林的景色及遊林人的心情全都表達了出來，成為千古傳誦之作。

古人不僅知道樹木森林有利於身心健康，怡情益智，還認識到它能治療疾病。西漢名士枚乘的《七發》一文中

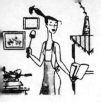

記載：楚太子有疾，吳客為之治療時講，「遊涉乎雲林，周馳乎蘭澤，弭節乎江潯」可以「陶陽氣，蕩春心」。明代龔廷賢在《壽世保元》中明確指出：「山林逸興，可以延年。」清代浸士輯的《水邊林木養生》，乃林木養生專著。到了近代，樹林的作用越來越引起醫學家的重視，也引起世界各國領導人的重視。它利於身心健康，更關乎大自然的生態平衡和人類的命運。

①樹林是「地球之肺」，是一座巨型氧氣加工廠，除淨化空氣外，還可製造氧氣。人們進入樹林，猶如進入一個大氧氣艙，接受「氧氣治療」。

②樹林也是天然的龐大的吸塵器，對空氣中的灰塵、粉塵有良好的過濾和吸收作用，並能阻擋工業粉塵向空氣中彌散。

③樹林也是空氣淨化器，臭椿、銀杏、棕櫚、松樹、柏、石榴等都能大量吸收二氧化硫等有害氣體。

④樹林還是氣溫氣濕調節器，樹林中空氣溫度要比城市低38％，加之樹林可遮擋太陽輻射的80％，繁茂的樹葉可將水分蒸發到空氣中，故樹蔭之下涼爽舒適。一些樹木，如松、柏、香榧等的樹幹、樹枝散發的芳香物質，稱為松節油，其中含有大量的「樹木維生素」（又稱「松樹維生素」），具有強力的殺菌防腐作用，吸入人體後可淨化血液，防止黏膜發炎，並能提高人體細胞的活性和人體組織的抗病能力。經常到樺林中散步，做深呼吸，大量攝入「樹木維生素」，有助於防病健身，延年益壽。

⑤樹林還具有清除噪音的作用，雜訊是新的公害，樹林對聲波有散射作用，故樹林裏有一種「特有的寧靜」，

可使人頓覺耳目清靜舒暢。

　　⑥ 樹林的空氣中含有大量負離子，可促進人體新陳代謝，降低血壓，提高人體免疫機制。

　　⑦ 繁茂的樹葉的綠色，造成了「綠海」，綠色能給人以溫柔舒適、寧靜之感。新近研究表明，樹林還可改變性格，使膽小寡言的兒童變得樂觀自信，尤其可清除城市居民的緊張感，故許多國家正在興起「森林療法」。人們渴望回歸自然，而樹林是大自然的有機組成部分，城市居民應設法多植造樹林，至少多接觸樹木，久之會生出天然的情趣。

　　（5）盆栽養生：

　　① 形態美：樹木花草都有其固有的姿態。將其移栽於盆中，加以適當的剪裁，但應維持它的原來風貌，顯出它本來的美。

　　幹木挺直的，栽到盆中，仍應保持挺直。分枝屈曲的，仍應使之屈曲。屈曲的形式不一，或呈波曲之美，或呈波浪形，或作蛇形，或先俯而後仰，或先仰而後俯，依各人所好而決定，心中的屈曲之美，在自己手中變成現實，更會產生情趣。

　　樹幹的裂紋也可生趣，樹木年幼時，幹多光滑，年稍老，便起龜裂。裂紋有縱的，也有橫的，若嫌「老態」不夠，可人工雕琢，使幹顯出古老。這需要技巧，若無此能力，還是不動為妙，以免弄巧成拙，破壞了天然和自我情趣。枝葉的疏密也可成趣，枝葉若是闊大的，栽在盆中，宜加修剪，使成稀疏狀態，才有雅致。常人總以稠出為佳，實在是不知其中的雅趣。若枝葉是狹小的，修剪也不

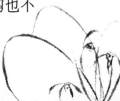

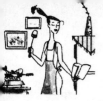

必過分，樹木的年齡過久，枝蔓便隆起地面，盤曲為龍蛇狀，形狀奇妙，很有美的意味。

②色彩美：先談樹冠的色彩，樹冠的色彩可支配全株的色彩，除冬季落葉時色彩稍異外，大都是綠葉蔽滿全株，所以樹冠的色彩受葉色的支配。凡葉薄而透光的，便呈黃綠色，葉經光線直射，便顯綠色，有時呈深綠色，有時現淡綠色。可見，樹冠的色彩，因為光線的大小，無時無刻不在變化中，有心人如果細細加以觀察，自能心領神會。再說葉片的色彩，葉片薄的，呈黃綠色；質厚的，呈濃綠色；有毛茸的，色彩便很特殊；葉面有革質的，便發出閃閃的光澤；如葉帶有色彩的葉柄，色調比沒有葉柄的悅目得多，便顯出赤青色或赤褐色來。

枝幹也有色彩，稚嫩時，都呈綠色，年老一些的，樹皮常剝落而起龜裂，色澤便有變化。色澤因樹而異，灰白色（如白皮松）、淡綠色、淡灰褐色（如銀杏）、茶褐色（如紫薇）、青翠色（如翠竹）等，葉稀後，色彩將更為顯著。花果的色彩更為誘人，只要培養得法，沒有不開花結果的。當開花時節，滿樹皆花，五彩繽紛，好似披錦，燦爛奪目，耐人賞玩。花後結果，色澤明媚，雜綴枝頭，大快朵頤。

③天籟美：這是高級的「動態美」，表現在枝條的顫動和葉片的發聲。樹枝的顫動足以表現樹體的美態，如楊柳依依，白楊蕭蕭，都是形容它的美。因為枝動，葉也飄拂，色彩便隨之而起變化。葉片因枝動而動，相互摩擦便發出葉聲。

松樹的梢謖謖如波濤，乃有「松濤」的雅名。白楊的

葉簌簌有聲，故有「響葉」的美稱。盆栽之株於微風拂來之時，也會顫動與發聲，細心的人也能享受其趣。

④ 季節變化美：各部形態在一年中均有變動，產生了變化美。當大地回春之時，萬木蘇醒，萌發新芽，由芽而葉，由葉而枝，枝間發花，花後結果，變化不斷，其味無窮。葉片色彩也在轉換，春時嫩綠，夏令濃綠，秋季赭紅，入冬焦黃，四時不同。就是同一種樹木，在同一季節中，也因樹齡而有異，美的價值可更增高，這種時令節律之美，才是天然韻味。

⑤ 年齡變化美：形態和色彩也隨年齡的增加而起變化，幹木挺直的，年深日久後，形成屈曲凹凸的狀態，根也日漸隆起，大有蒼古的意味了。葉的變化也值得玩味，稚嫩時，葉之色澤較淡，成年後，便變濃綠，質也變成堅硬。枝幹的色澤年齡愈久，色也愈深，而蒼苔密佈，更顯老態。

培養盆栽是一種情趣，而觀賞盆栽更是一種享受，學會「賞」便得趣。每人可摸索出自己的賞法，這裏僅以賞菊為例，其他讀者可以此類推。梅、蘭、竹、菊並稱「四君子」，賞菊為歷代所倡。古詩詞中說的「共坐欄邊日欲斜，更將金蕊泛流霞。欲知卻老延齡藥，百草摧時始起花」（宋・歐陽修），「南洋甘谷家家菊，萬古延年一種花」（清・鄭板橋題《甘谷菊泉圖》）都是賞菊者陶醉於菊海花香中的有感而發。花香由口、鼻、身進入體內，起到益智健體的作用。賞菊養生法有以下幾種：

① 菊牆賞菊法：兩人在菊花編織的牆邊對站，閉目，立一分鐘，而後一人揮舞手臂將菊香扇開，另一人靜心體

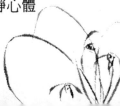

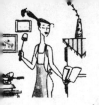

會。

②邁入菊海法：自距菊花組成的院了或菊牆十步處開始，閉目或微閉目，慢慢走進菊院或走向菊牆，體會邁入「菊海」的感覺及菊香對身心的影響。

③菊海吐納法：邁入菊海後，閉目、全身放鬆，做七次深長細勻的呼吸，體會納入菊香對體內之影響。

**2. 賞鳥養生**

鳥類是大自然的重要組成部分。科學家說，自然界中若沒有了鳥囀蟲鳴，則將成為遠古時期的「寂靜的世界」。鳥的詩，鳥的歌，鳥的舞，鳥給人類帶來了春天的音韻，春天的色彩。鳥類的身上蘊藏著許多「藝術細胞」，啟迪和豐富了藝術家創作的靈感，鳥類成了許多不巧的詩篇、動人的歌舞、魅力永恆的繪畫的創作源泉。

（1）**鳥詩養生**：歷代文人墨客在鶯啼燕語，鴻雁南飛的啟示下，以多彩的筆觸，生動如詩的語言，從不同角度描繪著，寄託情思，抒發感慨。

《詩經·鄴風·燕燕》篇中就有「燕燕於飛，差池其羽」的詠歎。唐代大詩人杜甫留下了「細雨魚兒出，微風燕子斜」「自去自來梁上燕，相親相近水中鷗」等具有鮮明動態特點和過人藝術魅力的名句。

「花褪殘紅青杏小，燕子飛時，綠水人家繞，枝上柳棉吹又少，天涯何處無芳草。」是蘇軾描繪的暮春美景。杜甫還為黃鸝和大雁留下了千古佳句：「兩個黃鸝鳴翠柳，一行白鷺上青天。」「映階碧草自春色，隔葉黃鸝空好音。」韋應物的「獨憐幽草潤邊生，上有黃鸝深樹鳴」，也是千古傳誦的詩句。

　　白居易的「梁上有雙燕」「銜泥兩椽間，一巢生四兒」「辛勤三十日，母瘦雛漸肥」「須臾十來往，猶恐巢中饑」寫盡育兒的艱辛。他還有一首「烏夜啼」的詩，描寫「慈烏失其母，啞啞吐哀音，晝夜不飛去，經年守故林。夜夜夜半啼，聞者為沾襟」，並勸人盡孝。不然「嗟哉斯徒輩，其心不如禽」了。

　　將鳥類人格化，說明禽鳥也有親情，人類應從中受到啟迪。白居易在《長恨歌》中描寫唐明皇與楊貴妃的愛情宣誓也用了「在天願做比翼鳥」的譬比。至於鴛鴦的愛情更是盡人皆知。

　　一些具有遷徙習性的候鳥，可引起人們的懷舊之情。有一首「燕雙飛」的歌詞，描寫得十分細緻，頗有欣賞品味價值：燕雙飛，畫欄人靜晚風微，記得去年門巷，風景依稀，綠蕪亭院，細雨濕蒼苔，雕梁塵冷春若夢。且銜得泥，重築新巢傍翠幃。棲相隱，軟語呢喃話夕輝，差池雙剪，掠水穿廉去復回。魂縈楊柳弱，夢逗杏花肥。天涯草色正芳菲。樓臺靜，簾幕垂，煙似織，月如眉。豈奈流光速，鶯花老，雨風催，景物全非，杜宇聲聲喚道：不如歸。

　　（2）鳥歌養生：「林間歌手」柳鶯那激昂洪亮的聲調，燕子啁啾的喃喃細語，畫眉的宛轉悠揚，百靈鳥的圓潤優美……都可把人們引入美妙的音樂領地。德國音樂家海頓的《鳥兒四重奏》以四件樂器模仿枝頭群鳥的鳴聲，曲調特別甜美。貝多芬的《田園交響曲》，用長笛簧管模仿夜鶯、布穀鳥，奏出優美的田園風情。我國的笛子曲《百鳥行》、二胡曲《空山鳥語》、古琴曲《平沙落雁》

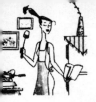

以及民族器樂曲《百鳥朝鳳》更是創造出百鳥齊鳴的幽然意境。

（3）鳥舞養生：鳥兒那千姿百態的體形，充分顯現出大自然的造化之美。自古以來，花鳥就是入畫的最佳題材，是歷來舞蹈家設計舞蹈動作的靈魂源泉。著名的芭蕾舞劇《天鵝湖》中的天鵝姑娘，便是仿效天鵝那優雅姿態創造的美與善的象徵。民族舞蹈家刀美蘭的孔雀舞，跳出了傣族少女秀美的風韻。白族的鶴舞，藏族的金雀舞，納西族的雲雀舞，拉祜族的鵪鶉舞、畫眉舞等，都是優美的仿鳥舞蹈。

（4）鳥畫養生：鳥兒那千姿百態的體形，充分顯現出大自然的造化之美，是繪畫的創作源泉。「遠看山有色，近聽水無聲，春去花還在，人來鳥不驚。」這是小學語文課本中一首題為《畫》的詩。「落霞與孤鶩齊飛，秋水共長天一色」「千里鶯啼綠映紅」等一幅幅花鳥圖畫，山清水秀，鳥語花香，美的環境，雅的情趣，高的意境，薰陶著人的品格，純潔著人的心靈。

（5）到大自然中去賞鳥：我國籠中養鳥的歷史久遠，秦漢以後，武將及獵人開始馴養猛禽，用來狩獵。唐宋時期，宮廷和官宦富貴人家，競相飼養珍禽，如鸚鵡、畫眉、百靈等，作為玩物，裝點門庭。明清之際，養鳥之風漸盛，少數百姓也以養鳥為樂，清末民初，幫會盛行，一些「安清幫」的頭領，封建把頭和流氓頭子，往往嘴裏叼著煙斗，手擎鳥籠，把放風遛鳥作為他們特有的標誌。改革開放以來，一部分人富了，有了閒情逸興去玩鳥。許多離退休的老同志，為歡度晚年，也把家庭養鳥作為一種有

益於身心健康的愛好。

　　然而，科學家卻認為：鳥不宜籠養，養鳥也會帶來許多危害。動物保護協會也規勸人們不要把鳥束縛於籠內，使其失去天性。

　　有一歌劇，敘述一小孩將鳥捉來關在籠中，致使「母女」骨肉分離，老鳥終日盤旋於籠外，小孩終於醒悟了：「將心比心，大家都是一樣，假若我不見了，我的母親怎麼辦？一定要發慌，哭哭啼啼不能起床。」「再如我自己，關在一間屋子裏，到了那時候，不容不著急」。現在這兩隻鳥「母女兩分離，飛不齊，叫不齊，兩條性命都在我手裏，再不放出來，我的良心也不安」。最後以「母女」相聚的喜劇作為結局。此劇盛行一時，頗有教育之功。

　　還有一首歌，也是極力形容被關之鳥失去自由之苦：金絲籠中金絲鳥，錦衣玉食養得嬌，掛在繡樓間逗主人笑，隔著細雨啁啾，束縛太苦惱。問小鳥，妄自聰明，為何不想出逃，你不見郊外春光好？桃李爭妍新裝嬌，蝴蝶雙雙舞輕飄，不如振翅衝出那黃金籠，海闊天高任逍遙。

　　鳥是人類的好朋友，它捕食害蟲，保護森林和莊稼，是林糧的衛士。籠中鳥不能回歸大自然，失去了覓食害蟲的機會，削弱了滅蟲抗害的力量。鳥類在自然界自由活動，才好交尾，產卵，孵雛。一隻雌鳥一年內最少孵一窩雛，每窩有4～5隻。而籠中鳥便失去這一機會。鳥類還可傳播種子，有時你會看到，千年古塔、城牆、屋頂之上，高山絕頂，懸崖石縫中生長著不少樹木和花草，那綠色植物種子的傳播者就是鳥類。

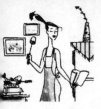

　　我們生存於大自然的懷抱中，理當熱愛大自然，保護大自然的一花一草一鳥一獸。近年來，鳥類在逐漸減少，有的將要絕種，不應再繼續濫捕鳥類來飼養。再說，籠養鳥因污染室內的空氣而有害於健康。籠養鳥產生的畸形反應物（異型物）、塵埃、細嫩鳥毛等，吸入肺部後，人體的紅細胞便部分失去攜氧功能，還可引起免疫功能受損，從而導致肺癌等疾病。

　　據荷蘭科學家研究，有養鳥癖且長期將鳥籠置於室內的人，進入老年後期，患肺癌的概率比一般人大 7 倍多。還有鳥體所帶的病原體，可感染人體，導致咽喉疼痛，食慾不振，發熱，畏光，頭痛，甚至死亡。

　　家中養鳥最常見的是「鸚鵡熱」和「鴿子肺」。「鸚鵡熱」是由「鸚鵡熱」衣原體引起的一種傳染病，症狀是先冷後熱，繼而咳嗽，鼻出血，有的還發展為肺炎。值得注意的是不僅鸚鵡能傳染此病，家禽和其他鳥類都是病原體的中間宿主，已從相思鳥、食雀鷹、紅雀、鴿、火雞、鴨等 19 種鳥類體內分離出這種病原體，傳染途徑是空氣塵埃、鳥糞等。鴿子肺是一部分人對鴿糞的異型蛋白或鴿羽粉塵過敏引起的外源性過敏性肺炎。鴿糞中還有一種隱球菌，可誘發隱球菌腦膜炎，對人危害也很大。

　　您愛鳥嗎？您想欣賞鳥嗎？還是到大自然中去欣賞吧，在那裏不但有可愛的鳥，還有「人體維生素」負離子，還有春光明媚，鳥語花香，也是有益於身心的鍛鍊機會。您對鳥類瞭解得還不多嗎？隨著社會的進步，人類文明的增進以及自己年齡與知識的增加，您將會發現鳥類與人生的密切關係，從而從鳥類身上獲得樂趣。要知道，鳥

類自古即為人們的覓趣之源，隨著「回歸自然」，您將會發現鳥類是大自然不可分割的一部分。

### 3. 賞魚養生

魚與鳥一樣，千姿百態。魚的種類更多，體形姿態更是千變萬化。你一定到過水族館、海底世界，是否因享不盡的魚之趣而流連忘返？就是那大飯店、大餐館水族箱的各種魚也逗人喜愛，其中有的是佳餚，有的則是為了吸引顧客而養殖供賞的珍貴品種。當然，您也可把魚養在家裏來好好欣賞。為迎合人們愛魚日甚之心，千奇百怪的熱帶魚，觀賞魚品種愈來愈多地出貨，供您選購，而家養最多的卻是傳統的金魚。

金魚是名貴的觀賞魚類，中國是金魚的故鄉。中國的金魚在 1502 年最先傳入日本，1611 年後到達葡萄牙，1728 年在荷蘭，金魚人工繁殖成功，從而遍及歐洲，1878 年傳入美國。今天，金魚已遍及全球，給世界各國人民留下了美好的印象。

工作勞動之餘，悠閒地於魚缸、魚池旁觀賞，精神可為之一振。著名作家葉聖陶，在他的日記中曾寫道：「得同學所贈金魚，大小將三十尾，品種頗繁，分成四盆，即置於餘室前之庭院中，暇時觀玩，亦愛可喜，墨顧而樂之。」金魚以它獨特的色彩，優美的體態，妖嬈的游姿，吸引著人們。世界上還有眾多以金魚為題材的寓言、童話、小說和詩歌，金魚被描繪成美麗幸福與和平的化身。

我國城市中，金魚已成為人民點綴和美化生活不可缺少的部分。許多庭院，大都養一兩盆龍睛或絨球，十幾個品種養殖普遍。一些公寓樓房，由於綠化受局限，玻璃魚

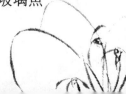

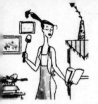

缸成了不可缺少的擺設，既是娛樂休息的對象，又能調節室內溫度和濕度。各城市的公園裏大都有金魚飼養場，四時不斷，供人觀賞。

### 4. 寵物養生

寵物有靈性，寵物通人性，寵物益身心，寵物解孤寂，寵物助身份。近年來，愛寵物的人愈來愈多了，有的是由於某種需要，有的則純粹為了喜愛。愛寵物者已不只是老年人，各年齡段的男女都有。有的對愛寵物的人的健康、壽命作了研究，發現比有相同情況的不愛寵物者健康、長壽。但客觀地分析，愛寵物有利也有弊，只有愛寵物適度，才會有益於身心健康。

美國加州大學公共衛生教授兼心理學家席格爾博士，透過對 1,000 名患者考察所作的一項報告稱，飼養寵物的老年人常能遠離醫生，較少去看病，而未飼養寵物者則相反。世界衛生組織預言，21 世紀有四大瘟疫威脅著人類，那就是愛滋病、香菸、癌症和家貓。因此，飼養寵物者必須給寵物注射防病疫苗，適時洗澡，適時餵養，並讓其形成良好的大小便習慣。尤其要避免在睡眠時與寵物同室，被寵物咬、抓傷後，要立即沖洗傷口，擠除瘀血，此為急治秘術。

適度愛寵物，是能達到養生的最高境界。

聞名中外的女作家「世紀老人」冰心居人生末年時，依然精力旺盛，筆耕不輟。1995 年，即她 95 歲那年，被評為「全國十位華夏女壽星」之一。人們問起老人的長壽之道，她身邊的工作人員說：「老人除了注意起居飲食，經常散步之外，還有一個就是愛貓，愛一切有生命、有價

值的東西。」冰心老人卻說：「我確實沒有特別的養生之道，就是心裏豁達一點，從不跟人計較。生命的每一天都是新的，十幾年前我說過，生命從 80 歲開始。」她晚年還養著那隻 12 歲的波斯貓，這隻貓長得特別逗人喜歡，它個大體壯，一身亮晶的白色，蓬鬆如雲，走路、跑跳動作輕捷靈敏，猶如田徑場上的低欄賽跑冠軍，顯出一副鬥志昂揚的氣派。可是，當它在冰心老人面前得寵撒嬌時，卻顯得格外的溫馴和嬌嗔，逗得冰心老人心花怒放。令冰心老人愉悅的是，每逢她看電視，這隻波斯貓總是提前來到螢幕跟前，迎候主人的到來。每當螢幕上出現色彩和圖像時，它總是蹲在一旁，陪伴主人看。當冰心老人離開時，它又搖搖尾，用爪子洗洗臉，送走主人。更令主人愉悅高興的是，每逢攝影師來給冰心老人拍照時，它早已投入主人的懷抱，與主人一起攝入鏡頭之中。

1995 年，冰心老人在北京醫院治療時，也把可愛的波斯貓帶在身邊。貓仍時常跳在茶几上，陪伴主人接待客人。有一天，波斯貓被鄰近的一個小學生抱走了，冰心老人一時見不到自己心愛的寵物，飲食不香，睡眠不寧，血壓也升高了。後來，工作人員貼了「尋貓啟事」，那位小學生主動把貓送回來，冰心老人才又露出了笑臉。「長壽維生素」又在冰心老人體內發揮著作用，讓老人懷著一片愛心去寫人間的事情。

### 5. 玩石養生

提起愛石，曹雪芹可說是個典型了，《石頭記》（《紅樓夢》）的扉頁上還有他作的《頌石詩》，此詩足以說明石趣，「愛此一拳石，玲瓏出自然；溯源應太古，

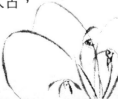

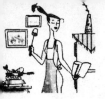

墮地又何年？有志歸完璞，無才去補天；不求邀眾賞，瀟灑做頑仙。」

　　大自然中的石頭經過長期的地質變遷和風水的侵蝕，形成了千奇百怪的形態和千變萬化的紋理，只要細心觀察就會發現石中的詩情畫意，這種「發現美」會給人帶來無限的欣慰。尋石、藏石是一種樂趣，玩石、賞石、評石、研究石頭又是一種養生的方法。

　　奇石是一種發現的藝術。石的品格是客觀的，有豐富的內涵，只能發現而不能創造，只要掌握尋石特點和規律，就能得到奇石珍品。

　　尋覓奇石有四大要素，即造型、質地、色澤、紋理四個方面。造型美要求形奇而完整，無碰傷痕跡，有自然孔，凹凸，形成自然彎度者為上品。卵石要有明顯的花紋，石頭的質地要細膩，硬度較強。一般石質較好的，色澤也就好，色彩美與質感美的關係極為密切，石以深色古樸為優，淺色石應能表現清秀的氣質。

　　大自然中的石頭豐富多彩，收藏起來比玩字畫、古玩、珠寶翠鑽等經濟實惠得多。但尋石要有不怕苦累、不怕風雨的堅強意志，從另一個角度看，也是身體和意志的鍛鍊。當您跋山涉水，在山川間細細尋覓時，既呼吸到大自然的新鮮空氣，又鍛鍊了體魄；既欣賞了自然界新奇與無窮的變化，又陶冶了情操，起到修身養性、身心雙健的作用。覓石、品石都在取其自然、用其自然、回歸自然、欣賞自然，把人的精神與大自然融為一體。觀石、賞石、玩石、讀石，情溢於石。

　　尋覓奇石的過程是不斷學習知識的過程，瞭解石頭的

中醫三補養生——神補　食補　藥補

品種，如岩漿石、沉積石、變質石等，可以瞭解地質演變、化學溶解等知識。一塊花石頭經過審美、配座、組合、命名等，便賦予石頭藝術的生命。這就需要你不斷提高美學、文學、工藝美術、文化藝術等各方面的素質。另外，做好尋石的資料記錄，注明地點、時間、品種、特點、優劣、估價等，也是一本珍貴的旅遊日記。

## (四) 增知長識情趣———讀書、聊天、交友、日記、旅遊

### 1. 讀書養生

「我倘能生存，我仍要學習」，魯迅的名句不但鼓舞著讀書人，也鼓舞著從事各項事業的人。國際上已響亮地提出：終生學習，是 21 世紀的謀生策略！學習是指獲取各項事業成功所必須具備的前人經驗———知識。它既是事業的組成部分，又是獲得事業成功的前提和基礎，也是身心健康之需，獲得學習的機會和環境也是一種心理上的滿足。中國古代的學問家幾乎都把讀書、抄書、藏書、著書視為人生一大樂趣，賦養生保健於讀書寫作之中。

讀而生樂，樂而忘憂，孔子在這方面頗有體會，他在《論語》中曾談過這種讀書之樂的體會：「學而時習之，不亦樂乎？」《史論孔子世家》中還載有孔子「讀《易》真心韋編三絕」（穿書的繩子曾三次因翻書而磨斷），可見他喜歡學習之甚。唐代詩人杜甫也有「讀書破萬卷，下筆如有神」的學習體會，表達了他對讀書的興趣。宋代學者邵康節對學習的養生作用甚有體會：「花木四時分景致，經書萬卷號生涯。」歐陽修談讀書的樂趣：「至哉天

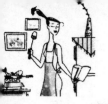

下樂！終日在書寨。」並把讀書之樂與琴棋書畫酒並列，自號「六一居士」。陸游也對讀書之樂有深切體會，他在《書巢記》中自述「陸子既老且病，猶不置讀，名其室曰書巢。」還說：「燈前目力依然在，且盡山房萬卷書。」清代學者汪莘在其《示兒》詩中指出了讀書的養生作用：「讀書能養氣，乃為善讀書，矜躁不平釋，高位終難居。」

讀書對身體健康的力量是神奇的。揚州一位工程師，8年前患上了「再生障礙性貧血」，骨髓完全喪失了造血功能，只好每隔一月輸一次血（400毫升）藉以維持生命，人躺在病床上，枕頭下便壓著寫給妻子和孩子的遺書，默默地等候著死神的降臨，鬱悶是可以想見的。家屬及病友勸他「看些不動腦筋的書」，一句話提醒了他，妻子趕緊找來幾本文學方面的書，契訶夫、托爾斯泰、蒲松齡、馮夢龍等便一起朝他走來。

說來也怪，他的時間竟然感到不夠用了，生的慾望和對文學的追求一天天強烈起來。他忽然發現光讀書已不過癮了，迫不及待地寫起了讀書筆記，進而萌生起投稿的念頭。他以散步為理由，下樓來到花園的小亭內，伏在石桌上寫。然後，趁中午探視放行的當兒，混在病人家屬的人群裏，悄悄地將稿件投入住院部門口的郵箱。他的習作付諸鉛印，詩歌、散文、小說相繼問世。其中有一篇描寫病房生活的散文《難以忘懷的微笑》，獲得全國性的徵文獎。書的這種神奇作用連醫務人員也感到詫異，在不用特殊藥物的前提下，他終於戰勝了死神，回到了自己的工作崗位。後來，他參加撰寫了兩部書，在省市以上報刊上發

表了 200 多篇（首）文學作品。

書籍的養生保健作用已被當今醫學界所重視。在德國慕尼克、布來梅、明斯特和科隆等城市的醫院中，現已有 500 多家醫院設有病人圖書館，供病人養生保健之用。不僅借書報，還為視力差和重病人準備盒式磁帶、名曲、唱片和有聲讀物，還提供答錄機、耳機等設備。有些需長期住院的病人還能選修幾門課程，為出院重新工作做準備，病人則普遍對這種圖書館感興趣。

醫生們也發現，這種圖書館明顯地對病人的情緒發生良性作用，大都由憂鬱轉向了安靜、放鬆。病人若按照有關專家推薦和設計的圖書閱讀，可能效果更佳。

書可健腦健身去病。生理學家認為，讀書就好像服用「超級維生素」，可以使大腦、性格，甚至身體重新充滿活力。腦子若不常用，其功能就會萎縮，而作為「全身司令部」的大腦衰退又直接影響全身各器官系統的衰退。

有一個很有說服力，又很有趣的科學實驗，讓一個 13 歲的小孩躺在大盤天平上，平衡之後，讓小孩心算數學題。當小孩心算時，頭部一端的天平便下沉，這是因用腦，大腦血流增多而加重了。腦血流多，正是防止腦細胞衰退和死亡的有效方法。讀書的用腦強度可恰到好處地增加腦血流量。

讀書是一種美容。美，有外在的美，即容貌，內在的美，即氣質，而內在美更加動人。讀書，修身養性，是培養氣質的最佳方案，知識的武裝會讓一個容貌平平的人光彩照人，而讓相貌俊秀的人錦上添花，美不勝收。有一個女孩，剛一見面給人的印象分最多只能打七分，屬於大街

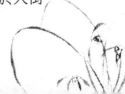

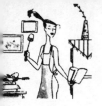

上「看一眼就會忘掉」的人，很平常。與她熟悉後，她豐富的知識結構，敏捷思辨的談吐，溫文爾雅的性情，都讓人賞心悅目，再認真地看她一眼，發現她那雙本是細眯的眼睛裏充滿了睿智和靈氣，便覺得她很美，正如雨果所說，因為可愛才美麗，而不是因為美麗才可愛。這是一位嗜書如命的可愛的女子，讀書使她平添了三分清秀。

女人需要讀書美容，男人讀書同樣也可收到美化形象的奇效，經過長期的讀書薰陶，身上便有股書卷氣，不討人嫌，那是讀書的惠澤。讀書使人增強自信，現代人越發熱衷於美容了，各種美容手段花樣迭出，但所有的美容手段中，讀書是一條最佳的美容之道。當然，能夠美容的讀書還有一個前提，那就是必須讀的是好書。

現代作家葉兆言說：「知之者不如好之者，好之者不如樂之者。知，好，樂是讀書三種不同的境界。」筆者認為這裏的「樂」，在多數讀書人來說，似乎比那「書中自有黃金屋，書中自有顏如玉」的「樂」的境界要高的「樂」，多數當可稱為「趣」了。但願隨著社會的進步，讀書達「趣」境界者愈來愈多。

### 2.聊天養生

聊天就是親朋好友或其他社會人際關係之間在和諧寬鬆的氣氛中暢談或聆聽共同感興趣的話題的一種娛樂活動，也包括發牢騷，現在又稱「侃大山」。說者滔滔不絕，暢所欲言，有時情緒激動，往往可以從這樣的演說中充分獲得高層次的需要──尊重的需要、自我實現的需要的滿足。聽者則專心聆聽，全神貫注，興致勃勃，往往可以獲得好奇心或求知慾望的滿足。更多的是說者、聽者

分不清，於對話、交流中取樂獲知。它的特點是隨意性，而彼此又志趣相合，有「共同語言」，故聊天有特殊的養生作用。在《儒門事親》中記載有這麼一個有趣的醫例：「昔聞山東楊先生治府主洞泄不已，病人與眾人談日月星辰經度及風雲雷雨之變，自辰至未。楊初未對，而病者聽之而勿忘其圍。」

　　遍佈中國各地而具有悠久歷史傳統的茶館，實際上是一個供人們聊天的娛樂場所，歷來深受各階層人民的喜愛。茶館多設在街市，其特點是以茶助談，營造了一個適合人們聊天的環境。有的茶館還有評書藝人表演曲藝，借助文藝形式更增添了茶館中的歡樂氣氛，使聊天的娛樂場所更具有迷人的魅力。當代各國都流行的咖啡館也是理想的聊天娛樂場所。

　　中國人民將夏晚的納涼也習慣用來聊天或聚談農事商情，或介紹奇聞逸事，或暢談學術見解等，真是其樂無窮。人們還喜歡將餐宴的場合也用作聊天，以助歡宴之樂。聊天還利於文藝創作和科學發現，著名科學家維納等常利用午餐時討論學術問題，後來就創建了控制論等學問。在聊天過程中，參加者都須注意傾聽演說者的講演，這樣，演說者便獲得了尊重需要的滿足，聽者也尊重了講演者，實現了參加聊天的起碼的道德要求。

### 3. 交友養生

　　友誼體現人的相屬相愛需要的滿足，是人這一「社會動物」的基本屬性，並成為人類千古歌頌的專題和主題之一。《詩經》中有「伐木丁丁，鳥鳴嚶嚶，出自幽谷，遷於喬木，嚶其鳴矣，求其友聲」。數千年來，我國人民一

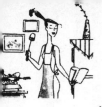

直用「嚶其鳴矣，求其友聲」這類詩句來讚美人們對友誼的嚮往和追求。還廣為流行著關於「高山流水」的故事，說明知音之可貴，感人至深。

交際是為了獲得友誼，發展事業而進行的社會活動，習稱社交。既能使人獲得人類相屬相愛和尊重這一高層次需要的滿足，又能推進事業和學業的進展，故能給人帶來足夠的歡樂與情趣。「有朋自遠方來，不亦樂乎！」這是中國的一句古老的名言，外國人也十分推崇。它一方面表明了中華民族是禮儀之邦，具好客之風，另一方面也表明朋友來訪會給主人帶來莫大的歡樂與情趣。因交際而獲得知音好友，乃至「徐孺下陳蕃之榻」，實是人生旅途中的一種難能可貴的欣慰。

魯迅因得瞿秋白的友誼而寫出了「人生得一知己而斯願足矣」的肺腑之言，伯牙因數期之逝而摔碎瑤琴。「四海之內皆兄弟」「海記憶體知己，天涯若比鄰」等古訓實則指出了人的交際需要。

人是社會化的動物，每個人都有交際的本能需求。美國心理學家做過一個交際剝奪實驗：將受試者關在隔離室裏，不讓任何人接觸他，僅僅幾天的時間，受試者就難以忍受，甚至出現精神異常現象。可見交際對維持人的健康是相當重要的。科學家經過多年的追蹤研究，結果表明，那些交友多而人際關係融洽的人比缺乏足夠人際關係的人健康長壽。

對於老年人來說，交友依然是一種不可忽視的生活動力。百歲老人陳立夫以切身經驗總結出老年養生「四老」法則──老年、老伴、老健和老友。老人所忌，首推孤

獨，猶如魯濱孫流落孤島一樣，孑然一身，獨處難熬，而戰勝孤獨的唯一辦法就是走進社會多交朋友。老人進入友情的海洋時，孤獨之感自然就會煙消雲散。

隨著年齡的增長，人的心理和生理都會變得脆弱起來，既易生病，也易產生情緒上的波動。因而老人特別需要得到別人的安慰及作為傾訴物件，而交際恰恰可以獲得這些。古人云「朋友多者心自寬」。人間的友誼是充滿社會道德規範的，故摯友難能可貴。古今中外，許多名人對友誼都有卓越的見解：

友誼是兩顆心真誠相待，而不是一顆心對另一顆心的敲打。（魯迅）

人生貴相知，何必金與錢？（李白）

萬兩黃金容易得，知心一個也難求！（曹雪芹）

與善人居，如入芝蘭之室，久而不聞其香，即與之化矣；與不善人居，如入鮑魚之肆，久而不聞其臭，亦與之化矣。（孔子）

你不可能富裕到不要朋友。（費爾巴哈）

沒有朋友的人，只能是半個人。（凱西爾）

沒有真正朋友的人，是真正孤獨的人。（培根）

友情使喜悅倍增，悲哀減半。（博恩）

人生無友，恰似生命無太陽。（法朗士）

財富不是朋友，而朋友卻是財富。（斯托貝）

真正的友誼像健康，失去時才知道它的可貴。（歌爾頓）

交友要遵循社會道德規範，多從對方利益出發決定自己的行為，像赫塞所說的「真正的友誼總是預見到別人的

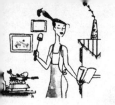

需要，而不是提出自己的需要」，多為朋友解難排憂才是崇高的精神境界，才能獲得永恆的友誼。這種規範在中國稱之為「義」，否則便是不高尚的交際境界。

早在2000多年前的孔子就提出過這種交際境界：「益者三友，損者三友。友直，友諒，友多聞，益矣；友便辟，友善柔，友便佞，損矣」。意思是說交有益的朋友有三種，交有害的朋友也有三種。正直的朋友，講信用的朋友，知識淵博的朋友則對你是有益的；而專講空話，不見行動的朋友對你就只有害處，孔子的話迄今還有啟發意義。

交際之樂中還應含有社會美的內容。歷來人們所讚頌的青梅竹馬之交，貧賤患難之交，同窗好友之交，業務（專業）之交（道友），同行之交，文字之交，書信神交，忘年之交等，不同形式的交際都含有美學原理。因此能使人真正獲得幸福。歷來人們都讚美「君子之交淡如水」，反對酒肉朋友，也是提倡重視交際中的社會美德，只有高尚的友誼才可從中獲得情趣。

通信，通訊（包括電話，網路等）是交際活動中的常用手段，過去用書面語言的形式與對方「談話」稱為「筆談」「神交」或「魚雁往來」。杜甫在「烽火連三月」中對收到家書後的歡樂作了形象描述，「家書抵萬金」「漫卷詩書喜欲狂」。現在的電話、傳真、網路愈來愈普及，大有取代書信的趨勢。

現代的交際還包含著異性友誼。人們發現，異性共事可提高工作效率。「男女搭配，幹活不累」是生動寫照。美國維珍尼亞大學對此作了專題研究報告，一個由4男2

中醫三補養生——神補 食補 藥補

女組成的探險隊，乘船往南極度過漫長的一年。報告說，當中兩對男女的表現最穩定，工作效率也最高，而另兩名沒有異性伴侶的男子卻表現懶散，他們整整 6 個月不洗澡，睡眠時間也較長，甚至逃避應負的責任。報告認為，這兩名男子缺乏推動力，倘若他們有合意的異性伴侶，問題便會迎刃而解。

在日常生活中，每個人都會有抑鬱不舒、情緒低落、精神沮喪的時候。要想儘快克服，不妨去找一個知心朋友談談心，常能使情緒趨向好轉，最好是找一位異性朋友作一次傾談。名老中醫乾祖望有句名言：「漫談一席話，消卻十天愁。」

美國紐約州立大學的社會學家對 1,000 名志願者的研究證明，不論男女老少，都能從自己的異性朋友那裏找到安慰。對於男性來講，女性中的絕大多數都是最佳聆聽者，她們善解人意，比較容易理解和體諒談話者的處境和苦衷，而男性呢，在女性聽眾面前似乎又無需維持大男子的形象，因此，談話比較坦誠，許多在同性面前不能流露的情緒或內心隱秘均可暢言。對於女性來講，男子同樣是最出色的聽眾，一個擁有非戀人、非情人的男友的女性，往往會將自己的問題毫不保留地與他討論。可見生活和工作中有異性同事和合作者並不是壞事，只要相處得當，不僅有益於生活和工作，而且還有益於身心健康。

在與異性交往中，既要克服「男女互不來往」的封建說教和認識，又要反對性解放、性自由等不利於身心健康的荒謬論調。應當以誠相待，與人為善，互相尊重，互不歧視，互相信任，互相關心，互相愛護，有禮有節，熱情

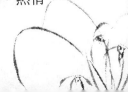

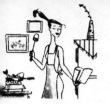

而不失分寸，親密而保持適當的距離，關心而講究方式策略。即使再好的異性知己，雙方都要珍惜品德，愛而不浮，愛而不亂人倫法度，才可讀到其中的情趣。

### 4. 日記養生

寫日記能鍛鍊寫作技巧，提高寫作水準，記錄自己的經歷、經驗，所思所想的心理變化以及教訓、見聞等。這些既有利於經驗的累積，也有利於精神修養，已是人所共知。此外，記日記還有保健和治病的作用，也可導致對人體有益的腦波 O 節律和促進大腦分泌腦啡肽、5- 羥色胺等有益物質。

美國達拉斯州立大學的心理學家，選擇了 50 名曾有過各種精神創傷卻又查不出器質性疾病的人，要求其中一半的人每天堅持寫日記，主要是把他們認為不愉快或痛苦的事寫下來，並寫出對這些問題的想法。過了一段時間，對這 50 人進行血液檢查，發現寫日記組的那一半人，幾項免疫指標都有所改善，生病的次數也大為減少，不寫日記組的人則無此變化，二者有顯著差異。

心理學家還發現，有過精神創傷的人，如果一開始就認真寫日記，6 個月後便可基本恢復健康，此項研究曾在學術會議上報告。日記為什麼會起到保健和治病作用？一般認為，生活中會遇到各種令人不愉快的事，大小「事件」都會造成精神上的緊張、壓力、抑鬱和煩悶，而寫日記如同向無言的朋友傾訴心聲，可使精神壓力和不良情緒得以發洩。正因為這樣，國外就把聽傾訴作為一種職業。

作為普通人，都可以應用記日記來保健，記錄每日的幸福愉快時刻，越記越感到幸福愉快，似乎日記有「增

中醫三補養生——神補 食補 藥補

效」作用。記錄每日新的認識和想法，能啟發或產生新的感想、觀念和思路，也可記錄每天令人不愉快，或敢怒而不敢言的事，在日記上既能發洩不良情緒，避免生悶氣，也可斥責壞人壞事，以便自我調節精神情志。不妨作高層次的要求，即在日記中追求情趣，在新世紀中，將是越來越多人的追求。

### 5. 旅遊養生

安徒生說：「對我而言旅行是使精神返老還童的秘方。」認為解脫緊張、悲哀、抑鬱、煩悶等精神創傷的最好辦法就是旅遊。唐朝詩人常建的一首《題破山寺後禪院》的詩，可謂遊覽抒情之名篇：「清晨入古寺，初日照高林，曲徑通幽處，禪房花木深。山光悅鳥性，潭影空人心，萬籟此皆寂，惟聞鐘磬音。」詩人在這種寧靜幽雅的環境裏，沐浴著朝暉山光，觀賞著茂盛的花草，明淨如鏡的潭水，悅耳的鳥鳴，此時詩人被禪院的景色所「靜化」，心靈處於無憂無慮、無畏無懼的輕鬆愉快的狀態中。顯然，這對身心健康都有益處。觀賞大自然的風光，得到美的享受，並產生情趣，便可達到健、壽、智、樂、美的人生最佳境界。

「江山留勝跡，我輩復登臨」，這是旅遊者心境的概括。旅遊確是古往今來人們普遍喜愛的傳統娛樂行為，唐代大詩人李白極喜旅遊，自稱「一生好人名山遊」。另一詩人白居易也愛遊名勝以陶冶性情，他有詩云：「湛湛玉泉色，悠悠浮雲身，閒心對定水，清靜兩無塵。手把青筇杖，頭戴白綸巾，興盡下山去，知我是何人！」他還不時以詩記其旅遊之樂：「晨遊紫閣峰，暮宿山下村」「自為

185

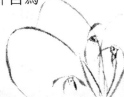

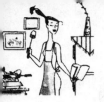

江上客，半在山中住」，享年 70 多歲。北宋文學家歐陽修在他的《醉翁亭記》中生動地描寫了當時人們旅遊到琅琊山的種種歡樂情景：「往來而不絕者，滁人遊也」「禽鳥知山林之樂而不知人之樂」「醉翁之意不在酒，在乎山水之間也，山水之樂，得之心而寓之酒也」「醉能同其樂，醒能述以文」。

明代徐霞客的《徐霞客遊記》也記載了作者的旅遊探險情景，為中國旅遊養生史寫下了寶貴的篇章。顯然，中國具有豐富的旅遊文學資源，這是一筆開發中國旅遊養生事業的珍貴遺產。「觀海則意溢於海，登山則情滿於山。」美麗的大自然本身就是一位治療人類心身疾病的神醫。恩格斯於1841 年因初戀失敗去阿爾卑斯山脈旅遊，他登上尤特里堡山巔時，完全陶醉了。美麗的風景洗滌了他心中的苦悶，鬱結被解除了。看來，利用大自然為人們解郁的資源是取之不盡、用之不竭的。

法國作家莫羅阿認為，解脫悲哀的最佳途徑莫過於旅遊。他說：「最廣闊，最仁慈的避難所是大自然。森林、高山、大海之蒼茫偉大，和我們個人的狹隘渺小對照之下，把我們的心靈創傷撫慰平復。」其實，有創則撫，無創也可將心靈調整到最佳狀態，因為旅遊產生的情趣在生理和心理上有雙重效應。

旅遊養生的資源很多，例如目前興起的森林旅遊（森林療法）、醫療性旅遊、養生保健型旅遊，以及熱度不減的出國旅遊，均方興未艾。

以社會形式出現的古跡和名城（人造景點則不可取）也是一種旅遊資源。古跡是中外歷史遺跡，包括古代建築

中醫三補養生——神補 食補 藥補

（宮殿、寺院、城堡、古橋、古塔和亭臺樓閣等），古代遺址（文化遺址、古戰場、古陵墓、古代風景名勝遺跡等）和文化藝術品（古代雕塑、雕刻、碑刻、鑽刻、木刻、竹刻、絲綢圖案等），這些「古」往往使人神往和流連忘返，發思古之幽情，增長知識。

　　例如我國的萬里長城、北京故宮、西安的兵馬俑，每年都吸引著數以百萬計的中外遊客，有效地調節著他們的情緒和增進了身心健康。古跡又是人類祖先在事業上、推動人類進步上獲得成功的記錄，充滿著社會美的魅力。因此，古跡使無數有事業心的人陶醉，並從中獲得精神上的歡愉與滿足，增長了他們的知識，砥礪他們奮進。看來，旅遊是一門具有山水和社會意識的文化，含有高尚情操和審美特徵。

　　過去，醫學家很少去開發和從事醫療保健性的旅遊事業。如今我國的許多城市及單位都開始重視這味旅遊娛樂的「良藥」，並迅速利用傳統中醫學的優勢去佔領旅遊陣地。

　　旅遊還可分動遊、靜遊和神遊數類。動遊是極為普遍的旅遊形式。跋山涉水，驅車策馬，甚至漂洋過海都是它的主要活動形式，消耗體力雖較大，但大自然的千姿百態和奇景異觀盡收眼底，心情是何等的歡樂啊！五嶽之勝，黃山奇峰怪石，峨嵋雲海，桂林山水，泰山日出，三峽之雄偉，黃果樹瀑布的壯觀……都須遊客身臨其境才能領略到其中的自然美景，獲得精神滿足後的快感。因此，為求欣賞這些遍佈全球的名勝古跡，遊客們不得不浪跡四海，付出足夠的體力。

187

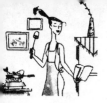

　　清代著名散文家姚鼐旅遊泰山勝景後，寫下一篇《登泰山記》，記述自己動遊所見的日出奇觀：「極天雲一線異色，須臾成五彩，日上正赤如丹，下有紅光動搖承之，或曰，此東海也。回視日觀以西峰，或得日，或否，絳皓駁色，而皆若僂。」這種優美壯觀的泰山奇景，不親自登臨山巔又如何能知道呢？

　　我國自古沿襲下來的春季踏青也屬於動遊，宋代詩人吳惟信在其詩《蘇堤清明即事》中描繪了宋代踏青盛況：「梨花風起正清明，遊子尋春半出城。日暮笙歌收拾去，萬株楊柳屬流鶯。」杜甫也有詩云：「江邊踏青罷，回首見旌旗」，說明在唐代已盛行踏青之俗。

　　明代文學家張岱在《揚州清明》中也記載了明代踏青習俗，「揚州清明日，城中男女畢出，家家展墓。」踏青是一項有意義的旅遊活動，它令人感受春天的生機和大好風光，而且春郊空氣中的負離子比城中高十幾倍，既可強身又可調節情緒。當今，春季踏青之俗及遊覽名勝古跡已發展為春遊，是男女老少普遍喜愛的活動。

　　靜遊是指就地欣賞大自然風光，或長期身居在美麗的大自然環境中陶冶性情的行為。與動遊相比，消耗體力較少，如在風景如畫的療養院裏休養，泛舟湖心和漫步園林，觀賞景色等，也是一種人們喜愛的普遍的旅遊形式。唐代柳宗元被貶永州後，所寫的《永州八記》幾乎都是作者靜遊的記述。

　　例如《鈷鉧潭西小丘記》一文中所描述的靜遊之趣，十分令人神往：「得西山後八日，尋山口西北道二百步，又得鈷鉧潭。潭西二十五步，當湍而浚者為魚梁。梁之上

有丘焉，生竹樹，其石之突怒偃蹇，負土而出，爭為奇狀者，殆不可數也。其嵚然相累而下者，若牛馬之飲於溪，其沖然角列而上者，若熊羆之登於山。丘之小，不能一畝，可以籠而有之……即更取器用，鏟刈穢草，伐去惡木，烈火而焚之。嘉木立，美竹露，奇石顯……鳥獸魚之遨遊，舉熙熙然回巧獻技，以效茲丘之下。枕席而臥，則清泠之狀與目謀，瀯瀯之聲與耳謀，淵然而虛者與神謀，淵然而靜者與心謀。」使人若身臨其境。

《千家詩》中載有一首關於老年人靜遊的愉快心境的詩：「雲淡風輕近午天，傍花隨柳過前川。時人不識余心樂，將謂偷閒學少年。」人生步入老年，應多來幾次「老夫聊發少年狂」。

賞月是一項典雅的靜遊活動，尤其是中秋佳節，人們圍坐賞月，享受天倫之樂，已成為中國人民傳統的娛樂習慣。賞月娛樂，始於六朝，六朝時的文學家鮑熙、謝莊、謝惠連都寫過賞月詩。如謝莊的《月賦》，寫出了詩人在秋天靜夜賞月時的情境：「洞庭始波，木葉微脫。菊散芳於山椒，雁流哀於江瀨，升清質之悠悠，降澄輝之藹藹。列宿掩縟，長河韜映，柔祇雪凝，圓靈水鏡，連觀霜縞，周除冰淨。」普照大地的圓月，與人們不同的情緒相結合，引出了各種賞月意境，產生了千姿百態的賞月美感。

對月抒懷，不但有較普遍的喜悅的美感，也可寄託憤怒，例如魯迅的「忍看朋輩成新鬼，怒向刀叢覓小詩。吟罷低頭無寫處，月光如水照緇衣。」也可有懷思之情，如唐詩《春江花月夜》中的詩句：「江畔何人初見月？江月何年初照人？人生代代無窮已，江月年年只相似；不知江

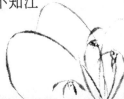

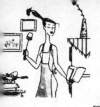

月待何人，但見長江送流水。」也可對月懷悲傷之情，如漢代樂府詩句：「昭昭素明月，輝光燭我床，憂人不能寐，耿耿夜何長！」還可有驚怒之情，如阮籍詩句：「夜中不能寐，起坐彈鳴琴。薄帷鑒明月，清風吹我襟。孤鴻號外野，翔鳥鳴北林。徘徊將何見，憂思獨傷心。」

神遊的特點是利用想像的翅膀貼近大自然。陶淵明利用想像力，寫了一篇散文《桃花源記》，記述他的一次神遊——暢想世外桃源恬淡環境中的美景盛況，膾炙人口，千年流傳。但所描寫的武陵境界畢竟不是實境，而是由想像的翅膀所拓展的心境，並不是實際的人間世界，而是精神上的模擬性的旅遊。

神遊主要是把人們昔年獲得的旅遊記憶，由想像和聯想等心理活動，進行優美的理想世界的再創造，這種再創造往往用文學、美術，甚至音樂的形式表達出來，成為浪漫主義的藝術作品，並具有很強的藝術感染力和解鬱作用。李白的名詩《夢遊天姥吟留別》實際上也是一首神遊記敘詩。古代很多浪漫主義文藝作品中，多包含有作者神遊的內容，如屈原的《離騷》，曹植的《洛神賦》，吳承恩的《西遊記》，天上人間之美景歷歷可見。

按生理學和思維科學的認識，神遊主要是大腦的形象思維過程，排除了多種現實的、社會的壓抑，進入了相對自由的思維境界，因此，它能使很多平時不大活躍的大腦細胞重新活躍，從而增加整個大腦細胞的活力，提高了人的想像能力和創造性思維，所以也相應地提高了人的智力，增添了情趣。既然文學家可利用想像的翅膀，一般人也可應用，雖不能達到文學的高度，但從中取樂獲趣卻是

中醫三補養生——神補　食補　藥補

可以的。

綜上所述，旅遊養生的作用有如下幾點：

（1）有利於康、樂、壽的實現：根據自己的興趣及四時的特點，選擇適當的旅遊路線，拋開世事紛爭，離開繁忙喧鬧、擁擠的都市生活，旅行於多日嚮往之處，投入大自然的懷抱，必能賞心悅目，增知廣聞，強體健身，增添樂趣，振奮精神，對延年益壽也必有好處。

（2）使人體生物鐘和諧「準點」：人體生物鐘運轉四時不同，各種不良因素的影響會使生物鐘「錯點」，從而導致早衰、易病、折壽，四時出遊可有效地調整生物鐘。按照普里戈津的漲落理論，旅遊是人們需要的漲落，可使人體通過漲落得到新的有序。難怪旅遊後總是精神振奮，身心舒暢！

春遊以應春氣，春日融和，置身園林亭閣虛敞之處，以抒滯懷抑鬱之氣。上看高樹山峰，以助生發之氣。夏遊可樂心避暑，若到南、北戴河海濱，承德避暑山莊等地，一覽豪華壯麗的皇家建築，秀麗的海濱風景，可避暑熱之煩悶。秋遊使人心曠神怡，秋風吹來，天高氣爽，不冷不熱，為外出的黃金季節。登高望遠，應秋氣以收斂神氣。覽古跡於京華，睹故宮、天安門的豪華雄偉及壯麗雄姿，乘舟於風景如畫的西湖，觀光於如仙境之桂林山水，飽覽西安碑林之文雅，遊福地始知廬山之真面目。冬遊可避寒就暖，北人可領略海南風光，深圳之風采，香港的繁華，一睹正青的芭蕉，青山綠水，鮮花繁茂，南人也可迎寒而上，遊於冰天雪地，觀冰雕，別有一番情趣。

（3）使人明智：「當局者迷，旁觀者清」，處於繁雜

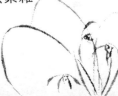

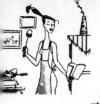

事物之中，易忘情用事，難免有不明智之舉。換個環境，旅途中則無事可從容，暫「無官」而一身輕，常能以旁觀者觀察事物，使人恍然大悟，從而使思想境界得以昇華，以後的待人處世可明智得多。

（4）消除緊張情緒：旅遊之際，隨心所欲，無需為金錢而奔命，為事務而忙碌，可有效地排除雜念的干擾。

（5）消悲除煩：一個人若遇悲痛之事，整天呆在家中，往往不易擺脫，適時外出旅遊，透過觀賞山河花木、名勝古跡，便可轉移注意力，悲傷情緒可隨之轉移、減輕或消失。

（6）有利於夫妻恩愛：若夫妻同遊，旅途中互相關心體貼，樂趣共用，有難同擔，從而增進了愛情和相互理解，若單人外出旅遊，隻身在外，途中時有饑飽不均，冷暖自知，或夜宿於候車室或野外，此時，易想到對方之好處，對愛情頓生珍惜之感，返回後備感家庭之溫暖，夫妻之情之珍貴。「小別勝新婚」，此時意更濃。可見，旅遊的兩種方式，即夫妻同遊或單人旅遊均有利於夫妻恩愛。

（7）使人通情達理：旅遊途中，人地兩生，要接觸許多陌生人，處處有求於人，可使人知道禮節、謙虛、忍讓、寬宏大度的意義。

（8）使人瀟灑開明：旅遊途中，雖有饑、寒、累、諸多不便，但時間卻可由自己任意支配，透過旅遊，可以克服過於拘謹、膽怯怕事的性格，使人變得瀟灑開朗，樂觀勇敢。

# 第二章　食　補

　　飲食極為平常，又極為重要，它是人類社會發展的前提，也是人類生存的首要選擇，又是人類物質文化和精神文化所必需的物質基礎。古人早就指出：「食者生民之天，活人之本也」「一日不再食則饑」。又說：「民可百年無貨，不可一朝有饑，故食為至急。」故有「民以食為天」之說，可見人類的歷史是從飲食開始的。

## 一、我國古代飲食養生觀

### (一)飲食養生的起源

　　人類是從古猿進化而來的，據古籍中記載：他們以「鳥獸魚蟲草木之實」充饑。《淮南子‧修務訓》云：「古者，民茹草飲水，採樹木之實。」古人主要採集天然的漿果、殼果、幼芽、嫩葉、塊莖、塊根和菌類等用以充饑，有時也捕捉一些昆蟲、雛鳥、蛋類作為補充。大約從舊石器時代開始，人類的食物種類已相當複雜，進入身體內的食料也多種多樣。這些食物促進了人類的體質，特別是大腦的發展，加速了人類的進化過程。

　　火的發現和使用是古人類生活上的重大進步，它「第一次使人支配了一種自然力，從而最終把人類同動物界分

193

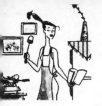

開」（恩格斯《反杜林論》）。自有了火以後，人們開始「炮生為熟」「取犧牲以共疱廚，食天下」。熟食有較好的滋味，易於消化吸收，消除致病因素，減少疾病發生，使體質發生質的改變。因此，食物由生變熟，使人類從此告別了茹毛飲血的野蠻生活，最終與動物畫清了界限。這就是最早對飲食養生的認識和啟蒙。

## (二) 飲食養生的發展

從遠古開始，人們一直在實踐中進行飲食養生的優選積累，發明創造頗多。「神農嘗百草」即是流傳久遠的傳說。神農嘗百草的過程，即是親自實驗、篩選、實踐的過程。凡是可供食用，可供治療疾病的作為中藥；凡是有毒的不利於健康的則排斥之。這種優選的過程，使飲食養生的方法得到了發展，並從中積累了安全係數很高的飲食養生的食品與藥品，如枸杞、百合、核桃、蓮子等，既可食用，又可入藥。

進入新石器時代，人類創造了畫時代的三項成就：種植業、養殖業和製陶業。種植業的出現改變了挖掘野生植物充饑的狀態，選擇了植物種子作為主食，奠定了農業的基礎，生活有了起碼保障。養殖業除了繼承原始社會飼養的牛、馬、羊、豬等以外，又有了家禽，如鵝、鴨、雞、兔等的餵養。儘管當時養殖業還處在萌芽階段，但可以說明，農業的發展，畜牧業的興起，開闢了人類新的持久的食物來源。由於火的出現，製陶業得到了前所未有的發展，人們開始用陶罐煮飯，陶壺煮水，陶缽盛湯等。人們有了容器，又有了飲具，食品的混合多樣化也隨之出現。

中醫三補養生——神補 食補 藥補

由水和汽作為傳熱介質的煮、蒸等方法，人們體會到用植物種子（如水稻、穀等）作為食品，經過煮、蒸，製成糜和粥，有利於營養的吸收，可作為主食食用。用蔬菜煮成羹，將肉類煮成肉羹，互相摻用，味道鮮美，產生了新的飲食之道，主食、副食得以分開，飲食製作隨之產生。至此，飲食養生也得到了長足的進步。

### (三)飲食養生理論的形成

戰國後期，《黃帝內經》問世。該書把中國的醫藥與飲食學結合起來，產生了獨特的「食療學」，其中若干飲食養生的理論已形成雛形。至此，中國藥膳嶄露頭角。

《內經》首先提出了世界上最早的膳食平衡理論。其膳食原則為：「五穀為養，五果為助，五畜為益，五菜為充。」明確了以植物性原料為主體的膳食結構，其中動物性原料僅占 25%，為我國最早的「健康飲食金字塔」。

《內經》中對五味的認識相當深刻，如五味所入，五味所宜，五味所傷，五味所禁等。五味之間的辨證關係及其與人體健康關係的理論，「以味為核心，以養為目的」的目標，不僅指導中醫，也是飲食養生形成的重要理論基礎。

《內經》中指出了飲食養生與健康長壽的關係，如「膏粱厚味，足生大疔」「食飲有節」「謹和五味」「法於陰陽，和於術數」「度百歲乃去」等。同時，該書還指出了因地、因時、因人而宜進行飲食養生。

此外，春秋戰國時期，由於諸子百家的出現，一些文人哲士也參與了飲食養生文化，在飲食衛生方面已達到相

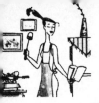

當高度。如孔子明確指出：「膾不厭細」「肉雖多，不使勝食氣」。呂不韋則認為：「肥肉厚酒」是「爛腸之食」。主張飲食要有節制，方有利於健康。《老子》《莊子》等書載有「食醫」「冪人」等官員，按健康要求調製飲食，防止食品被污染等。商湯初期，伊尹創製了以「君、臣、佐、使」組配的「湯液法」，用於治病，一直沿用至今。

總之，上古至戰國時期，飲食養生觀逐漸形成，並且有效地指導著人們的生活實踐。飲食養生理論為後世開創了養生保健的先河，其嚴密的科學性，深刻的內涵已逐步為現代科學所證實。

### (四)儒佛道教飲食養生觀

#### 1. 三教養生融匯

儒、佛（釋）、道三教有關飲食文化和養生的理論及實踐，在我國漫長的生活歲月中，經由相互的吸收和融和，除極個別情況外，幾乎已達到「爐火純青」的合一境地。

如在清代石成金所著的《長生秘訣》中，就曾撮合了正統儒家（孔孟之學）、道家（如兼習儒醫的道家孫思邈、陶弘景所倡的《衛生歌》）及佛家（石舉家篤信神佛、逢災病衛生皆祈釋迦保佑）的養生長壽之道而作衛生歌訣，除強調「心思」「色慾」「調攝」「起居」「修攝」和「醒悟」等六種養生法的實施外，對飲食調養更有獨特和倚重之處。具體有以下幾點：

（1）不必盡如道家每日晨起服食朝霞的那樣修練。此意味著道家的「服氣」養生法並非是絕對必需的。

（2）對於某些飲食和嗜欲，如不做到太過或太偏，則身體自會感到安樂少病。

（3）要維護脾胃功能的協調平和，如果飲食的饑飽和冷熱失調，則易損傷元氣，有害健康。

（4）酒已醉仍要強飲，已飽餐仍要強食，則沒有不發病傷身的。

（5）夜晚加餐，空著肚子喝茶，這樣的習慣是不合養生之道的。

（6）不宜長期進食粗糙的東西，也不宜狼吞虎嚥地進用食物，而寧可少食多餐，細嚼慢嚥。

（7）進食後宜緩步行走百多步，同時，用手揉摩臍腹，可助食物的消化吸收。

（8）醉飲後即睡，飲食後即臥，都可影響健康，只有善養者才懂得如何調和五臟的功能。

（9）少量的喝酒，雖可有益身心，但嗜飲酗酒則常致健康受損。故飲酒切忌大醉，大醉則傷神並有損心肺。有的人醉酒口渴後飲大量的水或濃茶，多易導致腰腳重墜的毛病。

（10）生冷的、黏稠的、油膩的或筋腱堅韌的食物，自己死去的家養或野生的禽獸都不可食。

（11）醃製久藏、酢醬和烹調不當的食物不可進食。否則，易引發脾胃的疾病。

（12）牛為世間最苦的家畜，勞力養人，有極大的辛勞。如不思報答，反宰牛為食，必為天地鬼神所不容（注：很明顯，這條是受佛教「不殺生」「感恩圖報」或「禁葷食」等教義影響下制定的有關食養的注意事項）。

197

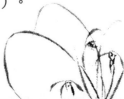

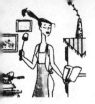

（13）炙製、燒烤的食物，宜置涼後再吃。不然，則易傷損牙齒和血脈。

（14）晚餐進食宜在傍晚6或7點鐘。晚進夜宵太遲則易食滯胸隔，影響健康。

（15）凡五辛之類的食物，常吃易致精血虧損，陽氣外散，榮氣耗虧，並每易為病所傷。若要保養身體，則蔥、薑、蒜、薤白、韭菜等辛味的菜蔬宜節制食用。

### 2. 道家飲食養生

錢學森教授在《再說人體科學的結構》一文中講：「醫食同宗，藥食同宗。」民間諺語：「藥療不如氣療，氣療不如食療。」「醫食」與「藥食」萬變不離其宗，這個「宗」即「飲食」。關於飲食文化，中國古代道學家有獨到的見解。道教經典巨著《道藏》講：「百病橫行，多由飲食」「飲食不節則人元之壽減矣」。藥王孫思邈講：「百病從口生，蓋不虛也」「不知食宜者，不足以全生也」「是故食能排邪而安臟腑，悅神爽志以資血氣」。「食為命基」是道家一貫的養生思想。中國古代思想家、養生家、醫藥學家陶弘景著《養性延命錄》講：「飲食有節。」這個「節」闡明了道家論「飲食為綱」。魯迅先生講「中國的根底在道教」，更貼近當代人的生活，從以下五個方面簡輯略說：

（1）食為命基

《千金要方》講：「長年餌老之奇法，報養生之術也」「安身之本，必資於食」「自非留意修養生，未免藥著為心累」「飲以養陽，食以養陰」。《混俗頤生錄》說：「食為命基」「食不欲苦飽，苦飽即傷心，傷心氣短

中醫三補養生——神補　食補　藥補

妨悶」「食不欲粗及速，速即損氣，粗即損脾，脾損即為食勞。男子五勞，此為一勞之數也」「不欲夜食，日沒之後，脾不當磨，為音響斷絕故也」。《真西山先生衛生歌》說：「萬物惟以人為最貴，百歲光陰如旅穹」「食後徐徐行百步，兩手摩肋並腹肚，頂氣損脾非是福」。《老老恒言》說：「午前為生氣，午後為死氣，釋氏有過午不食說，避死氣也。」《黃帝內經》講：「日中而陽氣隆，日西而陽氣虛。」《歸田瑣記》講：「不知多食則氣滯……養生家所忌。」《壽世保元》講：「大渴不大飲，大饑不大食。唯恐血氣失常行。起暴病而不能治。」孫思邈講「常欲令如飽中饑，饑中飽耳」「一日之忌者暮無飽食，一月之忌者暮無大醉」「夜飽損一日之壽，夜醉損一月之壽」「常不饑不飽，不寒不熱」「能行不妄失者，則可延年益壽矣」。

（2）素齋延年

《遵生八箋》說：「蔬食菜羹，歡然一飽，可以延年。一粥一菜，惜所從來，可以延年。」《筆塵》說：「每三日一齋素，可以養生，可以養心。」孫思邈講：「廚膳勿使脯肉豐盈，常令儉約為佳。」道門諺語：「魚生火，肉生痰，青菜豆腐保平安。」「淡粥朝夕渴自消，油麻潤喉足津液，就中粳米飯偏宜，淡面也相益。」《本草》有《粥記》。陸放翁詩：「世人個個學長年，不悟長年在目前，我得宛丘平易法，只將食粥致神仙。」

（3）淡薄疏爽

五味淡泊，令人神爽氣清。《壽世保元》講：陰生於五味，陰的五宮傷在五味。《遵生八箋》講：「謹和五

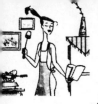

味，骨正筋柔，氣血以流，腠理以密……酸多傷脾，肉胝而唇揭；鹹多傷心，血凝而色變；甘多傷腎，骨病而齒敗；苦多傷肺，皮槁而毛落；辛多傷肝，筋急而爪枯。」

《佑山雜說》講：「夫菜，氣薄而味淡，且不醬不鹽，不油不膩，乃造化本性真物耳。人之一身，六氣七情，紛摩膠擾，鹹動心火，心火一動，五火烘然齊動，而真水銷鑠，元氣衰枯，百病交作……山人取造化木然物，資其淡薄疏爽以納息下，氣以滲泄，其紛摩膠擾，以殺其烘燃炎上之勢，夫然後濁氣下降，清氣上升，是為水火既濟，真氣還元，百病屏息矣」「五味稍薄令人神爽，偏多則隨其臟腑必有所損」「九味偏多不益人，恐隨臟腑成殃咎」。

（4）節制飲酒

《壽世保元》講：「酒順世和人，能行氣和血，陶冶情操……但飲酒須量力而行，否則會耗傷氣血。」《真西山先生衛生歌》說：「飲酒莫教飲大醉，大醉傷神損心志。」《養生類要前集》說：「酒飲少則益，過多則損，惟氣暢而上，可也。飲少則能引導氣，導藥力，清肌膚，益顏色，通榮衛，辟穢惡，過多而醉，則肝浮膽橫，諸脈衝激，由之敗腎毀筋，腐骨傷胃。」《本草》講：「酒性大熱有毒，能助火，一由入體內，肺就首先承受，肺是五臟之華蓋，屬金，性燥，而酒性喜升，則肺氣必隨酒性上升，以致痰鬱，小便澀，肺既受賊邪侵傷，便不能滋養腎水，腎水不足也就不能制伏心火，於是百病變生。」

（5）中和飲食

人知飲食可以養生，不知飲食失濟亦能害生。《元陽經》講：「當少飲食，飲食多則氣逆，百脈閉則氣不行，

氣不行則生病。」《遵生八箋》講「飲食所以養生，而貪嚼無忌，則生我亦能害我」「養生之術，當使穀氣少，則病不生矣」。《養生類要前集》說「中和飲食之大節也」「養內者，恬淡臟腑，調順血氣，使一分之氣，流行沖和，百病不作」。道家莊子講：「人可怕的，就在於衣食飲臥間不知恰如其分！」孫思邈講：「人凡常不饑不飽，不寒不熱，善！」

## (五) 古代醫家飲食養生觀

### 1. 治食養生思想

宋代陳直的《養老奉親書》是現存較早的養生專著。陳氏上承先賢諸家之說，加以弘揚闡明，特別推崇並擅長以「食治」為老年頤養之法，尤強調「治食」的重要性，極大地豐富了食療與老年病學的理論與實踐，對後世飲食保健治療的普及起了指導與推動的作用。

（1）崇尚食治，療疴養生：《養老奉親書》論及老人保健之法甚多，但特別注重食治，列為諸法之首。

陳氏推崇食治養老，首列命題是「以食治疾，勝於用藥」。考究之，其直接原因有三：

一是「緣老人之性，皆厭於藥而喜於食」。乍看起來，單憑老人的好惡而決定治法未免輕率，但細思之，確實為醫家應考慮注意的問題。

二是老人體弱，脾胃功能減退，元氣不足，用藥或吐或瀉以治病，易造成脾胃更傷，元氣益損。所以，「老人之疾，慎於吐痢，尤宜用食以治之。」進一步闡明食治對老人的重要性。

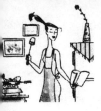

　　三是「高年之人，真氣耗竭，五臟衰弱，全仰飲食以資氣血」。賴飲食以維持臟腑功能與全身活動，求內外環境平衡，增強抵禦能力，避免邪侵罹患。這已不只是單純治病，而是旨在預防為主，以延年益壽為目的。

　　不過，陳直並不停留於推崇食治的一般原因闡述，他深刻指出：「主身者神，養氣者精，益精者氣，資氣者食。」精、氣、神乃人之「三寶」，皆來自飲食，何其重要！無怪乎他感歎：「食者生民之天，活人之本也」「是以一身之中，陰陽運用，五行相生，莫不由於飲食也。」應該講，這才是陳直推崇食治之根本原因。陳直強調食治，但並不一味反對藥治。他認為老人「若有疾患，且先詳食醫之法，審其疾狀，或食療之，食療未癒，然後命藥」。著眼點是「貴不傷其臟腑」。在既定原則下，充滿辯證思維，見解十分精闢。

　　（2）研習食性，辨證治食：「食治」指以食物治療和保健，而「治食」則是研究與使用食物，更加合理而準確地運用於治療保健。《養老奉親書》的高人之處更在於其提出的第二個命題：「善治藥者，不如善治食。」他認為強調食治，必須認真解決治食問題。

　　陳氏的「治食」本於陰陽五行，強調臟腑辨證，注意四時變化，十分講究和科學。治療疾病用藥是「以其五臟本於五行，五行有相生勝之理」。世間萬物（當然包括藥與食）「皆稟陰陽五行而生，有五色焉，有五味焉，有寒熱焉，有良毒焉」。所以人們「取其色味冷熱良毒之性，歸之五行，處以為藥，以治諸疾」。藥物如此，食物也不例外，「其五色、五味、冷熱、補瀉之性，亦皆稟於陰陽

五行，與藥無殊」。

由此，陳直不僅認為藥與食之來源與屬性沒有本質差別，而且進一步指出用藥之法與用食之法一樣，也當「以冷治熱，以熱治冷，實則瀉之，虛則補之」。因此，「治食」與「治藥」都必須一樣認真，而關鍵在於「人若能知其食性，調而用之，是倍勝於藥也。」

在具體運用中，陳直很注意以下幾點：

一是強調寒熱補瀉。食物與藥物皆有寒熱溫涼之性，酸苦鹹辛甘之味，補養攻瀉之效，食治須掌握食性。以《食治老人喘嗽諸方第十》為例，15首食方，各具特色，各有側重。「豬膽蜂漿」方清熱潤肺，治老人咯吐黃膿痰，口苦舌乾，大便乾燥，微熱，舌質紅者；「薑糖煎」方以辛溫之生薑，輔以甘平之砂糖，治風寒外感而致上氣咳嗽，喘息氣急，嘔吐；老人瘀血內停，氣機阻遏，「上氣咳嗽，胸中妨滿，急喘」，則用桃仁、青粱米製「桃仁粥」破瘀行血，下氣定喘去其實邪；而肺腎兩虛久病，動則喘甚，心悸少寐，則以鮮胎盤燉百合、杏仁補虛平喘……由此可見一斑。

二是善於調治臟腑。陳氏本旨《內經》以酸入肝、苦入心、甘入脾、辛入肺、鹹入腎為原則，注重以適當食物治療相關臟腑之疾。其次，他十分善用動物臟器，即所謂以臟治臟，諸如用豬、羊之肝治「肝臟虛弱，遠視，無力」；烏雞肝粥治老人眼暗；以豬腎、鹿腎補腎填精，治腎虛耳聾；以魚腦治腎髓不充所致耳聾不瘥；豬肚養胃；豬肺治肺虛喘咳……較之前人同類記載更顯特色。再次，陳氏最注重脾胃，因其是「五臟之宗也。四臟之氣，皆稟

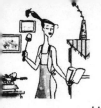

於脾，故四時皆以胃氣為本」。這既是其食治先於藥治的依據，也是治食的重點。這種主旨，全書隨處可見。

三是注重四時變化。陳直據《內經》有關陰陽四時理論，指出：「人若能執天道生殺之理，法四時運用而行，自然疾病不生，長年可保。」因此，他主張「宜察其寒溫，依四時攝養之方，順五行休旺之氣」來奉養老人，以防重於治。四時之治在全書竟專列 10 篇之多，足見其重視之甚。

春時肝氣旺，「飲食之味，宜減酸益甘以養脾氣」。夏季心氣旺，「宜減苦增辛，以養肺氣」。秋天肺氣旺，「宜減辛增酸，以養肝氣」。冬季腎氣旺，「宜減鹹而增苦，以養心氣」。具體而言，冬寒，可進山藥酒、肉酒以扶虛禦寒；冬日又燥，不宜多食煎烤之食。秋季五穀新登，味美而質硬，老人不宜多食，恐傷脾胃；秋即入冬，舊病易發，故宜先服食止其欲發。夏日炎熱，老人脾胃虛弱，「渴宜飲粟米溫飲，豆蔻熟水。生冷肥膩，尤宜減之」。不然，因老人氣弱，多食冷肥，易成滑泄。春天風和日暖，老人心情愉快，特別注意不過多飲酒、食冷膩肥僻之物，以免「多傷脾胃，難得消化」。這些觀點，至今仍不失積極意義。

（3）謹慎飲食，攝調取法：陳直認為，人生病都因「八邪」而感。所謂「八邪」，乃風、寒、暑、濕、饑、飽、勞、逸。前四者為外因，後四者為內因。飲食之因即占其二，可見危害不容忽視。

老人脾胃虛弱，「頓飽」是一大忌，當少食多餐。「但頻頻與食，使脾胃易化。若頓令飲食，則多傷滿……

中醫三補養生——神補 食補 藥補

不能消納，故成疾患。」陳氏強調：「此養老人之大要也。」他還認為晚餐不能過飽，平時也不宜饑餓，尤其「陰霾晦螟」天氣更不可饑，不然抵抗力差易生疾病。

陳直很注重飲食衛生，指出「穢惡臭敗，不可令食。黏硬毒物，不可令餐」。情緒不好，不宜進食，「若憤怒一作，血氣虛弱，中氣不順，因而飲食，便成疾患。」老人食物，宜「溫熱熟軟，忌其黏硬生冷」以及「煎、炒、炸、烤、爆一類食物」。老人消化力薄，在食後可由別人「引行一二百步，令運動消散」。即所謂「飯後百步走，活到九十九」。

（4）**養老大法，先食治，後命藥**：陳氏在《養老奉親書》中對食療的重要性作了明確的論述，如：「老人之性皆厭於藥而喜於食，以食治痰，勝於用藥。」「善治病者，不如善慎痰，善服藥者，不如善治食。」並說：「老人藥餌，只是扶持之法食治未癒，然後命藥。」他廣搜歷覽，褒集諸家之善而怪味不堪入食者大多不予採用，又鑒於老人氣血漸衰、脾胃虛弱、五勞七傷、虛損羸瘦俱多的病理特點，在食療諸方中每以藥食混合，加入佐料，適宜烹調，食養為主，藥餌為輔，既保持藥效又味香可口，易於接受。

通觀全書方劑而食療之方幾為全書方劑的 2 / 3。例如「蓮實粥」益老人耳目聰明，補中強志。「鹿腎粥」治老人腎氣虛損耳聾。「烏雞肝粥」養老益氣。治五勞七傷用「雌雞粥」「牛肉粥」「腎壯餅子」。治脾胃虛弱用「釀豬肚方」「黃雌雞餛飩」等。食療品種花樣較多，如湯、飲、酒、乳、茶、漿、膾、醃、燠、炙、煎無不具備，起到食養五臟，藥起沉疴的功用。

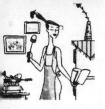

（5）順治緩調，大忌虎狼之藥：陳氏在《養老奉親書》中對老人飲食起居，戒忌保護，性氣好嗜，形症脈候無不條分縷析。他說：「常見世人治高令之疾患，將同年少，亂投湯藥，妄行針灸，以攻其疾，務使速癒，殊不知上壽之人血氣已衰，精神減耗，危若風燭，百病易攻……且攻病之藥或吐、或汗、或利……汗之則陽氣泄，吐之則胃氣逆，瀉之則元氣脫，立致不虞，此養老之大忌也。」又指出：「大體老人藥餌，正是扶持之法，只可溫平順氣，進食補虛中和之藥治之，不可用市肆贖買，他人惠送，不知方味及虎狼之藥與之服餌……隨其症狀用中和湯藥，順三朝五日自然無事，然後調停飲食，依食醫之法，隨食性變饌治之，此最為良也。」確係經驗之談。

他闡釋了對老年病的治療急於求成，不分病種、務求痊癒的思想實不可為。因老年病病機複雜，且多宿痰，必須慎重對待。

（6）四時攝養，尤重天人相應：陳氏在《養老奉親書》中，對四季氣候變化對老人的影響十分重視，如：「春時陽氣初升，萬物萌發，正二月間，乍寒乍熱，高令之人，多有宿疾，春氣所攻則精神昏倦，宿患發動。」又說：「經冬以來，擁爐燻衾，口啗炙飲熱，至春成疾，多所發洩，致體熱頭昏，膈壅涎嗽，四肢勞倦，腰腳不任。」夏季「陰氣內伏，暑毒外蒸，縱意當風，任性食冷，故人暴泄之患。」秋季之後，「水冷草枯，若素有宿疾，秋終多發，或痰涎喘嗽，或風眩痹癖，或秘泄勞倦。」冬時「燥熱在內，虛陽上攻，若食炙燥熱之物故多有壅噎、咳嗽、眼目之疾。」

206

他根據春季多風，由寒轉溫的節令特點指出在治療上既要注意伏邪又要順應生氣。夏季炎熱多濕，在乘涼、避暑、飲食、服藥多方面都要善為調護。秋季淒涼易發宿疾，老人動多傷感要注意解除悲觀情緒，冬季適其寒溫防止外邪侵襲。

在老人的養護戒忌方面還指出：「暮夜之食，不可令飽」「動作行步，不可令勞」「家緣冗事，不可令管」「悲哀憂愁不可令人予報」，以及居處要向陽潔雅等。在四時用藥上，如春季用藥列方八首，而「細辛散」「菊花散」等五首方劑以治頭目疾病，書中所述似與春季陽升之時，熱毒常與風邪相合，侵犯諸陽經之會的病機相關。

### 2. 孫思邈飲食養生思想

（1）**穰歲多病，饑年少疾**：這句話本是三國時期養生學家嵇康的銘言。孫思邈謂「信哉不虛」。他在論述了「關於土地俗好儉嗇，廚膳餚饌，不過菹漿而已，其人少病而壽。江南嶺表，其處饒足，海陸鮭餚，無所不備，土俗多疾而人早夭」的實際情況後，講了這樣一個故事，指出北方人本來以素食為主而得長壽，但因到了南方驟然改食海陸鮭餚，反致諸疾以至於死，藉以說明豐收之年也不可臨盤大飽的道理，要求人們要特別注意儉食，絕不可因為生活條件的改善即大吃大喝而造成夭折。

近年來，我國人民的生活水準不斷提高，生活條件日益改善，於是有些人便不注意儉食，山吃海喝，暴飲暴食，使急性腸胃炎、酒精中毒、冠心病、高血壓、腦溢血等病時有發生，甚至危及生命。

（2）**不可為食損命**：通讀孫氏有關飲食篇章，從其對

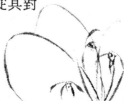

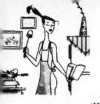

菜蔬、糧食和肉類的態度，可以明顯看出，他主張基本吃素的思想是比較突出的。如《千金翼方‧退居》篇專門論述飲食時強調：「廚膳勿使脯肉豐盈，常令儉約為佳」「身在田野，尤宜備贍，須識罪福之事，不可為食損命。所有資身，在藥菜而已。料理如法，殊益於人。枸杞，甘菊，牛膝，苜蓿……苗嫩時採食之，或煮或炒……下飯甚良」。他把菜蔬、糧食放在必不可少的地位。孫氏食肉非常少，他認為過食肉類損壽。

在現代日常生活中，有些人對蔬菜不屑一顧，而對生猛海鮮、雞鴨魚肉等葷菜卻百吃不厭，有人甚至每天或每餐都要食肉吃肥，否則難以進食，這是一種不健康甚至是危險的生活習慣。

（3）食敢鮮餚，務令簡少：孫氏要求食物飯菜一定要新鮮，不能有一點異味，方可食用，並且務必簡單而量少，反對貪味傷多。他反覆強調：「人子養生之道……是以食敢鮮餚，務令簡少，飲食當令節儉。若貪味傷多，老人腸胃皮薄，多則不消，彭亨短氣，必致霍亂。」同時他還認為人們的餐次要適當，「是以善養性者，先饑而食，先渴而飲，食慾數而少，不欲頓而多則難消也。常欲令如飽中饑，饑中飽耳」。

老年人臟腑功能不健，脾胃功能容易失調，孫氏這一觀點也符合老年人的生理要求。

（4）乳酪、酥、蜜常溫而食之：孫氏反對大魚大肉，但特別推崇乳酪等食品。他認為「乳酪酥等，常食之令人有筋力膽乾，肌體潤澤」「惟乳酪酥蜜，常宜溫而食之，引大利益老年」。更有意義的是孫氏對牛乳營養價值的評

論和培育乳牛的嚴格要求，至今仍頗有借鑒之處。如對乳牛，強調以十一味有補氣血壯陽滋陰作用的藥物餵養的3～7歲黃牛為佳，其飲水飼料要清潔洗刷方可飲飼，對牛體也須時時洗刷乾淨等。他認為「牛乳性平，補血脈，益心長肌肉，令人身體健康，潤澤，面目光悅，志氣不衰」，並強調「此物勝肉遠矣」。

（5）飲食衛生：養成良好的飲食衛生習慣，對人體健康尤為重要。孫氏對此有卓越見解，並提出許多具體要求。如「勿食生菜、生米、小豆、陳臭物，勿飲濁酒」「勿食生肉傷胃，一切肉惟須煮，停冷食之」「人不得夜食」，又云「夜勿過醉飽」。他認為進食時「須去煩惱」，以恬心境。為了預防疾病，他還提倡進食後要漱口，不要飯後就躺在床上休息，「飽食即臥，乃生百病」，「食畢當行步躊躇」。

（6）用食平疴，釋情遣疾者，可謂良工：孫思邈對飲食療法極為重視。他在《千金要方・食治》中說：「若能用食平疴，釋情遣疾者，可謂良工，長年餌老之奇法，極養生之術也。夫為醫者，當需先洞曉病源，知其所犯，以食治之」「食療而不癒，然後命藥」。可見孫氏對食療評價之高，論斷極為精闢。在孫氏著作中，對有食療作用的穀米、蔬菜、果類、鳥獸百餘種，進行了系統地論述。所選藥物，如葡萄、瓜子、胡麻、乳酪等，其滋補營養價值已經被現代實驗研究所證實。

孫氏還在其著作中介紹了用紅豆、薏苡仁等治腳氣病，用動物肝臟治療夜盲，用海藻、昆布治癭瘤。此外還收集了許多民間食療驗方，如用穀皮糖粥防治腳氣病等。

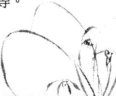

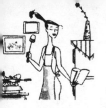

孫思邈作為一代名醫，其飲食思想可謂博大精深，千年以來流傳不衰，是一份非常寶貴的遺產。它不僅豐富了中醫學的內涵，而且對後世飲食療法的發展產生了深遠的影響。

## (六)食補研究的發展

運用食物來防病治病、保健強身和延年益壽，是中國醫學補品應用的一種獨特方法。中醫學歷來就有「藥食同源」的說法，許多物品，既是食物，又是藥物。早在《內經》中就提到「五穀為養，五果為助，五畜為益，五菜為充，氣味合而服之，以補益精氣」。說明了古人對飲食物在防病保健方面的作用已有豐富的體驗。又如《史記·龜策劉傳》說：「江傍家人常畜龜飲食之，有益於助衰養老。」《漢書·食貨志》也說：「酒者，天下之美祿，帝王所以頤養，天子享祀祈福，扶羸養疾。」由此推知，龜和酒是西漢時代備受推崇的補益食品。

唐代孫思邈寫了《千金方·食治》，詳細介紹了穀、肉、果、菜等食物的療病作用，認為合理而適宜的飲食是人體生存必不可少的，具有「悅神爽志，以資氣血」的功效，但必須調養得法。孟詵師從孫思邈，著有《補養方》三卷，張鼎增補孟氏之說，寫了《食療本草》，為我國較早食療專著。後又有咎殷的《食醫必鑒》和孫士良的《食性本草》。

宋代陳直在「食者生民之天，治人之本也」的思想指導下，重視強健脾胃的作用，尤其注重食療。在他所著的《養老奉親書》中，列方 231 首，其中食療方占 70.1%，其劑型有粥、羹、餅、湯、飲、酒、乳、茶、醬、菜餚等多種形式。

　　元朝御膳醫忽思慧在《飲膳正要》中記載有宮廷藥膳百餘種，其中不少著重於補養。

　　明朝李時珍在《本草綱目》中收載藥粥方 62 首。書中，李時珍採諸家補養學說，收歷代食治之法，集各家食療之品，且更有補遺和發揮。他所提出的食物的性味功效、辨證選藥、藥食配伍、禁忌等，不失為食物療法的幾大原則。

　　清朝，研究藥膳的醫家與學者更多了。如王士雄的《隨息居飲食譜》，黃雲鶴的《藥粥》等。

　　現代醫家、已故中醫蒲輔周及著名老中醫岳美中等，都極力推薦藥膳。

　　近年來陸續出版的有關食補研究的著作，如《藥補與食補》《滋補中藥保健菜譜》等，都對食補的研究有了新的提高和發展。大量的臨床實踐經驗也證明，治療虛弱不足病症，必須藥療、食療結合，才能提高療效。

　　總之，中醫食療保健法歷史悠久，是我國傳統的營養療法與藥物療法的有機結合，尤其適合老年人、病後或手術後需要調養的人。以食餌療法來扶正補虛、強身防病、延年益壽，必將隨著食補研究的深入開展而大有前途。

## 二、飲食養生基本原則

### (一)飲食有節　五味調和

　　「食飲有節……度百歲乃去。」「陰之所生，重在五味……謹和五味，骨正筋柔，氣血以流，腠理以密……長

211

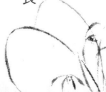

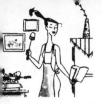

有天命。」《黃帝內經・素問》中這一飲食觀點，反映了古人對控制及調和飲食重要性的認識。「節」即節制、控制，不肆食恣飲之意，或謂適度、法度。「和」即調和。王士雄謂：「頤先無元妙，節其飲食而已。」節，不僅是量的控制，也是味的控制，以適應身體需要為度。這就要求人們勿逞口腹之慾，勿極五味之美，而要根據人體氣血陰陽狀況和食物的性味進行調和，適度進食，方能達到健康長壽、減少疾病發生的養生目的。若失其「節」，則「筋脈橫解，腸澼為痔」；大飲「則氣逆」。「口嗜而欲食之，必自裁制，勿使過焉。過則傷其正也」，導致貽患無窮，有損天命。對這一飲食要則，後人論述頗豐。

晉代葛洪曰：「善養生者，食不過飽，飲不過多」，以應「穀肉果菜，食養盡之，無使過之」之說。若「恣口腹之慾，極滋味之美，窮飲食之樂，雖肌體充腴，容色悅澤，而酷烈之氣，內蝕臟腑矣」（明代龔廷賢《壽世保元》）。「飲食失節脾胃乃傷」。明代敖英《東穀贅言》謂：「多食之人有五患，一者大便數，二者小便數，三者饒睡眠，四者身重不堪修養，五者患食不消化。」明確指出了飲食不節的危害性。

「五味調和，不可偏勝」「調和之事，必以甘酸苦辛鹹，先後多少，其劑甚微」，皆有法度。古代醫家認為食物也具有「寒、熱、溫、涼」四氣和「酸、苦、甘、辛、鹹」五味。五味各有所入，各走其所喜之臟；各有所禁，亦傷五臟。正如王冰所言：臟腑「雖因五味以生，亦因五味以損，正為好而過節，及見傷也。」利用食物五味偏性，調和飲食，平衡陰陽，以適應人體氣血臟腑陰陽盛衰

的變化；若五味失調，陰陽逆亂，則易傷五臟而患病。如《真人養生銘》所言「酸傷筋，苦傷骨，甘不益肉，辛多壞氣，鹹促人壽」。說明了調和五味的利害關係。

要做到飲食有節，五味調和，日常飲食宜有節奏，定時定量，味宜清淡。古人提倡「暮食不若晨食」「清晨一碗粥，晚飯莫教足」「食渴不大喝，大饑不大食」（《飲膳正要》）；「大渴不大喝，大饑不大食」（《壽世保元》）；「縱然適口莫浪食，只食八分便已足」（《蠹子醫》）。口味上宜「去肥濃，節酸鹹」（宋代張杲《醫說》），即日常飲食應以清淡素食為主，少吃肥甘厚膩、酸鹹過重的菜餚。晉代《抱朴子》中指出：「若要長生，腸中常清，若要不死，腸中無屎。」《內經》中也有「心病禁鹹」「多鹹則脈凝泣而變色」。

據現代醫學研究，每天吃 10 克食鹽的人群中，其高血壓發病率為 10%；而每天吃食鹽多 2 倍的人群，高血壓發病率也增加 2 倍。可見，古人強調飲食清淡與現代醫學控制食鹽攝入量以預防心血管病的主張有不謀而合之處。

## (二) 飲食有常　物我相適

天行有常，飲食亦有常。「常」，即指常規、法度，一定的規律性、規範性。「五穀為養，五果為助，五畜為益，五菜為充，氣味合而服之，以補精益氣」的觀點，即體現了適合中華民族生存特點的以素食為主，果蔬肉食為輔，透過調和，兼收並蓄的飲食規律。

這一規律沿襲至今，五穀仍為我國人民主食，而五菜（指蔬菜）則是主要的副食，五果、五畜則作為副食中的

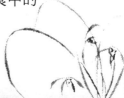

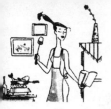

營養補充品。違反這一規律，則會導致機體陰陽氣血失去平衡而發生疾病。如《內經》載：「膏粱之變，足生大疔」「肥甘助濕，生痰化熱」等。

近代心血管疾病的發生，也與偏食動物性食物過多，膽固醇增高有關；而適當素食則可降低發病率。

中國醫學「飲食有常」的「常」，還體現在飲食的規範性上，包括飲食按時、食慾細緩、適溫而食及食不暴飲等飲食衛生學內容。

飲食按時。孫思邈在《千金要方》中說「飲食以時」，講的是吃飯要定時定量，如「暮無飽食」，強調「每吃不重用」。《修真秘要》中亦主張「食慾少而不欲頓，常如饑中飽、飽中饑」為佳。

食慾細緩。《養生庸言》云：「不論飯菜點心，皆宜吃得極細咽下。」《長生秘訣》中說：「飲食緩嚼有益於人者三，蓋細嚼則食之精華滋養五臟，一也；脾胃易於消化，二也；不致吞食噎咳，三也。」

適寒溫而食。《黃帝內經》主張飲食要寒熱適中，適寒溫而食，「食飲者，熱無灼灼，寒無滄滄，寒溫中適，故氣將持」。孫思邈謂「熱傷氣」「寒傷血」「熱食傷骨，冷食傷肺」，食物宜「熱無灼唇，冷無冰齒」「醉莫食熱」等。可見古人在飲食實踐中已注意到食過冷過熱的食物都會損傷機體，對身體不利。

食不暴飲。孫思邈《千金翼方》曰：「不欲極饑而食，食不飽；不欲極渴而飲，飲不欲過多」「大飽血脈閉」「大醉神散越」。張杲在《醫說》中告誡人們：「食慾少而數，不欲頓而多。」至今仍指導著人們養生實踐。

「飲食有常」的另一重要內容是「物我相適」，即食物的性味要與人體的陰陽氣血狀況相適應，以人體需要來決定食用何種食物。如人有寒熱虛實之分，飲食上則主張據此分別按「熱則寒之，寒則熱之，虛則補之，實則瀉之」的原則進食。如寒性體質的人宜食溫性或熱性食物；熱性體質的應食寒涼平性食物，忌食溫燥傷陰食物。又如氣血虛的人，冬春季宜進食溫補生血的當歸羊肉湯和桂圓肉、大棗等滋補食品。

## (三) 飲食以時　四季五補

我國古代醫家在「天人相應」思想指導下，極為重視飲食與時令的關係，並提出了飲食養生的四季五補法。補者，補其不足也。即隨季節的變化，根據人體健康狀況調整飲食，以補陰陽氣血不足。春天「升補」，夏天「清補」，秋天「平補」，冬天「滋補」，四季「通補」。

中醫在養生中主張順應四時養生。《內經》中有「聖人春夏養陽，秋冬養陰」「智者之養生也，必須四時而適寒暑」。這一思想被後世養生家奉為圭旨，在飲食方面講究在不同季節、氣候、時間，服食不同性味的食物，以適應環境和人體陰陽氣血的四時變化。

如《素問‧臟器法時論》謂：「合人形法四時五行而治。」肝主春，肝苦急，急食甘以緩之。心主夏，心苦緩，急食酸以收之。脾主長夏，脾苦濕，急食苦以燥之。肺主秋，肺苦氣上逆，急食苦以泄之。腎主冬，腎苦燥，急食辛以潤之。這樣順應季節和臟氣變化，就可以開發腠理，運行津液，通暢五臟之氣。

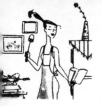

　　《飲膳正要》闡述了四季適宜食物：「春氣溫，宜食麥以涼之；夏氣熱，宜食菽以涼之；秋氣燥，宜食麻以潤燥；冬氣寒，宜食棗以熱治其寒。」首先，飲食調理應隨著四季氣候變化而更變五味。一般講，夏季陽盛，應少食辛甘燥烈食品以免傷陰，宜多食綠豆、西瓜等甘酸清潤食物以清熱、祛暑、養津。秋季氣候乾燥宜少食辛燥之品，多食芝麻、蜂蜜等油潤之品以潤燥。冬季寒冷，機體陰盛宜食羊肉、狗肉等溫補之品以護陽氣。春季萬物萌生可食蔥、豉以助陽升散。另一方面根據「春夏養陽，秋冬養陰」的中醫理論，在食養上春夏之際亦可進食些甘溫之品以護人體陽氣，預防秋冬之寒病，不可過食寒涼之物；秋冬季節也應適當食些甘涼之品以潤養陰精，預防春夏之火症，不可偏食燥熱之物。

　　其次，由於人們所處地理位置不同，食養也存在著一定差異性。如冬季進補時，北方氣候多嚴寒，可選用些大熱大溫之品，如狗肉、羊肉；而南方氣候稍溫和，則可選用甘溫補品如雞肉等。又如長期居住於海邊或水上作業者，多有濕邪內侵，食養時必須佐以健脾燥濕的中藥，方可達到養生之目的。

　　宋代陳直《養老奉親書》對老人四季飲食養生作了詳細敘述，指出：春季飲食「宜減酸益甘以養脾氣」「酒不可多飲，水粽黏冷肥僻之物，多傷脾胃」；夏季飲食「宜減苦增辛以養肺氣，飲食溫軟，不令太飽，生冷肥膩尤宜減之」；秋季飲食「宜減辛增酸以養肝氣，新登五穀不宜與食，動人宿疾」；冬季飲食「宜減鹹增苦以養心氣。若食炙燥熱，多有壅噎痰嗽眼目之疾」。這些四季進補養生

要則，對健身延年大有裨益。後世清明「寒食」，端午飲「雄黃酒」，夏季喜食冬瓜、薏米湯等飲食風俗習慣，都可見這種「飲食適時」思想的影響。

## (四) 飲食潔淨　進食宜忌

俗話說：「病從口入。」飲食衛生也是中國養生學的一個重要內容，主張食物宜新鮮潔淨，富有活力；必要時尚要辨別有無毒性，慎從口入。如《飲膳正要》主張「豬、羊疫死不可食」「生料色臭不可用」「漿老而飯餿不可食」。《食療本草》謂「鱉赤足不可食」「犬自死，舌不出者，食之害人」。《隨息居飲食譜》載：「河豚魚其肝、子與血尤毒」；還記載有飲用水消毒法：「井泉水入整塊雄黃、整塊明礬各斤許，以辟蛇蟲、陰濕之毒」「水不甚清者，稍以礬清之，並解水毒。」

物性不同，有相合相反之誡；病體有別，有宜食宜忌之謂。元代賈銘《飲食須知》中，論述了共325種飲食性能及宜忌。所謂「宜」，即指以相宜食性的食物治病養體；而「忌」指不相宜食物應禁食，又稱「忌口」。《本草綱目》中就列舉出63種飲食禁忌。又如《食療本草》載：「大麥熟即益人，帶生即冷，損人」「甜瓜動宿冷病，患癥瘕人不可食瓜」。《隨息居飲食譜》載：糯米「性太黏滯，難化也。小兒、病人尤當忌之」。兔肉「多食損元陽……孕婦及陽虛者尤忌」。帶魚「動風，病人忌食」。諸如此類，記載頗豐，形成了中國醫學飲食養生學說又一特色。

綜上所述，我國飲食養生中提倡的飲食有節、飲食有

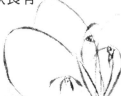

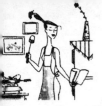

常、四季五補、進食宜忌等，形成了飲食養生基本要則。它是中國醫學瑰寶中重要組成部分之一，許多內容的科學性已被現代科學所證實。

如飲食有節與現代營養學關於人體要適當控制熱量、控制主食、多吃水果蔬菜的保健觀點是大同小異的。又如「飲食有常」中的「飲食以時」「食慾細緩」「不可偏嗜」等觀點，與現代營養學主張定時定量、細嚼慢嚥、反對暴飲暴食、制止偏食的主張，也是相一致的。最近，美國阿·羅伊教授經實驗指出：「人類如果合理搭配飲食，講究飲食衛生，制止偏食，能使自身生命延長 20～30年。」這與中國醫學飲食理論可謂「異曲同工」。

現代營養學不足之處之一，即缺乏辨證食治法則。如能借鑒中國醫學整體觀念和辨證施治原則，定能更好地發揮其效果。另一方面，現代營養學已深入到生物分子學、微生物學、免疫學、生物工程學等領域，大大發展了傳統飲食養生學說。它在飲食衛生、食物資源開闢、保健食品的開發和研製、食物營養資源開闢、保健食品的開發和研製、食物營養成分測定等中醫食療學涉足不深或尚未涉足方面，又作了新的科學發展。因此，將我國飲食養生學與現代營養學融於一體，必將給人類醫療保健和飲食養生事業帶來新的活力。

## 三、飲食養生與精氣神

飲食養生，作為人體保健防病、抗衰益壽的重要方法，備受歷代養生家和醫家所推崇。究其根本原因，乃是

飲食水穀能源源不斷地為人體生命之根本———精、氣、神提供物質基礎，使精盛、氣旺、神全，以養臟腑，秘陰陽，而發勃勃生機。因此，飲食養生的要旨就在於生精、益氣、養神。無論是對飲食物的選擇、調配，還是服食宜忌等，都應時時顧護精氣神。

## (一) 飲食與精氣神

《養老奉親書》中論述飲食與精氣神的關係時明確指出：「主身者神，養氣者精，益精者氣，資氣者食，食者生民之天，活人之本也。」分析古今常用較有效的食養、食療方劑的作用，其大多旨在由調補精氣神以養生。如小麥健脾益氣，寧心安神，粳米補中益氣，枸杞益精養血，元肉養血安神；蓮米粥（《聖惠方》）養神益脾，芡實粥（《湯液本草》）益精強志，茯苓粥（《直指方》）安神養胃益脾等。

可見食物是由脾胃將其精微消化、吸收，進而化生精氣神，以充身養命，預防疾病，抗衰益壽的。

## (二) 精氣神食養原則

飲食調養精氣神，應以整體觀念、臟腑理論、飲食性味、歸經等基本理論為指導，根據機體精氣神的盈虧狀態，因人、因時、因地選擇飲食品種和調配方法，尤為注意雖以補養為主，但務必使補而不滯。

對於老年體弱者，凡食均應顧護脾胃，以利於飲食精微生精、化氣、養神。具體應注意以下幾個方面：

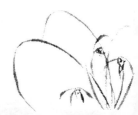

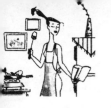

### 1. 日常首選通補精氣神之品

飲食水穀、肉蛋果菜等，因其性味、功效各有特點，而對人體發揮多種營養作用。故飲食營養要求五味、葷素結合。然而也應當指出，某一類或某一種食物的成分不是單一的，往往是多種營養共存。

如粳米，既含糖類、蛋白質、脂肪等主要能量來源，又含維生素及鐵、磷、鈣等人體必需營養素。其性味甘平，功能補中氣、益精、強志、和五臟，而有通補精氣神之功效。如能善於發現和利用這類食物，並按五味、葷素結合的原則制訂日常食譜，定會使飲食養生收到科學經濟，事半功倍的效果。

常用具有通補精氣神作用的食物如：

（1）穀豆類：主要有粳米、小麥、大豆、粟米。穀類主含糖類，蛋白質次之。豆類主含蛋白質，脂肪次之，且兩者多混食，所以人體所需熱能的 80%、蛋白質的 50% 都是由穀類、豆類食物供應的。

（2）肉類：牛、羊、豬、犬、雞等肉類食物主要提供蛋白質和脂肪，可用以與五穀相互補益，尤其血肉有情之品，補人之血肉有形之體，則能直接化生精氣神。服食當根據其性味功效特點不同，因人選用。

如豬肉性平，可通補，但其多食則易生痰、膩脾，凡體胖多痰及素體濕熱者慎用。牛肉甘溫，最能滋補強壯。身體虛弱，病後虛羸者食之最佳。羊肉甘溫，又善溫中暖下，振胃腎陽氣，對產後血虛，胃腹虛冷，腎陽不振者，補之確有良效。雞肉甘溫，母雞燉湯，於產後滋補為佳；公雞瘦嫩，於老人滋補為良，而烏雞補益最為上品。兔肉

偏涼，質地細嫩，既補中益氣，又滋養強壯。

其他如牛奶、雞蛋、蜂蜜等乳蛋類性味多甘平，營養豐富，均為老幼皆宜的精氣神通補佳品。

（3）蔬菜類：蔬菜富含無機鹽和維生素，可作為穀肉類食品的補充。又因菜及某些調味品能開胃助食慾，且疏通而易化，故為通補精氣神的重要輔佐之品。如胡蘿蔔、番茄、馬鈴薯、蓮花白等即屬此類。

（4）水果類：果品富含無機鹽和維生素，其性味多甘酸涼潤，具有生津、消食之作用，如鳳梨、柑橘、蘋果等。有的則能直接補益精氣神，如大棗、桑葚、荔枝、奇異果等，可作為輔助滋養品服食。

### 2. 重在益精氣，精氣旺則神全

精能化氣，氣能生神。神是以精、氣作為物質基礎的。就飲食物和食療配方主要作用而言，也以直接滋養精氣者為多。如米、麥、肉、蛋、乳等主要在於益氣生精，有些食物則兼有補氣養神或益精養血生神的作用。

前者如茯苓、蓮子、小麥、豬心等。後者如桂圓，枸杞，核桃肉，動物腦髓、心臟等。應用時，要善於根據食物功效特性，在補益精、氣的基礎上全神。

### 3. 飲食養「三寶」，重點調護脾腎腦

精氣神雖以水穀精微為基礎，但其生成、輸布與臟腑機能密切相關，尤其是脾胃為氣血化生之源，腎為藏精之髒，精生髓充腦以養神，腦又為元神之腑。因此，對滋補精氣神食物的選擇要與滋補調理臟腑結合起來，重點調補脾、腎、腦。

如可根據食物的性味歸經，補氣者，選健脾補中的小

221

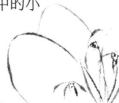

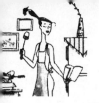

麥、粳米、糯米、大棗、豬肚、香菇、扁豆、山藥、蜂蜜等；補精者，選滋腎填精及血肉有情之品如骨髓、肉類、魚蝦、銀耳、黑芝麻、枸杞、桑葚等；補神者，選具有健腦作用的大豆、雞蛋、動物腦髓、瘦肉、肝臟、大棗、柑橘、蘋果、核桃、胡蘿蔔、菠菜等。

### 4.食養粥為宜，滋補勿忘調

具有滋補精氣神作用的食物較多，因其品質不同而服食方法各異，然根據食補宜持之以恆，且當顧護脾胃的特點，結合我國人民生活習慣，當選粥劑作為食補基本劑型。因與其他劑型相比，粥不但製作服食簡便，更重要的是其多以粳米為基質，水為溶劑。

粳米為精氣神通補之品，在此基礎上，根據不同人對食養的要求，可靈活加入具有補氣、益精或養神之品。再透過煎煮，既可發揮中醫傳統湯劑的優勢，且味美可口，老幼皆宜。

補氣粥常同黃芪、山藥、茯苓、大棗、蓮子、扁豆、薏苡仁、豬肚、胡蘿蔔、牛乳等同煮；益精粥常同蓮子、芡實、栗子、山藥、黑芝麻、枸杞、黑木耳、羊腎、黃精等同熬；補神粥常同核桃肉、葡萄、龍眼肉、大棗、百合、蓮子等同煎，以充分發揮粥劑調補精氣神的優勢。

所謂滋補勿忘調，即在用滋補的同時，要根據精氣神三者互化、盈虧等，分清主次、調補結合。進補時，尤應注意保護脾胃，使滋而不膩，補而不滯。一般可於主食、菜餚中選加蔥、薑、韭、蒜、芫荽、香料等調味理氣，並輔食具有醒脾助運作用的柑橘、蘋果、柚橙、山楂、香蕉、鳳梨等水果開胃消導。

中醫三補養生──神補　食補　藥補

# 四、飲食養生面面觀

## （一）飲食的三餐分配

隨著人年齡的增長，全身生理發生變化，胃腸消化器官功能也逐漸減退，飲食稍有不慎，不僅可直接造成消化系統病變，而且更重要的是誘發心腦血管疾病、糖尿病等，因而中老年一日三餐，合理飲食，對延年益壽有重要作用。

### 1. 飲食原則

多吃含優質蛋白質的食物，如豆漿、牛奶、豆腐、雞蛋、魚蝦、瘦肉；要限制脂肪，老年人要少吃動物油，植物油也不宜過多，每天除吃定量的魚、蛋外，植物油每天不超過 17 克；碳水化合物要適量，應避免多吃純糖如蔗糖、糖果等；要補充豐富的維生素，如維生素 C、維生素 A、維生素 E 等，對於延緩衰老及治療多種疾病有明顯作用，因此，平時宜多食新鮮有色的蔬菜和水果；不要忽視無機鹽及水，平時宜多食含鐵質的食物，多飲水，食鹽量每日不超過 10 克，若長期食物過鹹，可導致鈉瀦留，日久易患高血壓及腦血管病變。

### 2. 三餐分配

（1）早餐：俗話說「早餐像王子」，即早晨吃飯要像宮中的王子一樣，「多」而「貪」。意思是說，早餐對於中老年人非常重要，一定要吃飽。長期不吃早餐的人，易誘發膽結石、糖尿病。美國科學家最近研究表明，膽結石

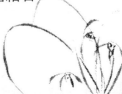

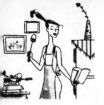

病人往往與長期不進食早餐有關，因為空腹過久，膽酸含量過少，膽固醇含量不變，形成高膽固醇膽汁，膽固醇過高就會在膽囊中淤積，形成結石核心的物質。

早餐應以豆漿、牛奶、米粥、雞蛋、麵包、水果為宜，並保證水量充足，水液吸收後，促進因晚間細胞代謝所停留的廢物的排泄，改善血液循環，加速新陳代謝。

（2）午餐：俗話說「午餐像皇帝」，即午餐吃飯要像宮中的皇帝一樣，講究吃好，飲食搭配合理，蔬菜、蛋白、水果、飲料均應食用。

（3）晚餐：俗話說「晚餐像乞丐」，意即晚餐吃飯要像馬路上的乞丐一樣，「不食或少食」。由於中國傳統上的飲食習慣，加之白日工作在外，早餐、午餐無時間顧及吃好，只晚上時間充裕一些，往往改善一番，容易造成人們飲食過飽。入睡後，胃內容物過多使膈肌位置上移，影響心肺的正常收縮和舒張，加之消化食物需要大量血液集中到消化系統，使冠狀動脈供血減少，容易誘發心絞痛和心肌梗塞。

尤其是中老年人過節或生日之時，因飲食不節而致心腦疾病死亡者，臨床常常可以見到。所以，中老年人，特別是有心血管疾病者，晚餐不宜過食，以七成飽為宜，並且以容易消化，富含維生素、人體必需氨基酸的飲食為主，葷素搭配，切忌暴食。

## (二)食補的品種與功效

食補，即主要是利用食物，如穀、肉、果、菜之類；由飲食的形式來補益身體，維護健康，並作為藥物或者其

他療法防治疾病的輔助手段，適應範圍廣，簡便易行。具備了一定的食補知識，可自選材料，自己烹調，自我療治。當然，從「藥食同源」的角度看，一些藥物同時也是食物，如山藥、芡實、蓮子、百合、羊肉、龍眼肉等。

在我國歷史上，不但廣大勞動人民喜聞樂用，歷代皇親國戚、王公大臣也十分重視食療。有史料記載，清代的慈禧太后，中年以後常患脾虛便溏，但又不喜歡服藥，御醫便給她開了粥方，用黃芪一藥，和山藥、蓮子熬粥常用，以健脾益氣。患口渴下泄時，則用綠豆、鮮青果、竹葉、柳丁煎汁服用，能生津補胃。

一般的人平時並不注意食補的問題，只是在患病之後身體虛弱，或者產後、手術後才想到食補。當然，病後體虛應當進補，但一般的病人在生病之後的短時期內，往往身體虛弱，脾胃的運化吸收功能也處於比較低下的狀態，不能進食過多，或者雖然吃下去了卻不能夠消化吸收，反而達不到補虛的目的。

從這一個角度看，在平時的生活中，在無病的時候注意食療，養生補虛，增強體質，預防為主，防患於未然，更符合《內經》「不治已病治未病，不治已亂治未亂」的原則。因此，食補可以分為平時的食補和病後的食補兩大類，兩者不可偏廢。

不管是平時的食補還是病後的食補，都應該講究「辨證施治」，也就是根據人的體質、年齡、性別、生活環境、疾病情況、飲食習慣等各個方面的具體情況，結合食物的四氣五味、補益效用等，選擇補益用的食物。所以，大家都應當瞭解一些食療的常識。一般說來，人體的虛弱

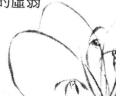

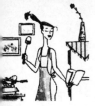

證包括四個方面，即氣虛、血虛、陰虛、陽虛。

氣虛：多表現為頭暈目眩，氣短懶言，神色疲憊，語聲低微，全身乏力，常自汗出，或者食慾不振，食後腹脹不能消化，或者容易感冒，舌色淡，脈虛無力等，活動時諸症加劇。

這些都是臟腑功能衰退所表現的證候。凡具有上述症狀表現的，就可以用補氣類食物，如糯米、粳米、黃米、大棗、胡蘿蔔、香菇、豆腐、雞肉、鵪鶉、牛血、狗肉、花生、蓮子、荔枝、黃鱔、鯽魚、海參、青魚等。

血虛：主要由於血之不足，不能濡潤和營養臟腑經脈而出現的症狀，如面色蒼白或萎黃，唇色淡白，頭暈眼花，心悸失眠，手足發麻；對婦女，則常常表現為月經量少，或經期推後，甚至出現閉經，舌質淡，脈象細弱無力。凡是具有以上表現的，應該用補血類食物，如雞肝、牛筋、羊肝、豬心、龍眼肉、桑葚、黑木耳、胡蘿蔔、豬肉、甲魚等。

陰虛：凡具有形體消瘦，口乾咽燥，午後發熱，低熱，手足心發熱，盜汗，雙目乾澀，眩暈失眠，大便秘結，舌紅少苔，脈象細弱等症狀，皆屬陰虛的表現。可用滋陰類食物，如銀耳、小麥、梨、葡萄、桑葚、燕窩、鱉肉、蛤蜊肉、蜂乳、雞蛋、羊奶、豬腦、豬皮等。

陽虛：陽虛不足者表現為怕冷喜暖，神疲乏力，上肢發涼，喜歡吃熱的飯菜，飲溫的飲料。另外，少氣懶言，喜歡睡眠蜷臥。常用的有助陽作用的食物，有蝦、胡桃肉、羊肉、狗肉、鹿肉、麻雀肉、韭菜、丁香、鴿子蛋、鱔魚、淡菜等。

實際運用時，不能機械地區分。例如，氣虛體質的人，當然以益氣為主。因脾胃為氣血生化之源，所以補氣健脾是補氣的重要途徑。

另外，氣與血可以相互化生，因此，又常常以補氣為主，而以補血為輔；陰虛體質者，宜常用滋陰養液為主的食物；陽虛體質者，則宜溫補陽氣為主。

再從年齡上看，小兒因為臟腑嬌嫩，脾胃功能還不健全，飲食又不懂得節制，因此，在選擇食補方法的時候，必須注意避免偏於壯陽助火的食物，而應以運化脾胃、幫助消化為主。青壯年大多生機旺盛，一般無須補益，或只用滋養清補。老年人的食補是一個難點。因為老年人腎氣逐漸衰退，肝腎虛弱，耳鳴耳聾等，故應多食補益肝腎的食物；也有的老人氣血虛弱，皮膚乾萎、頭暈眼花，容易感冒，應該補益氣血。老年人的便秘常常是一種普遍發生的病症，也可以由食療來調節。蜂蜜、核桃肉、鴿子肉、海參都是老年人常用的食補食療的食物。

## (三) 抗衰補益食品

（1）**膳湯菜餚**：蟲草鴨塊、強身腰花、加味山藥羊肉湯、枸杞葉豬腰湯、養老豬腰湯、靈芝肉餅、芪地雞肉湯、雀卵蝦仁羹、益腎雀肉湯、桃杞雞捲、益壽銀耳鴿蛋湯、碎補豬腰片、熟地牛脊湯、五味養生雞、三子鵪蛋、參芪泥鰍湯、滋陰龜肉等。

（2）**藥粥**：紅棗粥、人參粥、山藥粥、黃芪粥、菱粥、鱔魚粥、甲魚粥、菟絲子粥、海參粥、糯米粥、胡桃粥、芝麻粥、枸杞羊腎粥等。

（3）糕點：益脾餅、茯苓餅、山藥茯苓包子、紅杞田七雞餃、人參菠菜餃、茯苓雞肉餛飩、人參雞油湯圓等。

（4）藥酒：人參酒、山藥酒、鹿茸酒、杜仲酒、蟲草酒、精神藥酒、助陽益壽酒、扶衰五味酒等。

（5）食品：海參、魚類、黃鱔、甲魚、烏龜、蝦、蜂王漿、蜂蜜、豬骨、豬肚、豬腎、羊肉、雞肉、鴨肉、鴿肉、鵪鶉肉、蛋類、奶類、大棗、蓮子、菱角、龍眼肉、荔枝、桑葚、蘑菇、木耳、銀耳、香菇、芝麻、花生、葵花子、胡桃肉、萵筍、胡蘿蔔、甘薯、海藻類、水果類、糯米、粳米、粟米、薏苡仁、白扁豆、黑豆等。

## (四)黑色食物與保健養生

近年來，「黑色食品」風靡世界，其中的黑豆、黑木耳、黑芝麻、黑米、墨魚、烏雞等營養極其豐富，藥用價值尤高，對強身健體、滋膚養顏有著獨特的功效。

### 1. 芬芳珍珠 —— 黑芝麻

黑芝麻為胡麻科植物脂麻的種子，又稱油麻、巨勝子。其藥效頗佳，被稱為芬芳的珍珠。性味甘平，氣味芳香，是良好的滋補強壯劑。黑芝麻含脂肪油達 60%，油中含油酸、亞油酸、棕櫚酸、花生酸、甘二酸、甘四酸等多種甘油酸酯，大部分為不飽和脂肪酸對中老年人養顏護膚尤為適宜，黑芝麻中含有豐富的蛋白質，其中芝麻素、芝麻酚、芝麻林素、卵磷脂、維生素 $B_2$、維生素 E、鐵、磷、鈣等，尤其是維生素 E 的含量較其他食物多。

維生素 E 能防止衰老，對改善血液循環，促進新陳代謝有較好的效果。亞油酸具有調節膽固醇的功能，與維生

中醫三補養生——神補 食補 藥補

素並存則可加強降低膽固醇的作用，對老年人延年益壽，中年人保健養顏，兒童健腦益智均有奇效。

中醫理論認為：黑色歸腎，而腎為先天之本。黑芝麻滋養肝腎，潤燥滑腸可治肝腎不足導致的眩暈，鬚髮早白，腰膝酸軟，婦女少乳等症；又有補益肺氣，養乳填髓之功，治咳嗽痰少，失眠多夢等症；可降低膽固醇，防治動脈硬化、高血壓等；對子宮有興奮作用，對腎上腺皮質功能有抑制作用；還有潤腸導瀉作用；外用可解毒生肌。

經常服用黑芝麻與粳米煮成的芝麻粥可補五臟，抗衰老，適用於身體虛弱、頭髮早白、大便乾燥、頭暈目眩和貧血的中老年患者。

### 2. 家常主選 —— 黑大豆

黑大豆為豆科植物大豆的黑色種子，又名烏豆、黑豆。在植物中其蛋白質含量最高，品質最好，100 克大豆比 100 克羊肉的蛋白質含量還多 2.2 克。由於它沒有動物食品容易造成高脂血症的缺點，是人類較理想的主選食品之一。黑大豆中含有鈣、鎂、鐵、磷、脂肪等各種營養素，其中碳水化合物和植物脂肪含量較高，並含有一定量的胡蘿蔔素、維生素 $B_1$、維生素 $B_{12}$、煙酸、大豆黃酮苷、染料木素、大豆皂醇、膽鹼、葉酸、亞葉酸、泛酸、生物素、唾液素等。

《本草綱目》記載可用來治療赤眼、胃脹、消化不良、大便乾燥、自汗盜汗等。《千金要方》《千金翼方》中記載了一些有關黑大豆的偏方。

實驗研究證明：黑大豆性平、味甘，其中的鎂鹽對心肌有保護作用。能補腎滋陰，治腎虛消渴、不孕不育、耳

229

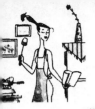

罌；能袪痰平喘，可治咳嗽，對胃脹、便秘有明顯的療效；有補血活血之功，可治產後諸疾、中風腳軟、血虛目暗、下血等症；能除濕利水，治水腫脹滿、腳氣、黃疸、水腫等；可祛風解毒，治風痹筋攣骨痛、癰腫瘡毒；還可解甘遂、天雄、附子、巴戟天等諸藥之毒。男女老少經常服食對增強造血功能、強健骨骼與牙齒大有裨益。

### 3. 稻中之王 —— 黑米

黑米因其烏黑油亮，如墨似漆，含有大量黑色素，是稻穀王國中的一顆「黑珍珠」，有「世界米中之王」的美稱。黑米歷來深受人們的喜愛，漢武帝時代，黑米已成為上等貢米，是皇宮貴族的美味珍品。他們服食黑米渴望駐顏養生，延年益壽，而民間則把黑米作為一種防病強身的良藥。

黑米營養豐富，每 100 克中含蛋白質 11.5 克，比普通大米高出 6.8%；脂肪 2.7 克，比大米高出 1.9 倍；富含維生素 $B_1$、維生素 $B_2$ 及鐵、鉬、鋅、硒等微量元素。此外，還含有人體所需的氨基酸，其氨基酸的含量高出大米 15.9%，其中賴氨酸含量高出大米 3%～3.5%，精氨酸含量為 1.2%，高出大米 2.12 倍。

中國醫學認為黑米甘平，入心、肝、腎、脾、胃經，有滋陰養血、益肝明目、補腎健脾、疏肝活血之效用。善治肝腎陰虛，精血不足之腰膝酸軟、頭暈耳鳴、食慾減低、婦女陰血虧虛及中老年身體羸弱、氣血虧損等症。

實驗研究證明，黑米還能抗癌防癌、排毒解毒，降低腦血栓、風濕性心臟病、全身動脈硬化症的發病率。此外，黑米對貧血、高血壓、冠心病、婦女更年期綜合徵等

多種疾病，均有良好的防治與保健作用。

用黑米煮成的粥叫烏粥，是我國古代的一種養生食療品，其性味酸、甘平，強筋固精，是治療體虛之遺精、帶下、久瀉的良藥。經常食用能補體養顏、延緩衰老，勝於吃葷腥，優於飽菜蔬。《本草綱目》稱此強筋骨、益氣力，養精蓄銳，除困提神。

### 4. 含鐵之冠 —— 黑木耳

黑木耳是一種食用真菌，它有較高的營養價值，除含有蛋白質、脂肪、糖類外，還含有鈣、鐵等礦物質和胡蘿蔔素、硝胺素、核黃素、煙酸等多種維生素及磷脂、植物固醇等。其中尤以鐵的含量最為豐富，每 100 克中含 185 毫克，比葉類蔬菜中含鐵量最高的芹菜還要高 20 倍，比動物性食品中含鐵量最高的豬肝高 7 倍，為各種食品中含鐵之冠。此外，它還含有一種植物膠質，是對人體有奇效的天然滋補劑。

黑木耳性味甘平，有潤肺補腦、輕身強志、和血養顏等功能。主治崩中漏下、高血壓、動脈硬化、便秘等症。實驗表明，它有降低血液凝固的作用，因而對冠心病和腦、心血管病患者頗為有益。它所含的膠質，有較強的吸附力，可以起到清理消化道的作用。黑木耳因其含鐵量高，對貧血、血虛者有益智生血功能，是婦女尤其是中老年婦女養顏護膚的首選食品。

據載，黑木耳還可化結石，因為黑木耳所含發酵素和植物鹼物質，具有促進消化道與尿道腺體分泌的特性，有助於潤滑管道，使結石易於排出。同時黑木耳中的多種礦物質，也能對各種結石產生強烈的化學反應，剝脫、分

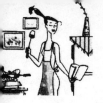

化、侵蝕結石，使結石不斷脫落縮小，經尿道排出。因此，常吃黑木耳對結石有輔助治療作用。

### 5. 藥用魚種 —— 墨魚

墨魚又名生魚、烏魚、文魚。此魚皮厚力大，生命力頑強，肉多而白嫩，味鮮美，富營養，是藥用魚類。墨魚含有豐富的蛋白質，多種氨基酸如組氨酸、3- 甲基組氨酸等。並含有脂肪、鈣、磷、鐵等多種營養素。墨魚性寒味甘，有補脾利水、祛瘀生新、清熱祛風等功能。

用墨魚、冬瓜、蔥白、大蒜等煮湯服用，連服 1 週左右，可治各種腳氣、水腫、濕痹、小便不利等症；

取墨魚 250 克、鹹橄欖 5 枚、豆腐 500 克，加水煮熟食用，可治老年性耳痛；

墨魚去內臟，加水和少許鹽，燉湯飲服，連食數日，可治產婦和外科手術後虛弱，使子宮和傷口癒合復原；

墨魚頭數個，在火上焙乾，研末，每日服 2 次，每次 15 克，酒中服用，可治婦女經血不通、積久成癆之症。

### 6. 特色珍禽 —— 烏雞

烏雞又名「泰和雞」，因產於江西泰和的純種烏雞而命名。它的特徵是紫冠、綠耳、白鳳頭、有口鬚、毛腳、五爪、白絲毛、烏肉、烏皮、烏骨，故而稱為烏雞。千百年來被歷代醫學家和民間視為珍貴的良療藥用補品。

烏雞的營養十分豐富，含有蛋白質、脂肪、鈣、磷、鐵、氯、鉀、鈉、鎂、維生素 $B_1$、維生素 $B_2$、維生素 $B_6$、維生素 $B_{12}$、維生素 C、維生素 E 及泛酸、尼克酸、透明質酸等多種營養素。

烏雞的藥用價值極高，《本草綱目》記載：「烏雞甘

平無毒，補虛勞瘦，治消渴，心腹痛，治女人崩中帶下，一切虛損諸症。」《中國醫藥大辭典》中稱：「烏雞得水木之精氣，入肝腎二經，是補益之良品。」

中醫理論認為：黑為水，走腎，腎乃人體先天之本，主骨，藏精生髓，髓聚於腦，因此人的生長、發育、衰老及各種疾病的發生都與腎密切相關。同時，五臟配四季，腎應冬氣，補腎即是補全身。而烏雞正是由滋養肝腎，固本扶正，平衡人體陰陽，使生命的運行處於最佳狀態。

現代醫學研究表明，烏雞的藥用價值相當於普通雞的3倍，富含許多人體易缺的營養，其中胡蘿蔔素，維生素C、維生素E，透明質酸等皮膚保濕因數，肽類，多肽等活性蛋白對美容有獨特的效果，是中老年人尤其女性養顏滋膚、永駐青春的具有傳統特色的食物藥用補品。

綜上可知，幾千年來中國醫學在保健養生研究方面所推介的黑色食物療法，已被現代醫學研究所證實。有規律地服用這些有益的黑色食物，在有病祛病、無病防病、保持身心健康、延緩衰老等方面，將會起到經久不衰的作用。

## (五) 食用真菌是珍品

食用菌目前成為人們必不可少的無色蔬菜，極富營養並有防病治病作用，被推為餐桌佳品，常見的有蘑菇、香菇、草菇、平菇、金針菇、黑木耳、銀耳、竹蓀等。

### 1. 蘑菇

被稱為「蛋白蔬菜」。它含有豐富的蛋白質、多種維生素，味道鮮美，菜湯均宜，是一種理想的抗衰老食品。

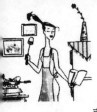

蘑菇中含有蘑菇多糖，是一種免疫啟動劑，常吃蘑菇，能提高人體的免疫力，健體強身，延年益壽，同時對病毒和癌細胞有一定的抵抗作用，還可降低血壓。

## 2. 香菇

被譽為「廚房上品」。又叫冬菇，它的肉質脆嫩，味道鮮美，是食用菌中的上品。我國近百種名菜配料都離不開香菇，尤其在國外的中國餐館更把香菇列為不可缺少的輔料。香菇營養豐富，蛋白質含量高於普通水果和蔬菜數倍。常吃香菇能預防感冒、肝硬化，還能消除血液毒素，降低膽固醇，預防小兒佝僂病等。

最近，國內外專家還發現香菇中含有能抑制癌細胞生長的物質，叫「$\beta$ - 葡萄糖苷」，這種物質有明顯的加強機體抗癌的作用；還含有一種干擾素的誘導劑，能誘導體內干擾素的產生，從而達到治癌的目的，正常人或癌症患者平時可取香菇 25 克，粳米 100 克，加水熬粥，調味服食。

## 3. 草菇

謂「植物雞肉」。它是一種高級食用菌，烘乾時有濃郁的芬芳香味，所以又有「蘭花菇」的美稱。草菇體肥肉嫩，鮮美可口，並含有氨基酸、蛋白質、脂肪、碳水化合物和多種維生素，而且還有一定的醫療價值，對高血壓、慢性胃炎等都有較好的療效。

## 4. 平菇

被稱為「保健素菜」。平菇屬於木腐菌，生長在枯死的樹椿上，有很強的生命力和適應性。平菇個大肉厚，含有豐富的蛋白質、糖及維生素，不僅是一種美味食品，同時又是治病的良藥，常吃平菇能增強人的體質，減少血液

中的膽固醇，且能舒筋活絡，治療腰腿痛諸病。

### 5. 金針菇

金針菇形態優美，如同婀娜多姿的少女，亭亭玉立，色澤黃褐、乳白相間，肉質脆嫩滑溜，味道鮮美，含有多種人體必需的氨基酸，有助於兒童的記憶力和智力發育，還可預防和治療肝臟疾病及胃腸道潰瘍。

### 6. 銀耳

被稱為「藥用真菌」。銀耳，又稱白木耳，色白如銀，個大似碗，形狀像一朵朵盛開的菊花。它含有豐富的蛋白質、氨基酸、膠質、磷、鐵和多種維生素。具有滋陰、補腎、潤肺、強精、補血、生津、清熱、壯身、提神等功效。常服銀耳湯，對嫩膚美容也頗有功效。自古以來，人們把它作為珍貴的滋補品，與人參、鹿茸一樣，被人們稱為「山珍」「菌中明珠」，並被作為多種疾病輔助治療的理想食品。近來醫學家又發現銀耳多糖有抗腫瘤的作用。銀耳一旦變質，就不應再食用，否則會引起中毒。

### 7. 竹蓀

竹蓀屬於腐生真菌。清嫩可口，香氣濃郁，是一道有中國特色的世界名菜。竹蓀又是藥用的保健佳品，對高血壓、高膽固醇、糖尿病等疾病有較好的療效；還有減肥、防腐的特殊功能。因為它的體態優美素雅，做成菜餚色、香、味、形四絕，有人讚譽它是「真菌皇后」。

## （六）峨眉食餌養生

### 1. 食餌養生是中華養生學中最基本的養生方法

食餌養生，古代又稱為藥膳、藥餌、服食等，相當於

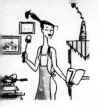

現代飲食療法、營養學。它是根據辨證施治的原則，以藥物和食物為原料，經過特殊的配方、炮製和烹飪加工，取藥物之性、用食物之味，使苦口之藥變成美味佳餚，寓醫療保健、防病治病於家庭日常飲食之中，是飲食營養與藥物治療完美結合的一種方法。因具有取材容易、製法簡單、療效可靠、無毒副作用等特點而為歷代醫學家、養生家所推崇。

俗話說「民以食為天」。飲食與人類生命活動息息相關，「神醫」扁鵲說：「安身之本，必資於食」「不知食宜者，不足以存生也」。「精」與「氣」是人體生命活動的物質基礎，同時也是養生的物質基礎，而它們都是來自於飲食中「五穀」精微之氣的化生，所以食餌養生是中華養生學中最基本的養生方法，並且較其他養生方法具有更廣泛的服務物件和實用價值。

峨眉臨濟宗養生學派是中華養生學園中的一枝奇葩，它是由南宋末年峨眉山金頂光相寺的白雲禪師所創，至今已有 800 多年的歷史。更經歷代祖師的不斷發展，使峨眉派逐漸形成了一個容佛、道、醫、武各派精髓為一體的完整的養生學體系，除獨特、精湛的理論外，內容更加豐富多彩。

**2. 峨眉食餌養生的獨特方法**

（1）形式多樣：食餌按其作法可分為糕點、酥酪、膏露、清蒸、紅燴、粉蒸、烤炸、溜炒、燜燉等；按其材料則分為血肉品、草木品、菜蔬品、靈芝品、香料品、金石品六大類；如果從動物油和植物油的作用性質來分類，則可分為「葷腥門」和「素淨門」兩大類。

（2）辨證施食：辨證施食是將望、聞、問、切四診所

收集的徵象，結合症狀和體徵，透過分析、綜合，辨清疾病的原因、性質、部位以及邪、正之間的關係，概括判斷為某種性質的「證」，然後再依此而確定相應的食療方法。因此，食療並不是只講究如何吃和營養，如果是這樣的話，也便失去了食餌養生的主旨，相反地會造成「肥甘之所積」「百病從口入」，為疾病侵入人體打開了一個大門。

（3）調和陰陽：食物五味分為陰陽兩種屬性，其中「辛甘發散為陽，酸苦湧泄為陰，鹹味湧泄為陰，淡味滲泄為陽」，其作用或收、或散、或緩、或急、或燥、或潤、或軟、或堅，對人體產生不同的影響。

食療十分講究陰陽相調，處方既不可過於陰凝膩滯，也不可過於辛熱發火。因此在服餌處方和製作的當中，在養陰的食品裏，常加入胡椒、花椒、茴香、肉桂等溫熱之品，以調和養陰品滋膩太過的流弊，而在扶陽益火的食品中常加入白菜心、青菜心、白茅根、筍片、玉蘭片等清涼之物，以中和扶陽品甘溫太過的流弊。

（4）五臟為本：五臟為人體之根本，它的共同生理特點是化生和貯藏精氣。根據陰陽五行的規律，它既相互生化制約，又相互依存協調，共同維持著人體的正常生命活動。所以，五臟中不管任何一臟生病，必然影響其他各臟，小則有損健康，重則危及生命。

峨眉派根據五臟各自的生理、病理特點，創立了以五臟為中心的一系列醫藥、食餌、氣功療法。如醫藥類有黃婆丹（脾）、朱雀丹（心）、玄武丹（腎）等，氣功類則有對治五臟疾病的動靜相兼小煉形功法等。食餌類的內容則更是豐富多彩，它遵循的基本原則是「心苦緩，急食酸

237

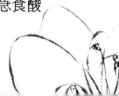

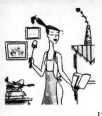

以收之；心欲軟，急食鹹以軟之，食甘以瀉之」「肝苦急，急食甘以緩之；肝欲散，急食辛以散之，用酸瀉之」「脾苦濕，急食苦以燥之；脾欲緩，急食甘以緩之，用苦瀉之」「肺氣苦上逆，食苦以泄之；肺欲收，急食酸以收之，用辛泄之」「腎苦燥，急食辛以潤之，開腠理潤，致津液通氣，腎欲堅，急食苦以結之，用鹹之」。

（5）性味相勝：食餌養生學把食品分為酸、苦、甘、辛、鹹五味，又根據「五味入五臟」的理論，在實踐中，根據五味的性質，分析它相調、相勝的作用，制定出了適宜各人實際需要的營養處方和各種各樣的烹飪調味方法，例如「酸能勝辛」，凡是辛辣一類的食品，放點酸味進去，辛辣的味道就會減輕，我們日常吃炒辣椒，習慣放醋，也就是這個道理。

又比如「甘能和酸」，我們日常吃酸梅湯，必定放入砂糖，就美味可口，生津止渴。又從五味入五臟這個規律，正面運用五味直接去滋補五臟，但是又從反面觀察，五味「太過」和「不及」均有悖於養生之旨，這一點也是食餌醫學中最精湛、最優越的理論。

（6）以類補類：古人從「天人合一」的觀點出發，認為萬物之間具有以類補類，同氣相求的共同特點，因此在食療中，運用血肉之品以肝補肝，以心補心，以肺補肺，以脾補脾，以腎補腎。又運用草木之品，以枝走四肢，肉走肌肉，皮走皮膚，花開於上，子降於下等。

（7）飲食宜忌：飲食宜忌是食餌養生學中一個很重要的組成部分，峨眉派歷代祖師指出，四時服食，各有宜忌，體魄盛衰，滋補以常，其細緻的程度，連飲茶喝水，

都有規定。並且大部分與練功相結合，吐納導引，各視所宜，房中適度，調伏中節，佐以藥石，所謂三分用藥，七分內養，兩者配合的非常合理。

## (七)飲食矛盾屬性與養生

### 1. 酸與鹼

食物分為酸性與鹼性，一般糧食類（大米、麵粉、玉米等）、肉類（豬、牛、羊等）、禽類（雞、鴨、鵝等）、水產類（魚、蝦、貝等）、蛋類、花生、核桃、糖類、用穀物釀製的酒等，含磷、硫、氯等元素較多，都是酸性食物；而蔬菜、水果、牛奶、紅薯、馬鈴薯、海帶、豆類、香菇、黃瓜等，含鉀、鈣、鈉、鎂等元素較多，則屬於鹼性食物。酸性與鹼性食物分別會給人體血液和體液帶來酸性或鹼性傾向。

在健康狀態下，人體內的體液一般呈弱鹼性，如果攝入太多的酸性食物，就會影響營養的吸收，形成酸性體質，容易患各種疾病；反之過多進食鹼性食物會使人體液偏鹼性，也不利於身體健康。據有關部門調查，人們在日常生活中大多數偏愛酸性食物，雖然人體有自動調節酸鹼平衡的功能，但卻有限度，故我們應在日常膳食中注意兩類食物的適量搭配，力求做到酸鹼平衡，保持身體正常健康狀況，減少患病的機會。

### 2. 寒與熱

食物從中醫的角度來說都可以入藥，並且具有寒、涼、溫、熱、平等性質。從中國醫學的觀點來說，人的體質應以陰陽協調為好，故日常飲食中就應該針對性地多吃

239

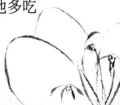

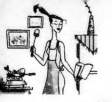

或少吃某些食物，使陰陽相調和，才是健康之本。特別是某些疾病患者更應注意食物的寒溫性。適當忌口，將會更有利於疾病的治療。溫性食物有雞肉、鯉魚、芋頭、南瓜、辣椒、生薑、大蒜、韭菜、麵粉、糯米、柑橘、柿子、李子、石榴等，羊肉、狗肉、胡椒、荔枝、鳳梨等則性熱助火；寒性食物有鴨肉、豬肉、海帶、田螺、竹筍、白菜、茄子、苦瓜、冬瓜、絲瓜、蘿蔔、綠豆、黃豆、西瓜、香蕉等；涼性的食物則有黑豆、黃瓜、芥菜、梨子、桃、柚子等；平性的食物有雞蛋、食糖、番茄、紅薯、玉米、蓮藕、蘋果等。在飲食上注意不同食物性質的合理搭配，能保持身體陰陽調和。一般來說，體質虛寒的人不宜多吃寒涼性食物，體質燥熱的人不宜多吃溫熱性食物，不同季節也應視氣候而適當擇性偏食。

### 3. 精與粗

精食通過加工已屬非天然食品，並不利於人體健康，但精食口感好，營養集中，故備受現代人的喜愛；但精食在加工中往往會損失大量對人體健康有益的營養物質，特別是一些微量營養物質，就容易導致營養不平衡下的吸收不良，產生高生活水準下的營養不良。因此，有關專家呼籲，要改變「食不厭精」的不良飲食習慣，主食消費要注意粗精搭配，保證充足的營養以促進營養的互補吸收，提高人們的科學飲食水準。

### 4. 肥與瘦

過去生活水準較低時，人們愛吃肥肉以保證有足夠的脂肪。近年來生活好了，人們又偏愛吃瘦肉而怕脂肪過多產生肥胖或怕膽固醇過多患上腦血管病、冠心病、動脈硬

化症等而影響身體健康。其實，人體健康是離不開脂肪的，脂肪在人體能量代謝中起著極其重要的作用，比如人少吃了油和肉就會乏力無勁而要由補充大量的糧食以補充熱量，長期如此必會影響身體素質。

　　每 100 克肥肉中含膽固醇 107 毫克，遠遠低於蛋黃、蝦米、魚子等，但含有一定量的維生素 A、維生素 D，熱量也高，所以在快節奏的工作和生活下，我們不可遠離肥肉，而應肥瘦兼取。特別是正在發育的青年人吃些肥肉更有益於身體生長。值得一提的是，當今人們普遍喜愛食用植物油，這就更應適量進食肥肉，使部分動物油發揮調節營養的失衡趨勢的作用。

### 5. 軟與硬

　　食物有軟硬之分，飯也有乾稀之別，吃什麼多一些才好呢？應看一個人的體質及腸胃功能如何了。一般來說，幼兒應適當多吃一些硬食，有利於牙齒的生長；而老年人因體質開始衰退應多進食一些軟食以加快營養的吸收。尤其是腸胃病患者更要注意不可經常食用太硬太乾的食物，這樣會加重腸胃的負擔，甚至誘使病情復發或加重；而年輕人常食些硬食利於保持良好的咀嚼功能。

　　按美食家的說法，有「無湯不成宴」之說，粥更被稱為神仙極品，故日常生活中可多食用一些軟性食物，保證營養的充分吸收；但還要視生活規律而定，有條件少吃多餐者以多用軟食為好，否則多用硬食為佳。最好還是軟硬相配而有所側重。

### 6. 鹹與淡

　　飲食如果沒有鹽作配料，難以想像我們的口味會變成

241

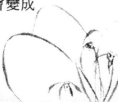

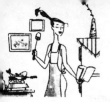

什麼樣，而且鹽的主要成分是氯化鈉，有助於維持人體正常的血容量，控制人體細胞內外水分的流通，對於神經脈衝的傳導、蛋白質和糖的代謝等起著重要的作用，也是維持人體酸鹼平衡和某些酶活性必不可少的物質。人體進食鹽分過少就會影響身體健康，但食鹽量過高已被證明與高血壓、心臟病的高發病率有聯繫。

目前人們的食鹽量普遍過高，所以不管你是否已經養成愛吃鹹的習慣，都要適當控制食鹽量。一般正常成人每天攝入鈉的量應當在 0.9～2.3 克，這相當於 15～35 克醬油的含鹽量。為了自己的身體健康，請儘量少吃些鹽，但夏季因人體出汗會損失鹽分，可適當多吃一點鹽。

### 7. 甜與苦

很多人都愛吃甜食，其成分糖是人體代謝的主要熱能來源。常吃甜食能補氣血，利於解除肌肉緊張，還有解毒作用；但食甜過多會導致血糖升高和血液中膽固醇增加，使身體虛胖。尤其是青少年吃糖過多會影響其營養的吸收而造成營養不良，影響身體正常發育，故一般每人每年有 8 千克糖足矣。苦味食品多含有氨基酸、維生素、生物鹼、糖苷類、苦味素、微量元素等，具有抗菌消炎、解熱祛暑、幫助消化、增進食慾、提神醒腦、消除疲勞等作用。尤其在夏季多吃些苦味食品能降泄心火、清解夏季之陽熱。最新研究還發現苦味食物具有抗癌及降血糖作用，適當多些「自找苦吃」，能得到「苦口良藥」的好處。

### 8. 葷與素

葷者，肉食也。現代人的飲食中少不了肉，而且肉食量近幾十年來以很快的速度在上升。葷食過多給現代人帶

中醫三補養生——神補 食補 藥補

來了許多身體上的不適和疾病，如使膽固醇增多，心血管疾病增加，高血壓和肥胖症高發等，由此人們特別是國外開始興起「吃素」的生活方式。

確實，葷食過多會給健康帶來消極的影響，多吃素食會促進酸鹼平衡，預防心血管疾病及避免肥胖，還能養顏美容，但長期素食也是弊多利少。素食者會使蛋白質得不到充分的供給，人體某些消化功能逐漸衰退，引起物質交換失常導致疾病叢生，後果是記憶力下降、精神萎靡、反應遲鈍，長期蛋白質不足還是消化道腫瘤和胃癌的重要致病原因。因此有美食專家建議實行每週一日素食或一日葷一日素的飲食方式。只有葷素搭配，營養全面，平衡膳食，才是通往健康長壽之路。

### 9. 快與慢

社會節奏加快，使「速食」應運而生且大行其道，受到許多人的青睞；但速食業也存在不少問題，主要是化學添加劑較多，營養不夠全面，且一般衛生條件較差，與傳統的飲食文化及長期以來人類形成的飲食習慣有違。所以，國外目前已經在興起「慢餐」運動，以保護歷史形成的飲食文化為己任，積極推薦豐富多彩的傳統烹調方式，提倡進餐時細嚼慢嚥，以幫助消化，保護胃、胰、膽等器官不受強烈刺激，降低餐後高血糖，且唾液中有一種能降低食物中致癌物質的酶，咀嚼次數越多抗癌作用就越強。從科學飲食的角度分析，速食只是快節奏之下的無奈應付之舉，慢餐才是符合人類長期以來形成的飲食習慣及身體適應性的飲食方法。當然過分的慢食也會加重人體消化器官的負擔，還是以你已經形成的進食慢速度最有利於健康。

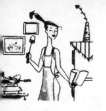

### 10. 饑與飽

人餓了就要進食。現代人生活條件優越，有人就以享口福為先，結果大吃大喝引來了身體的諸多疾病。那麼人應該吃飽一些還是饑餓一些好呢？《內經》中說，「飲食自倍，腸胃乃傷」，「飲食有節」是「度百歲乃去」的重要條件之一。長壽醫家孫思邈也說過：「飲食以時，饑飽得中」「不欲極饑而食，食不過飽；不欲極渴而飲，飲不欲過多」。前蘇聯的科學家也曾做過饑餓試驗，得出「適當的節食或定時的饑餓也是健康長壽的必要條件之一」的結論，所以現代人的科學飲食觀應是「主食之道，無饑無飽」，即不可經常餓極也不可時常飽極。現代醫學研究證實，長期饑餓會使人體肝臟解毒能力大大降低，而短時間內大量攝入高蛋白食物會超過肝、腎處理氨的能力，產生氨中毒，毒害中樞神經，故最好能做到早餐好、中餐飽、晚餐少，饑飽有度。有關醫學研究還表明，人之饑一餐或一日還可使人體處於空虛狀態，利於排除體內的廢物雜質，增強人體免疫功能和改善身體代謝狀況。

## （八）養生食譜歌

### 1. 水果類

蘋果甘平解熱營養高，香蕉辛寒潤腸便秘療。
橘子甘溫除濁化痰膩，生梨甘酸化痰潤肺好。
柚子酸涼潤腸通大便，柳丁甘酸順氣開肺竅。
李子辛酸生津解口渴，栗子鹹溫補腎壯膝腰。
鮮桃辛平清涼解肺熱，櫻桃微酸添津消內耗。
番茄甘酸能利和營衛，奇異果甘酸抑癌細胞。

枇杷甘平利胃清肺熱，鳳梨甘溫消濕通利尿。
橄欖甘澀潤喉解酒毒，白果甘苦利尿定痰哮。
核桃甘平烏髮益腎氣，白蓮甘涼養心解煩惱。
山梅甘酸養血補虛弱，烏梅酸涼安神解煩躁。
葡萄甘酸潤膚美容顏，大棗甘溫煮粥緩衰老。
荔枝甘澀性熱補虛寒，龍眼甘溫生血治心勞。
松子寒涼潤腸通大便，山楂甘溫補中利腸道。
荸薺甘平安中利肝氣，西瓜甘涼除煩解暑妙。

## 2. 忌食類

海產食品能升血尿酸，風濕關節病患氣血阻。
常山地黃蜂糖忌生蔥，地黃首烏忌蔥和蘿蔔。
甲魚甘溫滋陰忌莧菜，茯苓忌醋薄荷忌甲魚。
鯽魚甘溫補中忌朱砂，豬肝砂糖芥菜克鯽魚。
鴨蛋甘冷禁忌桑葚子，雀肉甘溫益髓忌白朮。

## 3. 五穀類

粳米甘涼滋陰清肺熱，糯米甘溫健脾補虛弱。
大麥甘溫和中消食積，小麥甘溫除煩養心血。
高粱甘平治痢和胃脾，玉米甘平寬腸利水液。
粟米甘鹹消渴益腎氣，蕎麥甘寒利腸通氣嗝。
花生甘平潤肺降膽醇，芝麻甘溫補虛消內痔。
紅薯甘平安中利腸道，紅豆甘酸排毒促代謝。
黑豆甘平活血祛風濕，大豆甘平益臟保春色。
馬鈴薯甘平養胃補氣，綠豆甘寒抗毒解暑邪。

## 4. 蔬菜類

白菜清淡利尿解毒素，菠菜甘平潤燥和血脈。
萵筍微苦通乳順氣血，芥菜辛溫通鼻利心肺。

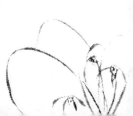

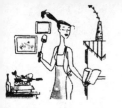

芹菜甘平利便降血壓，韭菜辛甘補腎暖脾胃。
油菜甘平散瘀且消腫，葵菜辛溫開竅又利水。
紫菀甘涼殺菌治痢疾，薺菜甘溫利肝明目銳。
蘿蔔辛甘化痰除脹滿，胡蘿蔔甘辛能益精髓。
海帶鹹潤瀉熱利膀胱，蓮藕甘平化瘀解酒醉。
竹筍微甘清肺寬胸膈，木耳甘平抗癌清肺胃。
慈姑微苦清涼降血壓，芋頭微苦散結通淋塊。
馬欄微辛涼血治口瘡，敗醬苦辛排膿治闌尾。
絲瓜甘涼通絡降血壓，冬瓜甘淡利水可減肥。
黃瓜甘涼去皺美容顏，番茄辛甘補血抗體衰。
扁豆甘溫止瀉健脾胃，豌豆甘平益脾通母奶。
蘑菇甘平健體抗腫瘤，香菇甘平生津和營衛。
蔥辣生薑辛溫治感冒，胡椒辛溫祛濕調口味。
大蒜辛溫殺蟲消腸炎，南瓜子味辛甘滅菌害。

### 5. 魚肉類

鯉魚甘平利尿消水腫，鯽魚甘溫開胃能補中。
甲魚甘涼退熱滋陰虛，鱔魚甘溫益臟除內風。
青魚苦寒瀉熱除目翳，鰻魚甘平補虛益心胸。
海蜇鹹溫化水降血壓，烏賊鹹平行經治腹痛。
田螺甘寒利濕能明目，貝子鹹平明目利水行。
螃蟹鹹寒除熱濡筋骨，蝦米甘溫壯陽益智聰。
豬肉鹹寒行經強臟腑，羊肉甘熱安中健腎功。
狗肉鹹溫祛寒暖脾胃，馬肉辛寒消積能殺蟲。
兔肉辛溫消積明目好，動物肝類明目相適應。
雞肉甘溫益中補虛弱，鴨肉甘涼補虛除濕病。
雀肉甘溫益髓治雀盲，鴿肉鹹平健腦可安寧。

動物腦髓禽蛋貓頭鷹，充髓益智健腦效分明。

## (九) 臺灣飲食保健

在臺灣，有許多民間保健方法可謂有益又有趣，令人回味。

### 1. 煎藥叫煎茶

臺灣人習慣把煎藥叫煎茶，服中藥湯叫吃茶。這與當地人崇尚吃茶有關。臺灣民間在生活中把茶看得比大米還要重要，從古到今一直叫茶葉為「茶米」。

這裏的功夫茶飲譽全球，初喝起來味道比藥湯還苦。但小孩子從小受到薰陶，有吃苦的習慣，對一些不怎麼苦的中藥湯反而畏懼。因而做父母的就騙說這是茶。一聽說是茶，小孩就無所畏懼了，再苦也不皺眉。久而久之，中藥湯就叫成了「茶」。

### 2. 七夕驅蟲俗

每年七夕，臺灣幾乎家家戶戶都要買回使君子和石榴，晚餐就用買來的使君子煮蛋或加入瘦肉、螃蟹等做湯。晚飯是紅糖米飯，飯後習慣分食石榴。使君子、石榴均為中藥，有一定的驅蟲效果，而且沒有毒副作用。因而，自古以來在當地七夕傳統節日中盛行不衰。

### 3. 保健鼠曲果

每年清明節，臺灣民間習慣製作紅龜果，分送親友品嘗。在紅龜果中有一種「鼠曲果」。它採用中草藥鼠曲草或艾葉洗淨後略煮，撈起搗爛加入米漿做成果皮，中間包著豆沙餡等，外觀呈綠色，故又稱「綠色保健果品」。此果有擴張局部血管、降血壓、祛痰、鎮咳及治療非傳染性

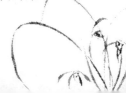

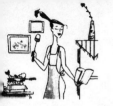

潰瘍、消化性潰瘍及風濕痛等保健治療作用，且存放十天半月也不易變質。

### 4. 吃補進成年

重陽節這天，在臺灣有一種與食療保健密不可分的成年禮俗，凡年屆 15 歲的少男少女，人人都要吃一碗用雞燉熬的「十全大補」藥劑或田七雞。有的加入人參、高麗參等名貴滋補健身品，燉成「雞湯」。即使是貧困人家，做父母的無論如何也要設法購買一隻雞讓兒女進補。進食時通常坐在門檻，吃後跨出家門，象徵進入成年了。

### 5. 季令重食補

臺灣當地人習慣在每年的「四立」之日（立春、立夏、立秋、立冬）食補，進補的食料、藥料多是「四神」（蓮子、莧實、淮山藥、茯苓）燉豬肚、豬小腸以及雞、鴨、鴿等，具有健脾養胃、滋補健身功效。其中特別重視「補冬」「養冬」，說是到了補冬日，只要對時對刻，哪怕是喝一杯水也是補的。是日，家家宰雞煮肉以佐膳，或食羊肉炒芝麻佐以油飯或什錦燉湯，都謂可以耐寒，以充實體力禦冬。

# 五、四季飲食養生

## (一)暑天的飲食養生

飲食調理，是老年人保健的重要內容之一。暑天氣候炎熱，對老年人來說搞好飲食調理十分必要，尤其要注意以下方面：

### 1. 以清淡質軟易消化飲食為宜

老年人由於胃腸功能減弱，消化功能較中青年人差，加之暑天喝水相對增多，胃消化酶被稀釋，消化功能就更為減弱，所以在注意飲食適量的同時，應以清淡質軟易消化的食物為主食，如多吃麵條、米粥、蔬菜之類。有條件的還可以經常煮食一些荷葉粥（取白米適量煮成粥，待粥將熟之時，放入洗淨的荷葉一把，再微煮熟即可）、綠豆粥（取綠豆適量煮爛成粥，加入白糖，涼後食用）之類，既易消化，又能清熱解暑。

### 2. 食物常換花樣，忌吃辛辣陳臭

暑天氣候炎熱，如老吃一種食物，容易乏味，所以老年人在暑天的食物更要花樣多一些，經常換食，防止單調。如蔬菜方面，應經常換吃一些含維生素、多纖維類的青菜，如包心菜、番茄、黃瓜、冬瓜、豆芽、莧菜、茄子、苦瓜、絲瓜；同時換食一些雞蛋、魚、瘦肉等葷菜，以不斷調節口味。要少吃葷腥油膩較多的食物，忌吃辛辣陳臭類食物，以免損傷腸胃而致厭食、腹瀉。

### 3. 適量飲用清涼飲料以養陰生津

暑天出汗較多，易耗氣傷津液，加之老年人更易出現津液不足。所以，老年人在暑天飲用適量的清涼飲料以養陰生津、清熱解暑，更是必不可少的。可以根據自己的愛好選擇飲用汽水、綠豆湯、銀耳湯、百合湯、蓮米湯、銀花茶、菊花茶、酸梅湯等。有條件的多吃一些梨子、蘋果、香蕉類水果當然更好。老年人在暑天津液傷否的判斷標誌，主要是看大便是否秘結。所以，老年人在暑天更應保持大便暢通，尤其是有冠心病、高血壓病的老年人更應

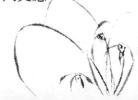

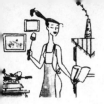

注意這點，以免因大便困難加重病情。

**4. 注意飲食衛生，忌食酸腐變質食物**

夏日暑天，蚊蠅滋生，是腸道病的高發季節。老年人抗病力低，更應注意飲食衛生，不吃酸腐變質食物，以預防腸道傳染病的發生。

### (二) 冬吃羊肉明宜忌

隨著生活方式的改變，人們再也不僅僅滿足於吃飽，而是愈來愈講究吃的科學。「重視健康投資」的主婦們，冬令都愛買點羊肉，做羊肉火鍋、紅燒羊肉、涮羊肉之類給全家人補補身體，這是符合中醫「養生當需食補」理論的。由於食物的四氣五味性質和人體氣血陰陽的不同，在食羊肉時也須明宜忌，也就是「辨證進補」。

冬令時節主氣是「寒」，羊肉即是驅寒溫補的肉食。陽虛者吃點羊肉可以幫助生火，改善怕冷的感覺，從而增強體質。《本草綱目》載：「羊肉補中益氣，性甘，大熱。」金元時代名醫李杲說：「羊肉，甘熱，能補血之虛。有形之物也，能補有形肌肉之氣。凡味與羊肉同者，皆可以補之。故曰補可去弱。人參，羊肉之屬是也，人參補氣，羊肉補形也。」隋代巢元方《諸病源候論》載一驗案：「隋朝大總管麻叔謀病風逆，起坐不得，診為風入腠理，病在胸臆，須羊肉蒸熟摻藥食之則癒，果然，未盡劑而癒。」這說明羊肉有補虛的功效。

羊肉營養價值甚高，它的熱量比牛肉高。冬天吃羊肉可促進血液循環，以增溫禦寒。因此，老年體弱之人，冬天陽氣不足，手足不溫，畏寒怕冷，常吃少量羊肉補身，

將大有裨益。

羊肉中鐵、磷的含量比其他肉類都多，適宜各類貧血患者服用，對缺鐵性貧血患者尤為適宜。婦女氣血不足，形體消瘦或產後體弱，汗出不止者服用最為合適。如與當歸、黃芪同燉，則能補氣補血；與王不留行、穿山甲、木通同煮則可增加乳汁分泌，對產後乳汁不下者最好。在《金匱要略》中有「當歸生薑羊肉湯」一方，此湯能溫中補血，可治產後血虛之證。

有臨床資料表明：當歸、生薑燉羊肉，可治產後腹中疼痛、血虛頭暈、虛寒腹痛、面色蒼白、腰痛及血枯經閉等症。羊肉營養豐富，功能益氣補血，補虛生肌，壯陽開胃，如配當歸則增強補血功用，又能活血行經；配生薑則益脾胃散風寒；三者配合，療效倍增。

羊肉對於體虛內熱的人來說，確應忌之或少吃；吃後會加重內熱，出現咽乾、牙齦腫痛、牙齒出血、便秘等症狀。有的人吃羊肉還放上些辣椒，那就更是「火上加油」了。《醫學入門》也說：「素有痰火者，食之骨蒸。」說明體內有熱者不宜吃，或者是陰虛內熱者，食之後會加重骨蒸煩躁，加重病情。一般來說，吃了羊肉後，感覺全身發燥，增強了禦寒能力，可視為有食療效果；而出現咽乾、牙齦出血、口舌生瘡、便秘等症狀則應忌之。

古人強調：「藥補不如食補」，但食補應有針對性，落實到某一個具體的人身上，還得先瞭解其體質陰陽偏勝的不同，從羊肉進補中看到其宜和忌的兩個方面。也就是說：不同性能的食物適合不同體質的人食用。冬令羊肉進補，不應一概而論，除考慮時令之外，還應瞭解羊肉是溫

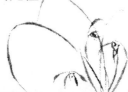

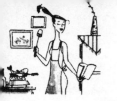

補之品，僅適合陽虛之人。所謂陽虛是指寒體或寒病來說的；而陰虛是指熱體或熱病來說的。

## (三)防寒的飲食養生

冬季氣溫較低，有些體虛多病的人，特別是老年人，總是圍著火爐過日子，穿得再厚，也感到四肢不溫暖。兒女們想給他們進行食補，但又不知道挑哪些食品好。這裏介紹幾種能防寒抗寒的食物：

狗肉，性熱味鹹而甘酸，能安五臟，壯元氣，益胃腎，暖腰膝，療五勞七傷，是冬季防寒的好食品。狗肉含脂肪，蛋白質，鈣，磷，鐵，維生素 A、維生素 E 等人體所需的營養成分。寒冷的冬天，紅燒或清燉狗肉食，不僅能提熱、壯陽，還可治療腎虛陽痿、遺精遺尿、腰膝冷痛、失眠等病證；不過，要少量多次食入，需要警惕寄生蟲、病毒、病菌的感染。因此，烹飪狗肉一定要煮熟燒透，不可吃病死或未經過檢疫的狗肉；陰虛內熱，或患有感染性疾病，正在發熱，乾咳無痰，小便時有刺痛和燒灼感覺，甚至排尿困難者，均不宜品嘗狗肉，要待疾病痊癒，症狀完全消失，無口乾口渴時，再考慮進食。

蝦，性溫味甘，是水產品中的禦寒食物，內含蛋白質、脂肪、糖類、磷、鈣、鐵等人體所需的營養物質，特別是素有生命締造者之稱的蛋白質尤為豐富，有補腎壯陽、強精等功能。適宜於腎陽虛所致的陽痿早洩的男子和畏寒怕冷、乏力、性慾不佳的婦女及中老年人食用。服法較多，既可燒蝦片湯，也可用油酥成脆蝦片，作為下酒菜品嘗，還可製作成肉醬，和其他菜一起烹飪上餐桌，以飽

口福。不過，患有皮膚瘙癢症、濕疹、對蛋白質食品過敏以及陰虛火旺的人，需要少餐或忌食，防止皮膚病與過敏性疾病發生，造成陰更虛火更盛等不良後果，困擾生活。

韭菜，性溫味辛甘，是壯陽的佳品。隨著大棚蔬菜的生產和韭黃的培育，在寒冷的冬季仍有供應。經營養學分析，韭菜中含蛋白質，脂肪，糖類，鈣，磷，鐵，維生素 $B_1$，維生素 $B_2$ 等成分，對維護人體健康有益；本品具有溫中下氣，補腎暖胃等功能，對胃寒、泄瀉、便秘、遺精、帶下、夜尿多、腰膝冷痛、閉經等病證，有一定輔助治療作用。吃的方法較多，可以單獨炒菜吃，也可以作餡用來包餃子、蒸包子、烙大餅、炒肉絲。特別是韭黃，更受廚師們和家庭主婦們的青睞。韭菜雖是防寒抗寒的佳品，但患有皮炎、痔瘡、血尿等疾病以及陰虛火旺之人，還是應該少吃或不吃為好。食了韭菜出現口臭時，可嚼食幾片茶葉或吃一個生蘿蔔，口臭就會減輕，甚至消除。

牛肉，性溫味甘，是當今肉食品中銷售最好、瘦肉最多的一種，一年四季均受消費者的喜愛。從中醫學理論講，它有安中益氣、健脾養胃、強筋壯骨、補虛損、除濕氣、消水腫等功能。可治療胃弱脾虛，水腫脹滿，腰膝乏力等證。牛肉中含有脂肪、蛋白質、磷、鈣、鐵以及維生素 $B_1$、煙酸等營養物質。將瘦牛肉切成片，加生薑、胡椒等佐料，燉得爛熟後，飲湯吃牛肉，有較好健體、禦寒作用。我國北方居民，常食牛羊肉，不僅身體健壯，而且能在 $-9\sim-10℃$ 的野外勞作和放牧牛羊，很少患凍瘡、感冒等疾病。牛肚、牛肝、牛心等內臟，是燙火鍋的好料；牛蹄、牛骨可燉湯、燒蹄筋，是補養身體和溫暖身體的佳

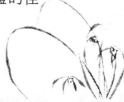

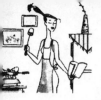

品；牛油是不可缺少的火鍋底料；瘦牛肉加胡椒、大蔥紅燒，是壯陽、祛寒的好菜；將牛肉煮熟，配以花椒、胡椒粉、食鹽、辣椒油等佐料涼拌，是下酒的熱門菜。牛肉烹調種類較多，可做多道中、西菜，但患有濕疹、皮膚瘙癢症的人應忌食，有肝炎、腎炎疾患的人，需慎食，防止病情加重或復發。

核桃，這種帶堅硬果殼的乾果品，其果仁性溫味甘，內含脂肪油，蛋白質，糖類，煙酸，維生素 $B_1$，維生素 $B_2$ 和鞣質等營養成分，有補腎養血、潤肝納氣、潤腸、止帶等功效，能治下焦虛寒、腎氣虛弱、小便頻數、四肢無力、腰腿痛、筋骨痛、虛勞喘咳、婦女血崩帶下等病證；現代醫學營養學研究證實，核桃仁有補腦健腦，提高智力等作用，可能是其中所含的不飽和脂肪酸的功績。

寒冷季節裏，每天食入幾個核桃，能增加人體所需的熱量，輔助醫治下焦虛寒，小便過多過頻，促使四肢溫暖，皮膚滋潤，減少皮膚乾燥、瘙癢，大便秘結等麻煩。但痰火喘咳、腹脹、腹瀉、感冒風寒時，應停止食用，避免加重病情。

除了以上所說的幾種防寒食物外，還有生薑、辣椒、大蔥等調味品，也具有性熱或溫的作用，經常配合其他食品食入，亦有祛寒驅濕、開胃健脾、解表發汗等功能，是冬季抗寒的佳食。

# 六、食物治病新説

近年來，食療在國外也成了新熱點，實踐證明，中國

傳統醫學的「藥食同源」說，有很深的科學理論和實踐基礎。較肯定的食物有：

（1）**大蒜可降膽固醇**：大蒜富含黃酮素，這種物質能把附著在動脈上的脂肪迅速驅除。一天吃一瓣蒜，血中的脂肪，包括膽固醇在內，都會明顯地減少。紐西蘭研究人員發現，若大蒜配合紅酒食用，其抗膽固醇作用更明顯。

（2）**蜂王漿可治關節炎**：英國科學家對 200 名關節炎患者進行研究後得出一個新結論，每天服用一次蜂王漿的關節炎患者，有一半疼痛減輕，關節靈活度也改善了17%。這可能與蜂蜜中含有的一種類似溶菌酶的成分有關，此成分對多種細菌有殺滅和抑制作用。

（3）**牛奶可治療氣管炎**：美國學者研究發現，吸菸而又患慢性支氣管炎的人，有 31.7%是從來不喝牛奶的；而每天飲牛奶的吸菸者中患支氣管炎的人卻低於 20%。因為牛奶中所含的大量維生素 A 可保護氣管壁，使之減少發炎的機會。

（4）**生薑抗衰老**：薑中含有多種活性成分，其中的薑辣素，有很強的消除體內自由基的作用，比人們熟知的維生素 E 抗衰老能力還要強得多。人體內的自由基是一種衰老因數，它作用於皮膚可產生老年褐斑，作用於臟器形成類似的「體鏽」。生薑可及時消除體內自由基，使人保持健康。

（5）**菠菜與視網膜退化**：美國哈佛大學最近研究表明，每週吃 2～4 次菠菜，可降低視網膜退化的危險。菠菜保護視力的關鍵是類胡蘿蔔素，這種物質能防止太陽光對視網膜的損害；而視網膜退化正是 65 歲以上人士喪失視力

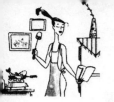

的主要原因。

（6）南瓜子與前列腺病：美國研究人員指出，中老年男性每天堅持吃 50 克左右南瓜子，可預防、治療初期前列腺肥大，並可使第二期症狀恢復到初期，明顯改善第三期病情。因為南瓜子中的活性成分可消除前列腺初期的腫脹，同時還有預防前列腺癌的作用。

（7）飲料與腎結石：美國哈佛大學公共衛生學院研究證實，一個人每天喝 0.5 磅水，患腎結石的危險性就會下降 4%，每天喝同等量的咖啡、茶水、啤酒及葡萄酒等飲料對腎結石的降低率分別是 10%、14%、21%、39%。

（8）蔬菜與肺癌：美國夏威夷的一個科學家小組對 332 名肺癌患者和 865 名健康居民的飲食比較後發現，飲食中蔬菜攝入量多的人不容易患肺癌，並且蔬菜的這種防肺癌作用不是來自某種蔬菜或已知的蔬菜成分如纖維素、維生素等，而是來自多種蔬菜的綜合效果，故多吃蔬菜可防肺癌。

（9）鉀類食物與中風：腦血管疾病中醫稱為中風，引起原因頗多，但高血壓和動脈硬化是其主要原因。動物研究表明，經常食用富含鉀的食物如香蕉、柑橙、馬鈴薯，可以大大減少人們患中風和腎性高血壓的可能性。

（10）紅茶與流感：日本科學家用比一般紅茶水濃度淡 4 倍的紅茶液在病毒感染區浸泡 5 秒，該病毒就會失去感染力。為此，科研人員提出：在流感高發季節，人們應常飲紅茶水或堅持用紅茶水漱口來預防流感。

（11）澱粉類食物與腸癌：英國劍橋大學的研究表明，澳大利亞人結腸癌發病率是中國人的 4 倍，其主要原

因之一就是前者攝入澱粉少，每日在 100 克以下，而後者每日在 370 克以上。專家們指出，綠色香蕉、土豆、豌豆等富含澱粉類食物能直接抑制大腸細菌的繁殖，是癌細胞生長的強有效抑制物質。

（12）維生素 A 與神經性耳聾：實驗證明，維生素 A 有促進內耳神經細胞再生的特殊功能，給實驗動物用 3 天維生素 A 後，即有聽覺神經細胞再生，7 天後聽力明顯回升。專家們由此奉勸神經性耳聾患者應常吃田螺、牡蠣、雞肝、雞蛋、蘿蔔等富含維生素 A 的食物。

（13）維生素 $B_6$ 與糖尿病：法國、義大利及日本均有報導，維生素 $B_6$ 低於正常值的糖尿病患者，每日供給 100 毫克維生素 $B_6$，6 週後疼痛及四肢麻木等症狀會減輕或消失。平時多吃糙米、麵粉、蛋、白菜、乾酵母等富含維生素 $B_6$ 的食物，同樣對防治糖尿病有效。

# 七、飲食八忌

## （一）忌長期精食

中老年人的主食應粗細搭配，一般細食占 80%，粗雜糧占 20%，粗雜糧要多樣化，玉米、小米、燕麥、蕎麥、豆類、薯類等應經常調配食用。中老年人不吃糙米粗糧，只吃精米、精麵是不妥當的。因為在稻麥穀皮中，含有多種重要的微量元素及植物纖維素，如鉻和錳，若加工精製後，這些對人體有益的營養素就會大量減少，如果缺乏這兩種元素，就容易發生動脈硬化。植物纖維素能增加膽固

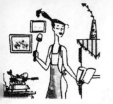

醇的排泄，使血液中膽固醇降低。

　　食物太精細，纖維素必然很少，食後不容易產生飽腹感，往往造成過量進食而發生肥胖。這樣，血管硬化、高血壓的發病率就會增高。所以，中老年人不宜長期吃精食。

## (二) 忌過食肥甘厚味

　　中老年人飲食清淡有利於健康，食物不要太油膩，不要太鹹，不要吃過多的油炸、煙燻食物。中老年人過多食用高膽固醇食物，可引起血脂升高。喜歡甜食，糖分攝取太多，過剩的部分就會轉化為脂肪，血脂也會增高，冠狀動脈發生血栓的機會也多。另外，糖能使肝臟合成脂類的作用增強。據測定，正常人吃高糖食物 3 週後，血中甘油三酯升高 1 倍。因此，中老年人切忌過食肥甘厚味。

## (三) 忌吃高蛋白食物

　　多年來，高蛋白膳食一直被奉為迅速減肥、保持健康的要素。實際上，蛋白質過量較蛋白質缺乏，給人們帶來的難題更多。眾所周知，蛋白質是構成生命細胞的基本物質，存在於血液及其他體液之中，所有蛋白質均由許多較小的氨基酸分子連接而成，構成蛋白質的多數氨基酸，可由機體透過其他途徑獲得，但其中的 8 種氨基酸，必須由食物供給，因此稱之為必需氨基酸。食入過量的蛋白質以後，多餘的氨基酸便被機體轉變成其他代謝產物，繼而經腎臟排出體外。需要排泄的氨基酸代謝物越多，腎臟的負擔越重。顯而易見，濫食高蛋白可損害腎臟。因此，中老

年人為健康長壽，應忌貪吃高蛋白食物。

## (四) 忌長期吃素

中老年人由於熱量消耗減少、食慾減退，或者出於減肥和防治高血壓的目的，而禁葷吃素。這實際上是不明智之舉，對心腦血管健康有害。因為人體衰老、頭髮變白、牙齒脫落、骨質疏鬆及心血管疾病的發生，都與錳元素的攝入不足有關。缺錳不但影響骨骼發育，而且會引起周身骨痛、乏力、駝背、骨折等疾病。因此，中老年人切莫長期吃素。

植物性食物中所含的錳元素，人體很難吸收，而肉類食物雖然含錳元素較少，但容易被人體利用。所以，吃肉是攝取錳元素的重要途徑。

## (五) 忌常喝雞湯

中老年人體弱多病者或處於恢復期的病人，都習慣用老母雞燉湯喝，甚至認為雞湯的營養比雞肉好。其實，雞湯所含的營養比雞肉要少得多。據研究，高膽固醇血症、高血壓、腎臟功能較差、胃潰瘍、膽管疾病患者，不宜多喝雞湯。如果盲目以雞湯進補，只會進一步加重病情，對身體有害無益。

## (六) 忌長期大量吃水果罐頭

罐頭裏的水果，大多數泡在含糖量很高的糖水中，有的含糖濃度幾乎達到飽和程度。中老年人常吃水果罐頭，等於吃進大量的食糖，除易引起肥胖外，還易誘發高血

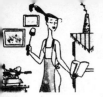

壓、高血脂等心血管系統疾病。此外，罐頭在加工過程中，已損失了部分維生素，如長期吃水果罐頭，而不吃新鮮水果、蔬菜，還容易使老年人患維生素缺乏症。

## (七)忌經常飲啤酒

啤酒是富含營養的飲料，素有液體麵包之稱，頗受人們歡迎。但是在啤酒釀造和運輸過程中，金屬容器中的鋁極易混入啤酒中。鋁是對人體有毒的元素。英國皇家南安普頓大學弗里醫院，在 24 個城鎮對 700 名 40～60 歲男人進行了調查，發現經常飲啤酒的人，血液中含鋁量增加。丹麥學者也證實了這個調查結果。中老年人代謝功能減低，排毒能力較差，鋁易在體內蓄積，引起慢性蓄積性中毒，從而影響大腦的功能，使人出現癡呆和精神異常。因此，中老年人不宜經常飲用啤酒。

## (八)忌偏食素油或葷油

素油的絕大部分是不飽和脂肪酸。人體一旦缺少這種物質，其皮膚、黏膜將會失去正常功能，發生乾癟、黑瘦等症狀，會導致胃下垂、腎下垂等病。而人體內如果有充足的不飽和脂肪酸，就能刺激肝臟產生高密度脂蛋白，防止動脈硬化，消除膽固醇。葷油所含的都是飽和脂肪酸，很容易被人體的酶水解變成甘油三酯等物質，是人體能量的重要來源，也是人體各組織細胞新陳代謝必不可少的物質。但是，葷油對高血壓、高血脂的患者是很不利的。

據國外學者研究認為，素油雖不是致癌物質，但偏食素油，卻能助長癌細胞的生長。如果偏食葷油，則易患冠

心病，動脈硬化等。因此說，身體尚好的中老年人，還是不偏食，葷素油都吃為好。

# 八、常用補益藥膳

## (一)益氣健脾類

### 一味薯蕷飲
【配料】山藥 120 克，白糖少許。
【功效】潤肺補脾，益腎固腸。

### 紅棗糯米粥
【配料】山藥 40 克　薏苡仁 50 克　荸薺粉 10 克　大棗 5 克　糯米 250 克　白糖適量。
【功效】健脾胃，補氣血，利水濕。

### 參棗米飯
【配料】黨參 15 克　糯米 250 克　大棗 30 克　白糖 50 克。
【功效】益氣補中，養血寧神。

### 人參蓮肉湯
【配料】白人參 10 克　蓮子 10 枚　冰糖 30 克。
【功效】補脾益氣，養心固腎。

### 八寶糯米粥
【配料】糯米 500 克　薏苡仁 30 克　白扁豆 50 克　蓮子 50 克　紅棗 20 個　核桃肉 50 克　龍眼肉 50 克　糖青梅 20 克　熟豬油 50 克　白糖 100 克。
【功效】健脾養胃，滋腎益陽。

261

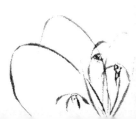

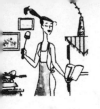

### 白朮鯽魚粥

【配料】白朮 10 克　鯽魚 30～60 克　粳米 30 克。

【功效】益氣健脾，和胃降逆。

### 水龍棋子

【配料】羊肉 1000 克　麵粉 3000 克　雞蛋 10 個　山藥 500 克　薑 30 克　胡蘿蔔 150 克　調料適量。

【功效】補中益氣，益腎澀精。

### 黨參益智豬尾湯

【配料】黨參 15 克　益智仁 10 克　白朮 10 克　陳皮 6 克　半夏 10 克　生薑 6 克　豬尾 4 條。

【功效】益氣補中，溫攝涎唾。

### 黃芪蒸雞

【配料】嫩母雞 1 隻　黃芪 30 克　食鹽 1.5 克　紹酒 15 克　蔥、薑各 10 克　清湯 500 克　胡椒粉 20 克。

【功效】益氣健脾，補虛生血。

### 黃芪猴頭湯

【配料】猴頭菌 150 克　黃芪 30 克　嫩母雞 250 克　生薑 15 克　蔥白 20 克　食鹽 5 克　胡椒麵 3 克　紹酒 10 克　小白菜心 100 克　清湯 750 克。

【功效】益氣血，健脾胃，補腦力，提精神。

### 芪燒活魚

【配料】活鯉魚 1 條（約 750 克）　黃芪片 10 克　黨參 6 克　水發香菇、冬筍片、白糖各 15 克　黃酒、清湯、植物酒、豬油及調料適量。

【功效】益氣健脾，利水消腫。

### 參芪燜鴨

【配料】黨參、黃芪各15克　陳皮10克　老鴨1隻　豬瘦肉100克　味精、食鹽、料酒、醬油、薑片、蔥段、熟菜油適量。

【功效】健胃補脾，益氣養血。

### 黃芪燉乳鴿

【配料】黃芪、茯苓各30克　白朮20克　乳鴿1隻。

【功效】益氣補虛固表。

### 紫蔻燒魚

【配料】紫蔻5克　陳皮5克　大鯽魚1條（500克）調料各適量。

【功效】健脾，補虛，利濕。

## (二) 補血養營類

### 花生衣紅棗汁

【配料】花生米100克　乾紅棗50克　紅糖適量。

【功效】養血補血，健脾益氣。

### 當歸羊肉羹

【配料】當歸15克　黃芪25克　黨參25克　羊肉500克　蔥、生薑、料酒、味精各適量。

【功效】養血補虛，散寒止痛。

### 參歸豬肝湯

【配料】豬肝250克　黨參15克　當歸身15克　棗仁10克　生薑、蔥白、料酒、食鹽、味精適量。

【功效】補血寧神。

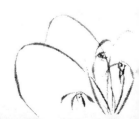

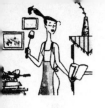

### 歸參山藥豬腰

【配料】當歸 10 克　黨參 10 克　山藥 10 克　豬腰 500 克　醬油、醋、薑、蒜末、香油各適量。

【功效】養血，補氣，益腎。

### 生地蒸烏雞

【配料】烏雌雞 1 隻　生地黃 250 克　飴糖 250 克。

【功效】補血益陰。

### 群鴿戲蛋

【配料】白鴿肉 3 隻　鴿蛋 12 個　人參粉 10 克　乾澱粉 30 克　清湯 130 克　濕澱粉 15 克　熟豬油 500 克（實耗 100 克）　紹酒 15 克　食鹽 7 克　蔥白 15 克　醬油 15 克　味精 1 克　薑塊 10 克　胡椒麵 0.8 克　花椒 12 粒。

【功效】補益肝腎，滋養營血。

### 阿膠羊肝

【配料】阿膠 15 克　鮮羊肝 500 克　水發銀耳 3 克　青椒片 3 克　白糖 5 克　胡椒粉 3 克　紹酒 10 克　醬油 3 克　食鹽 2 克　味精 5 克　香油 5 克　澱粉 10 克　蒜末 3 克　薑 3 克　蔥 5 克。

【功效】補血養肝。

## (三)補益氣血類

### 歸脾麥片粥

【配料】黨參、黃芪各 15 克　當歸、棗仁、甘草各 10 克　丹參 12 克　桂枝 5 克　麥片 60 克　桂圓肉 20 克　大棗 5 枚。

中醫三補養生——神補　食補　藥補

【功效】健脾養心，益氣補血。

### 芪歸豬蹄湯

【配料】黨參、當歸、黃芪各 30 克　通草 9 克　豬蹄 2 隻　蝦米 30 克。

【功效】補氣養血，通經下乳。

### 歸芪蒸雞

【配料】炙黃芪100 克　當歸 20 克　嫩母雞 1 隻（約 1,500 克）　紹酒 30 克　味精 3 克　胡椒粉 3 克　食鹽 3 克　蔥、薑各適量。

【功效】益氣補血。

### 八寶雞湯

【配料】豬肉、豬雜骨各 750 克　黨參、雲茯苓、炒白尤、白芍各 5 克　熟地、當歸各 7.5 克　川芎 3 克　炙甘草 2.5 克　母雞 1 隻（約重 2,500 克）　調料適量。

【功效】調補氣血，健脾益胃。

### 歸參鱔魚

【配料】鱔魚 500 克　當歸、黨參各 15 克　調料適量。

【功效】補益氣血。

### 芝麻兔

【配料】黑芝麻 30 克　兔 1 隻（約重1,000克）　蔥、薑各 20 克　花椒 5 克　豬肥瘦肉絲 80 克　蔥絲 5 克　醬油 5 克　麻油 3 克　味精 3 克　鹵汁適量。

【功效】養血潤燥，益氣補中。

### 黃精牛肉

【配料】黃精 30 克　黃牛肉 1,500 克　冬筍、化豬油

265

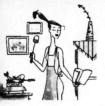

各 100 克　陳皮、小茴香各 10 克　生薑、蔥各 15 克　食鹽 4 克　胡椒粉、花椒各 3 克　醬油 20 克　湯 2,000 毫升。

【功效】健脾運胃，補氣養血。

## (四) 滋陰生津類

### 清蒸人參元魚

【配料】活甲魚 1 隻（約 750 克）　人參 3 克　火腿、薑、熟豬油各 10 克　冬筍、香菇料酒、蔥各 15 克　清湯 750 克　雞翅 250 克　調料適量。

【功效】益氣養陰，補虛強身。

### 地黃甜雞

【配料】生地黃 250 克　母雞 1 隻　飴糖 150 克　桂圓肉 30 克　大棗 5 枚。

【功效】滋陰養血，益氣生津。

### 首烏肝片

【配料】首烏液 20 毫升　鮮豬肝 250 克　水發木耳 250 克　青菜葉少許　混合油 500 克（實耗 75 克）　紹酒、醋、食鹽、澱粉、醬油、蔥、薑適量。

【功效】補肝腎，益精血，烏髮明目。

### 紅杞烏參鴿蛋

【配料】枸杞子 15 克　烏參 2 隻　鴿蛋 12 個　豬油 100 克　花生油 500 克（實耗 75 克）　紹酒、食鹽、胡椒麵、味精、醬油、雞湯、普通湯、生薑、蔥、澱粉各適量。

【功效】滋陰補腎，益精明目。

### 鱉魚滋腎湯

【配料】鱉魚 1 隻（300 克以上）　枸杞子 30 克　熟

地黃 15 克。

【功效】滋陰補腎。

### 龜肉燉蟲草

【配料】龜肉 250 克　蟲草 30 克　沙參 90 克。

【功效】補肺益腎，養陰潤燥，止血化痰。

## (五) 助陽健身類

### 枸杞羊腎粥

【配料】枸杞葉 250 克　羊肉 60 克　羊腎 1 個　粳米 60～100 克　蔥白 2 莖　食鹽適量。

【功效】溫腎陽，益精血，補氣血。

### 白羊腎羹

【配料】肉蓯蓉 20 克　白羊腎 2 枚　羊脂 50 克　蓽撥 6 克　草果 3 克　橘皮 3 克　胡椒 1 克　食鹽、生薑、蔥適量。

【功效】補腎陽，益精血，溫中散寒，開胃止痛。

### 羊脊骨湯

【配料】羊脊骨（連尾）1 條　肉蓯蓉 15 克　菟絲子 15 克　蔥、薑、食鹽適量。

【功效】補腎陽，益精血，強筋骨，健脾胃。

### 補骨脂胡桃膏

【配料】補骨脂 300 克　胡桃肉 600 克　蜂蜜 300 克。

【功效】溫腎陽，定喘嗽。

### 鹿鞭壯陽湯

【配料】鹿鞭 2 條　枸杞子 15 克　菟絲子 30 克　狗腎 100 克　山藥 20 克　巴戟天 9 克　豬肘肉 800 克　肥母雞

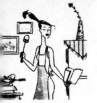

800 克　紹酒 50 克　胡椒粉、花椒、食鹽、生薑、蔥白各適量。

【功效】溫腎壯陽，補血益精。

**壯陽狗肉湯**

【配料】狗肉 200 克　莬絲子 5 克　附片 3 克　食鹽、味精適量　蔥 5 克　薑 5 克　紹酒適量。

【功效】溫脾暖腎，益精祛寒。

## (六)安神增智類

**柏子仁粥**

【配料】柏子仁 10～15 克　蜂蜜適量　粳米 30～60 克。

【功效】養心安神，潤腸通便。

**玉竹豬心**

【配料】玉竹 50 克　豬心 500 克。

【功效】寧心安神，養陰生津。

**柏子仁燉豬心**

【配料】柏子仁 15 克　豬心 1 個　蔥、薑、食鹽、料酒適量。

【功效】養心安神，補血潤腸。

**參歸燉豬心**

【配料】豬心 1 個　人參 15 克　當歸 10 克　蔥、薑、食鹽、料酒適量。

【功效】安神補虛。

**蓮子鍋蒸**

【配料】蓮子 20 克　百合 15 克　扁豆 10 克　核桃仁

15 克　鮮蘑菇 15 克　蜜棗 10 克　蜜櫻衫 10 克　瓜片 10 克　玫瑰 3 克　肥兒粉 5 克　麵粉 80 克　白糖 100 克　化豬油 125 克。

【功效】養心安神，健脾開胃。

### 小麥紅棗竹絲雞湯

【配料】竹絲雞肉 500 克　小麥 90 克　紅棗 12 個　百合 60 克　桂圓肉 15 克。

【功效】清心安神，養肝緩急。

### 人參燉烏骨雞

【配料】烏骨雞 2 隻（約 2,500 克）　人參 100 克　豬肘 500 克　母雞 1 隻（約 1,500 克）食鹽、料酒、味精、蔥、薑、胡椒粉各適量。

【功效】調補元氣，填精益血，寧神益智。

### 龍眼紙包雞

【配料】龍眼肉 20 克　胡桃肉 100 克　嫩雞肉 400 克　雞蛋 2 個　胡蘿蔔 10 克　火腿 20 克　食鹽 6 克　白砂糖 6 克　味精 2 克　澱粉 25 克　芝麻油 5 克　花生油 1500 克（實耗 100 克）　生薑 5 克　蔥 20 克　玻璃紙數張　胡椒粉 3 克。

【功效】補血養心，滋腎填精，益神增智。

## (七) 解表散寒類

### 生薑粥

【配料】生薑 10 克　粳米 50 克。

【功效】溫中解表散寒。

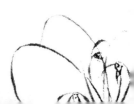

269

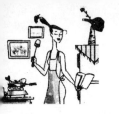

### 糯米蔥白粥

【配料】糯米 100 克　蔥白頭 3 個　生薑 15 克。

【功效】解表散寒，通竅。

### 銀花茶

【配料】金銀花 20 克　茶葉 6 克　白糖 50 克。

【功效】辛涼解表，清熱除煩。

### 荷花蒸鴨

【配料】淨水活鴨 1 隻　豬瘦肉 100 克　鮮荷花 1 朵　薑 12 克　蔥 15 克　食鹽 4 克　紹酒 15 克　清湯 800 克。

【功效】疏表散寒，祛暑化濕。

### 淡豉蔥白煲豆腐

【配料】淡豆豉 12 克　蔥白 15 克　豆腐 2～4 塊。

【功效】發散風寒。

## (八)祛痰止咳類

### 川貝釀梨

【配料】（配方為大份）　雪梨 8 個　川貝 12 克　糯米 100 克　蜜餞冬瓜條 100 克　冰糖 180 克　白礬適量。

【功效】清熱化痰，潤肺止咳。

### 百合煲雪梨

【配料】百合 15 克　雪梨 1 個。

【功效】滋陰潤肺，寧心止嗽。

### 二陳二仁粥

【配料】陳皮 9 克　半夏 6 克　茯苓 12 克　薏苡仁 15 克　冬瓜仁 15 克　粳米 100 克。

【功效】散寒祛濕，化痰止咳。

### 止咳梨膏糖

【配料】雪梨 1,000 克　百部 50 克　白糖 500 克　前胡、杏仁、川貝母、製半夏、茯苓、橘紅粉各 30 克　款冬花 20 克　生甘草、香櫞粉各 10 克　植物油少許。

【功效】祛痰利肺，止咳平喘。

### 蟲草鵪鶉

【配料】鵪鶉 8 隻　冬蟲夏草 8 克　雞湯 300 克　蔥、薑等調料適量。

【功效】滋腎潤肺，止咳平喘。

### 杏仁蒸肉

【配料】豬五花肉（帶皮）500 克　甜杏仁 20 克　冰糖 30 克　醬油 40 克　料酒 30 克　蔥、薑各 6 克　熟豬油 15 克　調料適量。

【功效】補肺潤腸，止咳定喘。

## (九) 祛風除濕類

### 五加皮酒

【配料】五加皮、當歸、牛膝各 60 克　糯米 1,000 克甜酒曲適量。

【功效】祛風濕，除痹痛，補肝腎，益氣血。

【製作方法】將上三藥清水洗淨，煎取濃汁，再以藥汁拌曲釀酒。出酒後，濾出酒汁，喝酒吃釀。

### 海桐皮酒

【配料】海桐皮 30 克　薏苡仁 30 克　生地黃 150 克牛膝 15 克　川芎 15 克　羌活 15 克　地骨皮 15 克　五加皮 15 克　甘草 5 克　白酒 1.5 升。

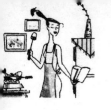

【功效】祛風除濕，行痹止痛，強筋壯骨。

【製作方法】所配伍各藥製為粗末，用絹袋或紗布袋盛裝，袋口紮緊，置廣口瓶內，注入白酒，將瓶口密封，每日振搖酒瓶 1 次，冬季浸 14 日，夏季浸 7 日即可。

**巴戟狗肉**

【配料】巴戟天 5 克　帶皮狗肉 750 克　枸杞 10 克　紹酒 30 克　白糖 30 克　胡椒粉 3 克　花椒 5 克　鮮薑、蔥各 3 克　食鹽 5 克　味精 5 克　澱粉 5 克　香菜 10 克　香油 5 克　雞湯 1 小碗。

【功效】強筋骨，散寒濕，溫血脈，止痹痛。

**豨薟草煨羊肉**

【配料】羊肉 700 克　酒製豨薟草 50 克　白蘿蔔 100 克　花椒 12 粒　蔥白 25 克　生薑 15 克　食鹽 8 克　紹酒 20 克　味精、胡椒粉各 1 克。

【功效】祛風散寒，化濕補虛。

**熟附子煲豬肚**

【配料】熟附子 15 克　豬肚 250 克　食鹽適量。

【功效】溫腎壯陽，祛寒止痛，通血脈，祛寒濕，補虛損。

## (十)開胃消食類

**大山楂丸**

【配料】山楂 960 克　麥芽、神曲各 140 克　白糖 840 克　蜂蜜適量。

【功效】消食化積。

### 羊肉蘿蔔湯

【配料】羊肉 100 克　草果 5 克　豌豆 100 克　蘿蔔 300 克　調料適量。

【功效】補中益氣，行滯消食。

### 紅棗盆脾糕

【配料】紅棗 30 克　白朮 10 克　乾薑 1 克　雞內金 10 克　麵粉 500 克　白糖 300 克　發麵鹼水適量。

【功效】健脾益胃消食。

### 內金肚條

【配料】雞內金 5 克　熟豬肚 200 克　火腿 5 克　青椒 5 克　白胡椒粉 3 克　食鹽 4 克　味精 4 克　白糖 3 克　紹酒 5 克　醬油 3 克　澱粉 5 克　香油 5 克　蔥 5 克　薑 5 克　蒜末 3 克。

【功效】開胃消食，健脾導滯。

### 山楂肉乾

【配料】（大份）山楂 100 克　瘦豬肉 1,000 克　菜油 500 克（實耗 100 克）　芝麻油 15 克　生薑 30 克　蔥 30 克　花椒 2 克　紹酒 25 克　醬油 50 克　味精 2 克　白砂糖 15 克。

【功效】開胃消食，滋陰健脾。

### 蘿蔔餅

【配料】白蘿蔔 250 克　麵粉 250 克　豬瘦肉 100 克　薑、蔥、食鹽、菜油各適量。

【功效】消食健脾，行氣化痰。

### 健脾脆皮魚

【配料】赤鯉魚 1 尾（1,000 克）　黨參、黃芪、白茯

273

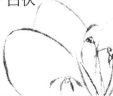

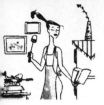

芎、白尤各 15 克　菜油 1 800 克（耗 200 克）　泡辣椒 2 根　蔥 50 克　薑末、蒜末各 10 克　醬油 25 克　白糖、醋各 30 克　紹酒麻油 15 克　食鹽 5 克　味精 1 克　濕澱粉 250 克。

【功效】開胃健脾，利小便，消水腫。

## （十一）溫裏散寒類

### 桂漿粥

【配料】肉桂 2～3 克　紅糖適量　粳米 30～60 克。

【功效】補陽氣，暖脾胃，散寒止痛。

### 附片羊肉湯

【配料】附片 30 克　羊肉 2,000 克　生薑 50 克　蔥 50 克　胡椒 6 克　食鹽 10 克。

【功效】溫中散寒，助陽暖腎。

### 六味牛肉

【配料】胡椒 10 克　蓽撥 10 克　草果 5 克　砂仁 5 克　高良薑 10 克　陳皮 5 克　牛肉 500 克　鮮香菜 3 克　醬油 10 克　食鹽 5 克　紹酒 30 克　白糖 10 克　蔥白 30 克　鮮薑 10 克。

【功效】溫中散寒，健脾和胃。

### 紫桂乳鴿

【配料】活乳鴿 4 隻（約 100 克）　紫桂 10 克　黃瓜 250 克　雞湯 750 克　食鹽 5 克　紹酒 25 克　白糖 100 克　香醋 50 克　大料 2 克　花椒 3 克　蔥 10 克　薑 5 克　香油 5 克。

【功效】溫腎助陽，散寒止痛。

### 四逆羊肉湯

【配料】羊腿肉 500 克　熟附片 30～45 克　乾薑 10 克　炙甘草 10 克　調料適量。

【功效】溫陽祛寒，引火歸元。

### 附片燉狗肉

【配料】附片 15 克　狗肉 250 克　菟絲子 10 克　調料適量。

【功效】溫陽，益氣，補腎。

### 青魚黨參湯

【配料】青魚 500 克　黨參 9 克　草果 1 克　陳皮 1.5 克　桂皮 115 克　乾薑 3 克　胡椒 5 粒。

【功效】益氣補中，溫陽散寒。

### 栗子燒雞塊

【配料】淨嫩公雞（去頭、頸、爪）500 克　栗子肉 150 克　雞蛋 1 個　水澱粉 30 克蔥、薑各 5 克　醬油 35 克　清湯 750 克　植物油 500 克（實耗 100 克）　調料適量。

【功效】溫中健脾，補腎強筋。

## （十二）清熱解毒類

### 大金錢草粥

【配料】新鮮大金錢草 60 克（乾者 30 克）　北粳米 50 克　冰糖適量。

【功效】通淋。

### 消炎茶

【配料】蒲公英、金銀花各 400 克　薄荷 200 克　甘草

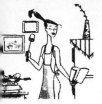

100 克　膨大海 50 克　澱粉 50 克。

【功效】清熱解毒。

**丁香酸梅湯**

【配料】烏梅 500 克　山楂 20 克　陳皮 10 克　桂皮 1 克　丁香 5 克　白糖 500 克。

【功效】生津止渴，寧心除煩。

**綠豆燉藕**

【配料】鮮藕 100 克　綠豆 150 克　肉湯 1.5 升　食鹽 5 克　胡椒粉、味精各 3 克　生薑 15 克　白礬 10 克。

【功效】清熱解毒，健脾和胃。

**魚腥草拌萵筍**

【配料】魚腥草 100 克　萵筍 500 克　食鹽 2 克　生薑 6 克　蔥白 10 克　醬油 15 克　醋 10 克　味精 0.5 克　香油 15 克　大蒜 10 克。

【功效】清熱解毒，利濕排膿。

**大蒜燒茄子**

【配料】大蒜 25 克　茄子 500 克　食鹽 2 克　白糖 5 克　醬油 10 克　味精 1 克　生薑 5 克　蔥白 10 克　乾澱粉 10 克　菜油 50 克　清湯 200 克。

【功效】清熱解毒，行氣和胃。

**清湯元魚**

【配料】活元魚 2 隻（重約 1,000 克）　火腿 15 克　冬筍、水發香菇、蔥、薑各 10 克　雞脯肉 100 克　豌豆苗 50 克　食鹽 7.5 克　雞清湯 1,000 克　料酒 25 克　味精、胡椒粉各適量。

【功效】滋陰血，清虛熱。

七晶蒸鴨

【配料】白鴨 1 隻（2,000 克左右） 連翹、丹皮各 15 克 金銀花 30 克 白茅根 30 克 赤芍 20 克 元參、延胡索各 10 克 調料適量。

【功效】清熱育陰，活血止痛。

## (十三) 理氣止痛類

### 陳皮粥

【配料】陳皮 10 克 苧麻根 30 克 高良薑 10 克 粳米 50～100 克 食鹽少許。

【功效】理氣，溫中，安胎。

### 當歸生薑羊肉湯

【配料】當歸 20 克 生薑 12 克 羊肉 300 克。

【功效】溫陽理氣，養血，散寒止痛。

### 山楂蕎麥餅

【配料】蕎麥麵 1,000 克 鮮山楂 500 克 橘皮 10 克 青皮 10 克 砂仁 10 克 枳殼 10 克 石榴皮 10 克 烏梅 10 克 白糖適量。

【功效】理氣疏肝，扶脾止瀉。

### 玄胡甲珠散

【配料】玄胡 15 克 甲珠 10 克 米酒 30 克。

【功效】理氣活血止痛。

### 陳皮油燙雞

【配料】嫩公雞 1 隻（1,500 克） 陳皮 15 克 蔥、生薑各 10 克 食鹽 5 克 花椒 2 克 冰糖 25 克 植物油 100 克（實耗 75 克） 味精 2 克 麻油 3 克 鹵汁適量。

277

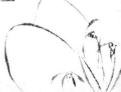

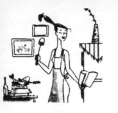

【功效】健脾和胃，行氣補虛。

### 鮮橘皮肉

【配料】鮮橘皮 15 克　豬瘦肉 500 克　紹酒 10 克　大料 3 克　桂皮 3 克　香醋 50 克　白糖 100 克　食鹽 5 克醬油 5 克　蔥白 5 克　薑塊 3 克　香油 5 克　味精 3 克。

【功效】行氣健脾，止痛和胃，化痰。

### 砂仁肚條

【配料】砂仁末 10 克　豬肚 100 克　調料適量。

【功效】補益脾胃，理氣和中。

## (十四) 活血化瘀類

### 生化蜜膏

【配料】當歸、益母草各 30 克　川芎、桃仁、甘草、丹皮各 10 克　炮薑 5 克　白蜜 50 毫升。

【功效】活血化瘀，溫經止痛。

### 丹參黃豆汁

【配料】丹參 500 克　黃豆 1,000 克　蜂蜜 250 克　冰糖 30 克　黃油 1 匙。

【功效】補心血，緩肝氣，健脾胃，通血脈，破瘀血，利大腸，消水腫。

### 昆布苡仁蛋湯

【配料】昆布、薏苡仁各 30 克　雞蛋 3 個　食鹽、豬油、味精、胡椒粉各適量。

【功效】強心、利濕、活血、軟堅。

### 鱅魚乾薑湯

【配料】鱅魚 500 克　乾薑 8 克　桃仁 10 克　胡椒 10

克　肉桂 5 克　調料適量。

【功效】溫腎補虛，散寒通脈。

### 紅花牡蠣

【配料】番紅花 1 克　牡蠣 200 克　蘑菇 150 克　奶油、白葡萄酒、牛奶、食鹽、胡椒、麵粉、洋蔥各適量。

【功效】活血化瘀。

### 坤草童雞

【配料】坤草（益母草）15 克　童子雞 500 克　冬菇 15 克　火腿 15 克　香菜葉 2 克　鮮月季花 10 瓣　紹酒 30 克　白糖 10 克　食鹽 5 克　味精 5 克　香油 3 克。

【功效】活血化瘀，調經止痛。

### 三七豬心

【配料】三七粉 4 克　豬心 200 克　紹酒 2 克　生薑 2 克　水發木耳 2 克　白糖 2 克　醬油 3 克　食鹽 1 克　胡椒粉 1 克　雞蛋清 50 克　香油 2 克　味精 5 克　澱粉 10 克。

【功效】行氣散瘀，止血定痛，補心安神。

## (十五) 平肝熄風類

### 桑菊芝茶

【配料】杭菊花、冬桑葉、黑芝麻各 30 克。

【功效】清肝明目。

### 牡蠣知母蓮子湯

【配料】生牡蠣 20 克　知母 6 克　蓮子 30 克　白糖 1 匙。

【功效】健脾安神，潛陽固精。

279

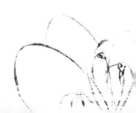

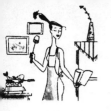

### 決明燒茄子

【配料】草決明 30 克　茄子 500 克　豆油 250 克。

【功效】清肝降逆，潤腸通便。

### 菊花魚丸

【配料】草魚肉 250 克　鮮菊花瓣 50 克　生薑、蔥各 10 克　料酒 20 克　食鹽、香油各 5 克　胡椒粉、味精各 2 克　雞蛋 5 個　肉湯 100 克。

【功效】滋陰瀉火。

### 天麻魚頭

【配料】天麻 25 克　川芎 10 克　茯苓 10 克　鮮鯉魚 2 條（每條 600 克重以上）　醬油 25 克　紹酒 45 克　食鹽 15 克　白糖 5 克　味精 1 克　胡椒粉 3 克　麻油 25 克　蔥 10 克　生薑 15 克　濕澱粉 50 克。

【功效】平肝息風，活血止痛，滋陰安神。

### 家常菊花魚

【配料】鮮白菊花數朵（50克）　鮮鯉魚 1 尾（750～1,000 克）　豌豆苗 50 克　調料適量。

【功效】清肝明目。

### 天麻豬腦

【配料】天麻 15 克　豬腦 1 個（約 200 克）　紹酒 5 克　白糖 5 克　蔥 5 克　薑 3 克　味精 2 克　香油 2 克　食鹽 2 克　花椒 10 克。

【功效】養肝滋陰，補虛益腦，清眩止痙。

### 夏枯草煲豬肉

【配料】夏枯草 20 克　豬瘦肉 50 克。

【功效】清肝熱，散鬱結。

## (十六)利水消腫類

### 二朮膏

【配料】白朮、蒼朮、茯苓各 250 克　生薑 150 克　大棗 100 枚。

【功效】除濕祛痰，活血通經。

### 鬱李苡仁粥

【配料】鬱李仁 50 克　薏苡仁 60 克。

【功效】利尿通便消腫。

### 冬瓜汁

【配料】冬瓜 1,000 克　砂糖 50 克。

【功效】利尿消腫，健脾去濕，清熱解毒。

### 烏鯉魚湯

【配料】烏鯉魚 1 尾（約 500 克）　紅豆 100 克　白朮 20 克　桑白皮 15 克　陳皮 10 克　蔥白 3 根。

【功效】健脾滲濕、利水消腫。

### 鱧魚冬瓜湯

【配料】大鱧魚 1 條　冬瓜（量與魚等同）　調料適量。

【功效】健脾利水。

### 大豆方

【配料】大豆 500 克　鯉魚 500 克　白朮 60 克。

【功效】健脾益氣，利尿消腫。

### 絲瓜花鯽魚

【配料】鮮絲瓜花 10 克　鯽魚 500 克　櫻桃 10 克　香菜葉 3 克　味精 5 克　味素 4 克　紹酒 50 克　胡椒粉 2 克

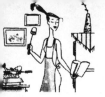

蔥白 3 克　鮮薑 2 克　雞湯 1 大碗。

【功效】健脾滲濕，利尿消腫。

### 紅豆蒸烏骨雞

【配料】黃毛烏骨雞 1 隻（重約 1,500 克）　紅豆 300 克　黃油 1 匙　食鹽、白糖適量。

【功效】健脾補腎，利水消腫。

## (十七)潤腸通便類

### 鬱李仁粥

【配料】鬱李仁 15 克　桑白皮 15 克　生薑 15 克　粟米 60 克。

【功效】潤腸通便，利水消腫，瀉肺平喘。

### 紫蘇麻仁粥

【配料】紫蘇子 15 克　粳米 30 克　麻子仁 15 克。

【功效】潤腸通便。

### 麻仁蘇子粥

【配料】蘇子、火麻仁各 50 克　粳米 250 克。

【功效】益氣，養胃陰，潤腸通便。

### 黃芪湯

【配料】黃芪片 20 克　火麻仁 15 克　陳皮 9 克　蜂蜜 30 克。

【功效】益氣潤腸通便。

### 益壽銀耳湯

【配料】乾銀耳、枸杞、龍眼肉各 15 克　冰糖 150 克。

【功效】補腎強身，養陰潤肺。

### 自在黃金餅

【配料】芋頭3個　土司8～10片　紅糖600克　蜂蜜10克　油（酌量）。

【功效】強胃，潤腸。

### 核桃鴨子

【配料】核桃仁200克　荸薺150克　老鴨1隻　雞肉泥100克　雞蛋清3個　味精2克　料酒10克　油菜末3克　蔥白3克　生薑3克　食鹽2克　濕玉米粉、花生油適量。

【功效】補腎定喘潤腸。

## (十八)健美減肥類

### 雪梨兔肉羹

【配料】兔肉500克　雪梨400克　車前葉15克。

【功效】清胃祛痰，利濕，減肥。

### 竹葉石膏粥

【配料】淡竹葉30克　生石膏30克　粳米100克　銀花15克　大黃3克。

【功效】清熱利濕。

### 參芪雞絲冬瓜湯

【配料】雞脯肉200克　黨參3克　黃芪3克　冬瓜200克　黃酒、食鹽、味精各適量。

【功效】健脾益氣，輕身減肥。

### 荷葉減肥茶

【配料】荷葉60克　生山楂10克　生薏苡仁10克　橘皮5克。

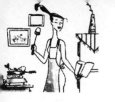

【功效】理氣行水，降脂減肥。

### 降脂飲

【配料】枸杞 10 克　首烏 15 克　草決明 15 克　山楂 15 克　丹參 20 克。

【功效】活血化瘀，輕身減肥。

### 辟谷仙方

【配料】黑豆 375 克　火麻仁 225 克　糯米 500 克。

【功效】健脾利水，潤腸通便。

### 茯苓豆腐

【配料】茯苓粉 30 克　松仁 40 克　豆腐 500 克　胡蘿蔔、菜豌豆、香菇、玉米、蛋清、食鹽、酒、原湯、澱粉各適量。

【功效】健脾化濕，防肥減肥，降血糖。

### 麻辣羊肉炒蔥頭

【配料】瘦羊肉 200 克　蔥頭 100 克　薑 10 克　素油 50 克　川椒、辣椒各適量　食鹽、味精、黃酒、醋各適量。

【功效】溫陽化濕，利水減肥。

## （十九）美髮烏髮類

### 圓肉補血酒

【配料】桂圓肉 250 克　製首烏 250 克　雞血藤 250 克　米酒 1,500 克。

【功效】補血益精，烏鬚髮。

【製作方法】將桂圓、製首烏、雞血藤切片，置入盛有米酒的容器內浸泡，密封瓶口，每日振搖 1～2 次，7 天

後，棄渣取酒，即可飲用。

### 脂桃膏

【配料】補骨脂 300 克　胡桃仁 600 克　黃酒 500 克
蜂蜜適量。

【功效】補腎壯陽，烏髮駐顏，適用於鬚髮早白者。

【製作方法】將補骨脂放入黃酒內浸泡 1 天後，取出
研為細末備用，再將胡桃仁用溫水泡軟後，去皮搗爛如
泥。然後將蜂蜜放入鍋內煎一二沸後，放入補骨脂末、胡
桃泥攪勻即成，待冷卻後，貯瓷罐內備用。每次取 1 湯匙
用酒調服，日服 2 次，空腹服用。若不會飲酒可用溫水調
服。

### 芝麻糊

【配料】配料為 4～6 份　黑糖 10 克　何首烏 5 克
黑芝麻 50 克（磨成粉狀）　芡粉少許。

【功效】滋補肝腎，烏髮護髮。

### 烏髮湯

【配料】配料為 100 份　熟地 30 克　山藥 30 克　丹
皮 15 克　棗皮 20 克　澤瀉 15 克　製首烏 50 克　當歸 6
克　紅花 6 克　菟絲子 30 克　天麻 15 克　側柏葉 10 克
黑豆 60 克　胡桃肉 5 個　黑芝麻 50 克　羊肉 5,000 克
羊頭 4 個　羊骨 2,000 克　白胡椒 15 克　生薑 30 克　蔥
50 克。

【功效】滋補肝腎，養血潤燥，烏鬚黑髮。

### 何首烏山雞

【配料】山雞 2 隻　炙何首烏 10 克　青椒 100 克　冬
筍 15 克　豆粉 20 克　醬油 10 克　料酒 20 克　雞蛋 1 個

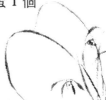

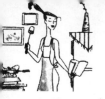

味精、食鹽各適量　菜油 1,000 克（實耗 60 克）。

【功效】補肝腎，益精血，烏鬚髮。

### 紅燒龜肉

【配料】龜 1 隻（250～500 克）　菜油 60 克　黃油 20 克　花椒 5 克　冰糖 50 克　醬油適量　生薑、蔥白各 15 克。

【功效】滋補腎陰，固齒黑髮，防髮脫落。

### 首烏肝片

【配料】配料為大份　首烏液 20 毫升　鮮豬肝 250 克 水發木耳 25 克　青菜葉少許　紹酒 10 克　醋 5 克　食鹽 4 克　澱粉 15 克　醬油 25 克　蔥、蒜、薑各 15 克　混合油 500 克（實耗 75 克）。

【功效】滋補肝腎，益精血，烏髮明目。

### 花生米大棗燉豬蹄

【配料】豬蹄 100 克　花生米（帶紅衣）100 克　大棗 40 枚　料酒、醬油、白糖、蔥、生薑、味精、花椒、八角 茴香、食鹽各適量。

【功效】補血益氣，美髮生髮。

## （二十）潤膚美顏類

### 黃精酒

【配料】黃精 20 克　蒼朮 20 克　枸杞根 25 克　側柏 葉 25 克　天冬 15 克　人曲 50 克　糯米 500 克。

【功效】益脾祛濕，烏髮，潤血燥。

【製作方法】將黃精、蒼朮、枸杞根、側柏葉、天冬同 入鍋，加適量水煮，棄渣取煎汁 500 克和人曲、糯米如常

法釀酒。每次溫飲 1 小盅，每日 2 次。

### 苡仁茯苓粥

【配料】薏苡仁 200 克　茯苓 10 克　粳米 200 克　雞胸脯肉 100 克　乾香菇 4 克。

【功效】健脾利濕，潤膚美容。

### 酥蜜粥

【配料】酥油 20～30 克　粳米 100 克　蜂蜜 15 克。

【功效】補五臟，益氣血，潤肌膚，美毛髮。

### 胡辣海參湯

【配料】水發海參 750 克　雞湯 750 克　香菇 20 克　醬油、食鹽、味精、胡椒粉、香油各少許　料酒 15 克　蔥 20 克　豬油 25 克。

【功效】補腎益精，養血和血，潤燥美顏。

### 清火養顏盅

【配料】配料為 6～8 份　香菇 100 克　白蘿蔔 500 克　胡蘿蔔 800 克。

【功效】降火，抗癌，養顏。

### 珍珠拌平菇

【配料】珍珠粉 4 克　紅花 2 克　平菇 200 克　豆腐 200 克　芝麻、白糖、醬油、食鹽、紹酒各適量。

【功效】養血活血，滋潤肌膚，澤麗容顏。

### 沙苑甲魚

【配料】活甲魚 1 隻（約 750 克）　沙苑子 15 克　熟地 10 克　生薑 15 克　蔥 10 克　紹酒 30 克　食鹽 2 克　醬油 10 克　胡椒 1 克　肉湯 500 毫升　味精 1 克。

【功效】滋補肝腎，補益精血，美容潤膚。

287

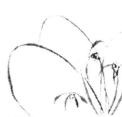

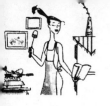

## （二十一）延年益壽類

**長生固本酒**

【配料】人參、枸杞、山藥、五味子、天冬、麥冬、生地黃、熟地黃各 10 克　白酒 1 升。

【功效】益氣血，烏鬚髮，養心神，益年壽。

【製作方法】將人參、山藥、生地、熟地切片，枸杞、五味子揀淨雜質，天冬、麥冬切分兩半。將全部藥物用紗袋裝，浸入酒中，酒壇口密封，將酒壇置鍋中隔水煮半小時，取出酒壇埋入土中 3～5 日，出土後 7 日即可飲用。早晚各服 1 次，每次不超過 100 毫升。

**八仙茶**

【配料】細茶 500 克　芝麻 375 克　花椒 75 克　茴香 150 克　乾薑、食鹽各 30 克　粳米、黃粟米、黃豆、紅豆、綠豆各 750 克。

【功效】益精補腎，抗老延壽。

**藥膳八寶飯**

【配料】配料為 8～10 份　大棗 100 克　松仁 20 克　桂皮粉 5 克　糯米 110 克　板栗 150 克　核桃 50 克　蓮米 50 克　紅糖 300 克　麻油 50 克　蜂蜜 50 克。

【功效】延年益壽，預防衰老。

**棗泥桃酥**

【配料】大棗泥 250 克　核桃仁 50 克　淮山藥 50 克　麵粉 500 克　豬油 125 克。

【功效】健脾補腎，強身防病。

中醫三補養生——神補　食補　藥補

288

**長壽粉**

【配料】芡實 24 克　薏苡仁 24 克　山藥 150 克　糯米 50 克　人參 9 克　茯苓 9 克　蓮子 24 克　白糖適量

【功效】益氣，健脾，固腎。

**菊花鱸魚**

【配料】鱸魚脊肉 150 克　菊花 15 克　蔥花 3 克　薑末 3 克　料酒 6 克　食鹽 3 克　白糖 15 克　生菜油 500 克　澱粉適量　味精少許　香油適量。

【功效】壯體強身，延年益壽。

## (二十二) 明目增視類

**菟絲子酒**

【配料】菟絲子 30 克　五味子 30 克　白酒 500 克（或米酒）。

【功效】補腎益精，養肝明目。

【製作方法】將菟絲子、五味子裝入布袋內，紮口，置於盛有白酒的容器內，一週後棄渣取酒，即可飲用。每次溫飲 20～30 毫升，每日 2～3 次。

**枸杞粥**

【配料】枸杞 15～20 克　粳米 50 克　白糖適量。

【功效】滋補肝腎，益精明目，潤膚美容。

**銀耳枸杞湯**

【配料】雞肝 100 克　茉莉花 24 朵　料酒 10 克　薑汁 5 克　食鹽 3 克　味精 2 克　銀耳、枸杞各 15 克　水豆粉、清湯適量。

【功效】補肝益腎，明目美容。

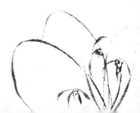

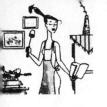

### 四物肝片湯

【配料】羊肝 200 克　熟地 10 克　川芎 3 克　炒棗仁 6 克　食鹽 6 克　味精 2 克　熟豬油 12 克　當歸 6 克　白芍 8 克　枸杞 10 克　旱蓮草 6 克　胡椒粉 1 克　水發木耳 20 克　濕澱粉 20 克　醬油 3 克　紹酒 2 克　黃花 10 克　雞湯 400 克。

【功效】補血，養肝，明目，安神。

### 雙花飲

【配料】銀花 50 克　菊花 50 克　山楂 50 克　精製蜜 50 克。

【功效】清熱，解毒，明目。

### 決明子雞肝

【配料】決明子 10 克　鮮雞肝 200 克　黃瓜 10 克　胡蘿蔔 10 克　食鹽 3 克　白糖 2 克　紹酒 5 克　香油 3 克　澱粉 5 克　味精 3 克　鮮湯 20 毫升。

【功效】清肝明目，補腎健脾。

### 芝麻羊肝

【配料】生芝麻 50 克　鮮羊肝 250 克　雞蛋 50 克　麵粉 10 克　紹酒 5 克　食鹽 3 克　味精 3 克　白胡椒粉 2 克。

【功效】養血明目，滋補肝腎。

## (二十三)聰耳助聽類

### 杞地人參酒

【配料】枸杞 60 克　熟地 60 克　紅參 10 克　首烏 30 克　菖蒲 15 克　白酒 800 克。

【功效】補肝腎，益精血，補元氣，通竅。

【製作方法】將上藥共浸入白酒內，封嚴，1個月後服用，每晚服 10 毫升。

### 磁石粥

【配料】磁鐵礦 50～100 克　豬腎 1 只　粳米 100 克。

【功效】補腎益精，聰耳助聽，鎮心定神。

### 狗肉黑豆湯

【配料】狗肉 500 克　黑豆 100 克　生薑、五香粉、食鹽各適量。

【功效】滋補肝腎，益精補血。

### 蓮棗辛夷湯

【配料】蓮子 15 克　大棗 10 克　辛夷花 6 克　冰糖適量。

【功效】健脾益氣、通耳竅。

### 魚鰾湯

【配料】魚鰾 25 克　枸杞、女貞子、黃精各 25 克。

【功效】滋補腎陰。

### 朮棗菖蒲餅

【配料】白朮 200 克　大棗 200 克　菖蒲 50 克　麵粉 500 克。

【功效】健脾益氣通竅。

### 首烏雞塊

【配料】首烏 20 克　帶骨雞肉 500 克　枸杞 100 克　蔥 10 克　生薑 5 克　醬油 10 克　花椒水 20 克　紹酒 25 克　白糖 5 克　味精 3 克　食鹽 3 克　香油 5 克。

【功效】滋補肝腎，養陰填精。

291

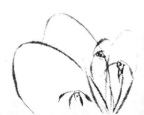

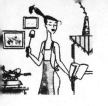

# 第三章　藥　補

## 一、藥補研究的發展

藥補是中醫學的重要部分。用補藥治病，這一理論的提出可追溯到戰國時期的《黃帝內經》。例如《素問·五常政大論》中就有「虛者補之」。《素問·陰陽應象大論》提到「形不足者，溫之以氣；精不足者，補之以味」。《素問·至真要大論》曰：「補上治上，制以緩；補下治下，制以急。急則氣味厚，緩則氣味薄。」又云：「勞者溫之，損者益之。」這些論述，奠定了補益法的理論基礎。

《難經·十四難》對五臟的虛損曾作過論述，並進一步指出五臟分補和「虛則補其母」「瀉南方補北方」等具體內容，提出了治療五臟虛損的理論依據和立法原則。

此後，在東漢以前的一些文獻典籍中，開始顯露出補藥的萌芽。如古代名著《山海經》，是先秦時期的一部史地著作，它雖非醫藥專著，但書中也明確記載了 126 種中藥，其中記載櫪木、懷木、猩猩等有強壯身體、增強記憶、延年益壽的作用。

成書於東漢的《神農本草經》是我國現存最早的一部藥學專著。全書記載了 365 味中藥，其中具有補益作用的

中藥達 70 多種，而且重點記載了人參、鹿茸、黃芪、當歸、地黃等著名的補益藥物。如書中曰：「人參氣味甘寒無毒，主補五臟，安精神，定魂魄，止驚悸，除邪氣，明目，開心益智，久服輕身延年。」又如枸杞，論曰：「枸杞堅筋骨，輕身不老……」這些藥物的論述，擴充了補藥的種類，為補法的實施奠定了物質基礎。

東漢末年傑出的醫學家華佗，在創製「五禽戲」的同時，製訂了具有補虛、益精、殺蟲、滋養脾胃作用的健身益壽方劑「漆葉青粘散」。如《魏書‧華佗傳》云，弟子樊阿「……從佗求可服食益於人者，佗授以漆葉青粘散：漆葉屑一升，青粘屑十四兩，是以為率。言久服，去三蟲，利五臟，輕體。阿從其言，壽百餘歲。」這裏所說的漆葉青粘散，是早期的植物型補益延壽方劑。

與華佗齊名的醫聖張仲景，著有《傷寒雜病論》《金匱要略》。他創製了許多著名的補益方劑，如助陽的腎氣丸，調補心陰心陽的炙甘草湯，養陰的黃連阿膠湯，溫中健脾的小建中湯等，對陰陽氣血的補益提出了成方的組成規範，為後世補法的發展打下了良好的基礎。

唐初著名醫家孫思邈，對中國醫學的補益方藥研究尤為精深，著有《千金要方》。該書在總結前人成就的基礎上，充實了新的內容，如他創製的補益方羊肉湯、羊肉當歸湯、羊肉杜仲湯等。羊肉湯用羊肉合人參、黃芪、生地、麥冬、甘草等，補氣生津、養血調營保元為主，並用乾薑、桂心溫中逐寒，佐獨活以祛微風。《千金要方》裏像這樣靈活變通、引人入勝的補益方，是舉不勝舉的。

宋代著名兒科專家錢乙，不僅治療兒科病經驗豐富，

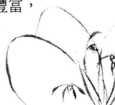

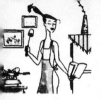

而且對補藥補法也頗有研究。他提出以五臟為綱的兒科辨證方法，重視五臟之間的關係及其相互影響，創製了五臟補瀉清方，將補法與臟腑聯繫起來。

從他所創的著名補益方劑六味地黃丸、阿膠散、白朮散、異功散等，皆可看出其使用補益方藥的精純手法。特別是他巧妙地將金匱腎氣丸化裁成六味地黃丸，對後世滋陰學派的產生有很大的影響。

宋、金時代著名醫家李東垣對補益方藥的應用有較深的造詣，著有《脾胃論》等。他重視脾胃作用，認為水穀精微是生長發育和生理功能的來源。一身之中，元氣最為重要，而元氣又須胃氣的滋養，故補益元氣須從脾胃下手。如他在《東垣十書》中提出：「惟在調和脾胃……則慧敏如無疾病矣，蓋胃中元氣得舒伸故也。」並提出「內傷脾胃，百病乃生」。因此，由調理脾胃，不但能治療脾胃病，也能治療其他臟腑的多種虛弱證。在這一學術思想指導下，他在治療上重視健脾益氣、升陽益氣的法則，創製了著名的補中益氣湯。

宋代記載補益方藥較多的除了上述諸書外，尚有《太平聖惠方》《太平惠民和劑局方》《濟生方》等。如《太平惠民和劑局方》之四君子湯、四物湯，為後世補氣、補血之必選方；《濟生方》中的歸脾湯，是後世效遵的補益心脾的經典方劑。這些都極大地豐富了補藥的內容。

元代著名醫家朱丹溪，根據《素問‧陰陽應象大論》中「年四十而陰氣自半也，起居衰矣」，又鑒於當時盛行使用溫補燥劑之流弊，提出「陽常有餘，陰常不足」的學術觀點，諄諄告示後人應注重保存陰精，勿動相火，創製

中醫三補養生——神補 食補 藥補

了著名的補益方劑大補陰丸，為補陰藥的應用開闢了新的途徑。

薛己以脾胃和「命」「腎」並重，繼承了李東垣補脾胃和朱丹溪重視真陰之說，力倡脾腎雙補，以四君子湯補脾益氣，補中益氣湯補中升陽，六味地黃湯補腎陰，八味丸補腎陽等。

明代李時珍所著《本草綱目》，集歷代之大成，為我國藥物學巨著。據分析，書中所載的 1892 種藥物，功效比較明顯的補益藥就超過 90 種。補益方劑也極為豐富。

明代張景岳對補益方藥頗有研究。他認為陽非有餘，而陰常不足，在《真陰論》中反覆地闡明這一論點。他認為「陰精」正是陽氣的根本。陽化氣，陰成形，如無陰精之形，便不足以載陽氣，所以物之生，生於陽，物之成，成於陰。這種陰，亦叫做「元陰」「真精」。真精與陽氣互根而不可分。在治療上，重視「善補陽者，必於陰中求陽，則陽得陰助而生化無窮；善補陰者，必於陽中求陰，則陰得陽升而泉源不竭」的重要方法。他在這一學術思想的指導下，創製了著名的補益方劑，如補腎陰的左歸飲，補腎陽的右歸飲等。張氏這些運用補益藥的豐富經驗，為後人開展對「腎」的研究打下了基礎。

清代著名醫家葉天士著有《臨證指南醫案》，十分重視補脾陰藥的應用。他對李東垣的《脾胃論》推崇備至，發展創立了「養胃陰」學說，治療上強調滋補脾胃，對養陰藥的運用尤有獨到之處。他創製的益胃湯治療胃陰不足有顯著的效果。李東垣詳於治脾，而略於治胃；葉氏脾胃分治，尤其重視調養胃陰，可補東垣之未遂。

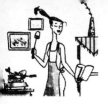

　　國內於 1958 年開始運用現代科學技術對臟象學說進行研究。研究者在實驗研究中觀察到補法與神經內分泌系統、能量代謝、免疫機能有關，「健脾」「補腎」能改善機體免疫、代謝、內分泌、植物神經諸多系統的功能。

　　隨著補法及其方藥的臨床應用和實驗研究的進一步開展，臨床各科中採用辨病與辨證相結合的方法，對某些疾病用補法治療，提高療效，擴大了補藥的應用範圍，如慢性活動性肝炎、慢性腎小球腎炎、支氣管哮喘、潰瘍病、血栓閉塞性脈管炎、無排卵性功能性子宮出血等。

　　另外，對虛證實質的探討更加深入。研究者認為，虛證能出現於多種疾病，其生理病理變化，陽虛是機體在神經體液系統的調節控制下，處於抗病應激反應衰減、適應調節能力低下、抵抗力降低的病理狀態；陰虛是機體在神經體液系統的調節下，處於抗病應激反應邪正相爭的失代償狀態，但機能衰退現象還不明顯，主要表現為植物神經功能失調，水電平衡紊亂和應激綜合症的表現。虛證在病理形態上往往可見內分泌腺變性或萎縮，細胞變性或萎縮，慢性炎症，纖維化和硬化，網狀內皮系統吞噬功能低下，神經系統的退行性變。這些研究，對補藥作用的認識和臨證遣方用藥提供了一個新的科學理論依據。

　　近年來相繼出版的有關補藥研究的書籍，如吳濤的《補益藥治病與健身》、駱和生的《中藥與免疫》、哈荔田等的《扶正固本與臨床》、黃木坤的《補身必讀》等，從各個方面結合傳統經驗和現代研究成果對補益藥物進行了研究。

　　自 20 世紀 50 年代起，我國中醫藥研究機構對中草藥

的研究做了大量的工作，從而極大地推動了補藥的發展。由大規模的藥源普查，整理發掘了不少中藥資源，推廣民間用藥，增加了很多新品種，如刺五加、絞股藍等。同時還出版了一批品質較高的中藥學專著，如《全國中草藥彙編》《中藥大辭典》等，後者收載中藥 5767 味，是收載藥味數量最多、將傳統經驗與現代科研成果結合的一部大型工具書，其中也包括了對補益藥物研究狀況（1972 年以前）的總結歸納。

　　另外，由民間藥物和單方驗方的調查研究，各地區出版了不少地方性的中草藥書籍，如《浙江藥用植物志》《貴州草藥》等，為開展補藥研究提供了豐富的資料。

　　國外也很重視補益藥的研究。如日本研究人參成分對促進肝腎細胞內蛋白質和 RNA 的合成作用與已知的激素都不同，是一種新的促進物，稱為蛋白質合成促進因數。並發現一味中藥含有多種不同成分，如甘草中多糖體 LX1，可抑制巨噬細胞功能，為免疫抑制劑；黃體生成素則作用於 T 淋巴細胞，起免疫促進作用。

　　近年來，由於廣泛採用現代科學方法並引進了免疫學、神經內分泌學、細胞生物學、分子生物學等學科的研究成果，進一步論證了中醫學脾、腎、虛證、正氣、陰陽等基礎理論實質，豐富了補法的學術思想，使補法、醫學理論和補藥的臨床運用提高到一個新水準。

## 二、益壽補藥的研究

　　養生延年是補藥研究的重要內容，自從補藥補法的誕

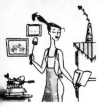

生之日起，就已與延年益壽的設想緊密聯繫在一起。在中國醫藥學的發展過程中，歷代中藥文獻都收載了大量延年益壽的中藥，如具有「耐老、不老、延年、長生」等作用的藥物的記載。據分析，這些藥物大多具有滋補強壯的作用。值得一提的是，傳統抗衰老補益藥物與方劑的研究，是在與「金丹延壽學說」的不斷對抗中發展起來的。

為了追求長壽，戰國時代就有人設想並煉製了延年益壽的金丹，從西漢時期起，逐漸出現了服食丹藥以求長生不老之風。此風在南北朝、唐、元時代盛行一時，至明、清才逐漸衰落。冶煉金丹以防老的歷史是抗衰老中藥發展中的一個探索性階段，也是一段曲折的歷史。

但是，以補藥為抗衰老藥物主流的研究仍隨著歷史的進步而不斷發展。《神農本草經》用三品法分藥物，據序錄所說的「欲輕身益氣，不老延年者本上品」可知，凡上品藥多數屬補藥。被列為「上品」的 165 味藥物中，有不老延年記載的計 115 種，足見補藥在抗衰老藥物中的地位。

唐代孫思邈，可謂醫家壽星。他認為，老年時期的病機主要是腎精衰乏，因此，主張用補腎填精的藥物以延緩衰老。他在《養生篇》中列出了地黃、黃精、天麻、松子、茯苓、枸杞根等補腎填精、養血潤燥之品，作為養生單方。

宋代許叔微認為腎是一身之根蒂，脾胃乃人生死之所繫。但兩者關係，當以腎為主，是後世「補脾不如補腎」論的先導。金代李東垣主張以健脾益氣來延年益壽。元代朱丹溪則主張「陰平陽秘，我體長春」，他所製的延年補劑元菟固本丸，旨在兩補陰陽，調理心腎，在補腎方面，

中醫三補養生——神補 食補 藥補

重在益精補血。

宋代《太平聖惠方》是宋代初期國家出版的重要醫藥文獻，由當時太醫院搜集的各家驗方彙編而成。在《神仙方》中列出許多延壽藥物，大多為補益藥，且以補腎作用的藥物為主，為後世研究抗衰老藥物提供了豐富的資料。

明代《本草綱目》載有延壽作用的 177 種藥物中，補益藥占 50%，補益藥中補腎藥占 56%。

近代著名醫家施今墨，對中國醫學的補益方藥頗有研究，他創製了許多補益方抗老強身，如補固神氣精血藥方等。施氏反對道家的金石藥物煉丹服餌，認為此類藥物，質堅體固，又經火煅，性多燥烈，人體臟腑柔嫩，服之無益有害。施氏認為：「神氣精血之充沛，臟腑功能健運，經絡氣血調達，為抵抗衰老之原則。」施氏的豐富理論和臨床運用補益藥的寶貴經驗，為我們研究補益藥物延年益壽奠定了良好的基礎。

1959 年中國科學院藥物研究所的趙增翰等較早從中國醫藥中總結和整理出 152 首抗老方劑。1979 年以來，中醫中藥延緩衰老的研究發展迅速。1982～1983 年，中國中醫藥研究院西苑醫院李春生、陳可冀等，先後發表了《補益類長壽植物藥概述》《抗衰老動物藥概述》等論文。在此基礎上又出版了《抗衰老中藥學》。另外，還有許士凱的《抗衰老藥物的藥理與應用》等，這些論著都將傳統醫學理論與現代科研成果有機地結合起來，對延壽補藥的研究作了總結和發展。1982 年，中國中西醫結合研究會先後召開了 3 次全國虛證和老年病學術會議、2 次補益藥學術會議，加快了抗衰老中藥及方劑研究的前進步伐。

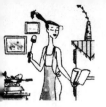

近幾年來，一些經過臨床和實驗證實有延緩衰老效能的補益新藥不斷湧現，如清宮八仙糕、清宮壽桃丸、春回膠囊、舌寶三鞭丸、康寶液、人參果皂甙片、還精煎、活力蘇、青春寶、阿膠補漿、清宮長壽丹、施金墨抗老方等，這些補藥的問世既滿足了國內外抗老健身的實際需要，又推動了傳統延緩衰老理論研究的深入。

## 三、補藥的作用及原理

補藥係指補人體的陰、陽、氣、血、臟腑，以消除虛弱，達到治療虛證的一類藥物、方劑的總稱。通俗地說，即是指那些能夠補充人體所缺物質，增強或改善機體功能狀態，提高機體抗病能力，治療各種衰弱症候的藥品。補藥對康復、保健、預防起著重大作用。

補藥不但有促進人體紅細胞生長、促進新陳代謝、增強人體免疫功能、調節體內外環境的平衡狀態、消除或減弱外界致病因數對機體的傷害、幫助患病器官恢復正常等作用，而且還可提供大量的蛋白質、脂肪、糖、維生素、鈣、磷及微量元素等人體必需的營養物質。因此，合理應用補藥，已成為當前預防和康復醫療中的主要措施，並對促進發育、增強體質、延年益壽、防癌抗癌、健腦益智等有著十分重要的作用。

### (一)補藥的基本作用

#### 1. 補充精微

中醫學有一句術語，叫「水穀精微」，相當於我們通

常所說的營養物質。人是由各類營養素組成的有機體，人體需要不斷地補充各種營養物質，以維持人體正常的生長、發育，維持各組織、器官的新陳代謝和一切生命活動。人體必需的營養素為蛋白質、脂肪、糖（碳水化合物）、水、各種維生素、無機鹽（礦物質）等。各種營養素都有它特殊的生理功能，所以任何一種營養素都是不可缺少的。各類營養素是否充裕及齊全，直接影響人體的生長發育、健康狀況乃至壽命的長短。營養素質與量分配得當，可使人精力充沛，體格健壯，生產、工作效率提高，對疾病的抵抗力增強，防止過早衰老，延長壽命。營養不足可使人精神不振，瘦弱，容易疲勞，工作效率不高，對疾病抵抗力降低，甚至出現各種營養缺乏症，如壞血病、軟骨病、夜盲症等，並與早衰及腫瘤的發生也有密切關係。補藥含有人體所必需的各種營養物質，主要由補充人體不足的物質來達到治病強身的目的。如黨參、黃芪、靈芝、阿膠、龜板、胡桃肉等含有豐富的蛋白質、脂肪、糖類、維生素及無機鹽、微量元素等多種成分。

有資料表明：上海原子核研究所等單位測量了 48 種補益藥，均含有豐富的人體必需元素。補血藥中銅含量較高，補陰及溫陽藥中鐵、錳含量較高，補氣、補陽、補陰藥中鋅／銅比值逐次增大。氣虛、陽虛、陰虛病人組鋅／銅比值與正常人組有顯著差異，且按順序逐漸減小，與相應補益藥中鋅／銅比值逐漸增大的趨勢相反。因此，合理應用補藥可以補充機體缺損，從而恢復機體的正常功能，起到強身保健的作用。值得一提的是，補藥中的藥膳在補充營養方面的意義更為重大。中國醫學歷來重視飲食調養

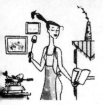

在攝生和治病中的作用。《素問‧五常政大論》強調治病要「以食為養」，唐代醫家孫思邈也指出「安身之本，必資於食」。

補益藥膳的特點在於：一是本身營養豐富，二是融食物、藥物於一體，「亦藥亦食」，與一般補藥不同，通常不存在毒性問題，服用比較安全，既可治病強身，又可增加營養，樂為人們接受。因此，食補往往起到藥物所不能起到的作用，故民間有「藥補不如食補」之說。

### 2. 安和五臟

臟腑功能協調是維持人體正常生命活動的中心環節。虛衰之證常表現為某一臟腑的虛損，使臟腑功能失調，機體內環境平衡遭到損壞。依作用和應用範圍不同又分為滋陰柔肝藥（如熟地、白芍、當歸、玉竹）、疏肝和胃藥（如白芍、黨參、白朮、山藥）、調理肝脾藥（如當歸、白芍、白朮、扁豆）、滋補肝腎藥（如熟地、龜板、何首烏、鱉甲）。可見，補藥的具體應用，就在於辨虛在何臟而採用相應的補心、補肝、補脾、補肺、補腎等補藥，補益臟腑的不足，糾正偏盛偏衰，協調臟腑功能，使機體內環境歸於平衡，從而維持人體的正常生命活動。

故《難經‧十三難》說：「治損之法奈何?然損其肺者，調其飲食，適其寒溫；損其肝者，緩其中；損其腎者，益其精。此治損之法也。」

### 3. 預防疾病

疾病的發生，不外體內陰陽失調、臟腑偏盛偏衰以及外邪侵襲等，但都與正氣虛損有密切的關係。如《內經》指出：「正氣存內，邪不可干」「邪之所湊，其氣必

虛。」說明了正氣對疾病發生和防治的重要意義。而補藥作用原理就在於扶正固本，即以人為本，調動自身作用，補益人體臟腑氣血的不足，調整陰陽，糾正偏盛偏衰，使之趨於平衡。因此，如果能在衰弱初見時及早運用補藥進行調治，就可預防疾病的發生。誠如《成方便讀》所謂：「察其不足之所處而填補之，觀其生氣之所在而培養之，如是則致其平而復其常，雖有大風苛毒，莫之能傷，正氣復而邪不干，所謂聖人不治已病治未病。」

### 4. 治虛救危

所謂虛證，即是指人體正氣虛弱，或外邪乘虛入侵，而導致生理機能和抗病能力減退。主要表現為陰陽氣血損傷或某一臟腑虛損的證候。

虛證的產生是由先天不足與後天失調兩種因素造成的，以後天失調為主。先天不足是指父母身體虛弱，胚胎在發育過程中得不到各種充足的營養物質而致先天發育不良。後天不足是指飲食失調、七情勞倦、房事過度、久病、大病、產後、失治、誤治、環境影響以及衰老等因素，導致臟腑、陰陽、氣血損傷。對於虛證，必用補藥來進行治療，捨此別無他法。

《景岳全書》指出：「虛弱者，理宜溫之補之，補乃可用於常；未有根本既傷，而捨補可以復元者。」

對於大虛危急之症，運用與其相適應的補藥進行治療，往往具有挽救生命的作用。如症見面色蒼白、神情淡漠、肢冷汗多、脈細微欲絕的大出血、創傷性休克、心力衰竭等重危的病人，用人參 30 克（此方名獨參湯），水煎濃汁，一次服下，可大補元氣，扶危救脫。

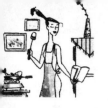

## (二)補藥的作用原理

補藥是根據「虛則補之」「損者益之」的治則而應用的。前已述及,其作用機制應於扶正固本:即以人為本,調動自身作用;補益人體臟腑氣血的不足;調整陰陽,糾正偏盛偏衰,使之歸於平衡。就現代醫學來看,它包含有調整各器官系統的功能、補充機體物質和增強非特異性抗病能力等多方面意義。

### 1. 提高機體應激能力

人體具有自動維持穩定和平衡的能力,即所謂的「應激能力」,是一種非特異性的防禦功能。不少補藥,尤其是補氣藥和助陽藥,都具有提高機體非特異性抵抗力、增強機體對應激刺激的適應能力,調節不正常的生理功能向著正常方向發展,呈現逆轉現象,使功能亢進者降低、功能低下者提高,使病理變化向有利方向發展,從而克服致病因數對正常功能的擾亂,重建內環境的平衡。

藥物的這種雙向調節又稱為「適應原」樣作用,如人參、白朮、杜仲、五味子、刺五加、阿膠等,都具有雙向調節性能。這一理論,符合中醫學的調整陰陽學說,因為陰陽偏盛偏衰是疾病發生發展的根本原因,因此調整陰陽、補偏救弊、恢復陰陽的相對平衡是治療的基本原則。從現代醫學觀點來看,所謂調節陰陽平衡,主要與調節機體內環境的穩定與平衡有關。

### 2. 改善機體能量代謝

陽虛則核酸合成下降,能量代謝降低,機體營養不良;陰虛則核酸合成旺盛,能量代謝增加,機體營養狀況

尚正常或偏低。補藥能調節能量代謝，補充營養、糾正缺失。例如人參、五味子、麥冬、黃芪、靈芝等，它們能：

① 調節核酸和蛋白質的合成；

② 促進調節肝臟的合成代謝，如糖原和蛋白質的合成；

③ 由發揮抗應激和「適應原」樣作用，調整機體功能的亢進或低下，使之恢復正常。如麥冬在調節核酸和蛋白質代謝過程中，當組織蛋白不足時促進之，反之又抑制之。

### 3. 對環狀核苷酸的調節

國內外一些實驗研究反映了環磷酸腺苷（cAMP）和環磷酸鳥苷（cGMP）的變化與中醫學「陰虛」「陽虛」有著一定的關係。有資料表明，陰虛時 cAMP 明顯升高，cGMP 正常或輕度升高；陽虛時或由於在 cAMP 含量減少的同時有 cGMP 水平增高或由於 cGMP 大幅度增高，使 cAMP/cGMP 比值明顯下降。用溫陽藥或滋陰藥治療後，隨著虛證的好轉，cAMP 和 cGMP 的含量及比值亦有相應的改變，所以補藥對環核苷酸有一定的調節作用。

### 4. 調節免疫功能

正氣虛弱、陰陽失調可出現過高或過低的免疫反應。陰虛細胞免疫多半降低，體液免疫可能正常或相對亢進，但抗體存在時間較短，免疫複合物反應較強。補藥具有提高機體免疫功能及調節超敏感性反應的作用。

研究表明，補藥能提高網狀內皮系統吞噬能力，增強細胞免疫和體液免疫的功能。例如：體弱兒免疫球蛋白 A 平均值明顯低於正常兒，容易反覆發生呼吸道感染，服用

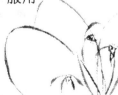

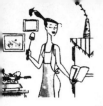

玉屏風散益氣固表，免疫球蛋白Ａ明顯升高，反覆呼吸道感染得到預防。據報導，補陽藥如附子、肉桂、菟絲子等可使抗體產生加速；補陰藥如鱉甲、玄參、麥冬等能使抗體存在時間延長。

### 5. 改善內臟功能

（1）調節神經系統的功能：助陽藥能增強大腦皮質的興奮過程，提高耐寒、耐缺氧、耐疲勞的能力，降低副交感神經的興奮性；滋陰藥能增強大腦皮質的抑制過程，抑制過分的情緒激動及煩躁，調節植物神經功能。

（2）提高內分泌調節的功能：如枸杞、淫羊藿、冬蟲夏草具有雄性激素樣作用；仙茅、菟絲子、五味子具有雌性激素樣作用；海馬、蜂乳、蛇床子則兩性激素樣作用兼而有之；人參、刺五加可增進促性腺激素的分泌，這都體現了補藥能增強垂體－性腺軸功能。又如西洋參、靈芝、巴戟天可改善腎上腺皮質激素的分泌；人參、刺五加、甘草等可改善垂體促腎上腺皮質激素的分泌。這說明補藥可增強垂體—腎上腺皮質軸的功能。

（3）調節消化系統功能：扶正健脾、補火生土、益胃生津的方藥，如四君子湯、參苓白朮散等大都能調節消化系統功能的紊亂，消除或減輕消化道的器質性改變。

（4）增進造血系統功能：經實驗證明，養陰、溫陽和補血複方，均能促進造血幹細胞增殖。補氣健脾藥如黨參、黃芪能促進骨髓細胞去氧核糖核酸及蛋白質的合成，加快有核細胞的分裂，從而增加血細胞數。

（5）改善泌尿系統的功能：實驗證明，溫腎陽可改善腎功能。慢性腎炎患者60％以上屬腎陽虛，用溫腎法療效

顯著。

（6）改善呼吸系統功能：慢性支氣管炎多有肺功能減退、植物神經功能紊亂，以健脾補腎為主進行治療，患者呼吸代償功能有明顯改善。

### (三) 補藥的抗衰老作用

服用抗衰老中藥來延年益壽是國內外公認的行之有效的方法之一。從歷代文獻記載的和目前常用的抗衰老方藥來看，它們極大多數都是補益方藥。

對武漢 300 例 60 歲以上老人的調查結果表明：服用滋補中藥的老人大多壽命延長，內科疾病明顯減少，聽力減退減慢，可見補藥對延緩衰老卓有成效。那麼，補藥為什麼有抗衰老作用呢？補藥含有多種人體所必需的營養和物質（如蛋白質、維生素及無機鹽、微量元素等），能夠補充機體的需要，調和陰陽，補益臟腑氣血之不足，糾正偏盛偏衰，維持機體內環境的平衡，因此可以消除或減輕衰老因素對機體的影響，延緩和推遲衰老的發生發展。

#### 1. 增強細胞組織的壽命

研究證明，補藥可以增長細胞的生存期，如黃芪可減緩人胚胎二倍體細胞自然衰老過程，延長細胞壽命 1 / 3 以上，能從自然衰老死亡的 61 代延長至 88～99 代，從而達到延年益壽。

#### 2. 強壯作用

實踐證明，補藥能促進身體強壯，包括改善機體功能狀態，提高耐缺氧、疲勞能力，提高機體對不良刺激的耐受力等。如何首烏、墨旱蓮、黃芪等能使鬚髮變黑和促進

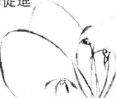

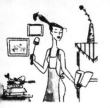

生長。其中黃芪還能提高耐疲勞能力，促進血清和肝臟蛋白質代謝，促進脾臟抗體形成並增加抗體非特異性抵抗力，增加末梢白細胞總數，減輕病毒的致病性。

### 3. 對內分泌腺的作用

人體衰老，同時伴隨腎上腺皮質、甲狀腺和性腺等功能的下降。補藥能興奮內分泌腺的功能，如刺五加能調節腎上腺、甲狀腺、性腺功能和血糖代謝，使之處於正常狀態。

### 4. 對神經系統的影響

衰老對神經系統的影響是比較明顯的，尤其是中樞神經系統，使老年人記憶力差，痛覺、觸覺、味覺等明顯下降；而刺五加、人參、黨參對中樞神經系統具有雙向調節作用，並能提高腦的功能，延緩或推遲大腦老化。

### 5. 對代謝的影響

老年人除機體形態改變和生理功能降低外，脾胃功能大多較弱，影響了食物和補藥的吸收，勢必造成對蛋白質、脂肪和糖的缺乏，使機體得不到有機物的滋養。而有補益作用的人參、三七、刺五加等，可促進物質代謝，增加糖、蛋白質和脂肪的利用率，同時還能降低血清中膽固醇的含量。這與中醫學中補益脾胃，提高脾胃運化功能，增強防病能力是相吻合的。

### 6. 對免疫系統的影響

大多數老年人，隨著年齡增加，免疫功能也相繼減弱，所以，老年人易患疾病，尤其是外界因素引起的疾患，如感冒等。而屬於補益之劑的黃芪、靈芝、黨參、天麻、銀耳、四物湯、四君子湯、六味地黃湯等均能增強機

體免疫能力，提高抗病能力。如銀耳，不僅是一味營養食品，而且也是一味良好的補藥，對免疫系統的影響甚為明顯，經研究發現，本品能促使 T 淋巴細胞和 B 淋巴細胞增多，提高淋巴細胞轉化率，並顯著提高免疫球蛋白 G、免疫球蛋白 A 及總體滴定水平和增強巨噬細胞的吞噬能力。

　　為了延緩衰老，如何從品種繁多的補藥中選用合適的補藥進行調養，是大多數人所關心的問題。近年來，隨著抗衰老藥物研究的深入開展，許多補藥的重要成分已經搞清，它們的抗衰老防病作用也得到科學驗證，現將一些作用比較肯定的抗衰老補藥介紹如下。

　　**抗老補益中藥**：人參、黨參、刺五加、黃芪、五味子、茯苓、白朮、山藥、絞股藍、熟地、何首烏、懷牛膝、杜仲、續斷、天麻、山茱萸、冬蟲夏草、鹿茸、黃狗腎、海馬、靈芝、蛤士蟆油、紫河車、蛤蚧、肉蓯蓉、補骨脂、骨碎補、狗脊、淫羊藿、仙茅、百合、玉竹、沙參、麥冬、石斛等。

　　**抗老補益方劑**：四君子湯、補中益氣湯、生脈飲、八珍湯、六味地黃湯、還精煎、益胃湯、左歸丸、右歸丸、金匱腎氣丸、全鹿丸、至寶三鞭丸、大補陰丸、二至丸、延齡廣嗣丸、河車大造丸、清宮壽桃丸、男寶、春回膠囊、靈芝片、鹿茸片、首烏片、補腎強身片、刺五加片、龜齡集、參鹿補膏、雙龍補膏、洞天長春膏、長春益壽丹、首烏延壽丹、還少丹、七寶美髯丹、五加參沖劑、參杞沖劑、益壽滋補漿、複方蜂乳、人參口服液、西洋參口服液、上海人參三寶口服液、青春寶、雙寶素、康寶液、活力源等。

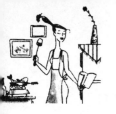

## (四)補藥的防癌抗癌作用

### 1.補藥在防癌中的作用

就目前來看，對付癌症最好的、也是最主動的辦法還是以預防為主。防癌應從兩方面著手，一方面儘量減少或消除化學、物理、生物的致癌因素對機體的損害（祛邪），另一方面則採取適當措施提高機體的抗癌能力（扶正），而後者正是補藥的作用所在。

（1）**補虛益損，調攝平衡，強身禦癌**：癌症的發生，不外乎體內陰陽失調，臟腑偏盛偏衰，使正氣先虛，外邪侵襲而成病。如明代李中梓《醫學必讀·積聚篇》說：「積之成者，正氣不足，而後邪氣踞之。」強調了正氣先虛是發病的根本。假如能在衰弱初見時及早運用補藥進行調治，就可以扶助人體的正氣，提高機體的抗病能力，減輕或抑制外邪對機體的誘變作用，從而預防癌症的發生。就現代醫學來看，它包含有調整各器官系統的功能，補充機體物質和增強非特異性抗病能力等多方面的作用。例如：

① 提高機體應激刺激的適應能力，使不正常的生理功能向著正常方向發展。國外把這種作用稱為「適應原」樣作用。這一理論，符合中醫學的調整陰陽學說。所謂陰陽平衡，可理解為主要與機體內環境的穩定性有關。致病因子作用於機體，使內環境平衡遭到了破壞，這時採用補藥，由提高機體的應激能力而發揮調節作用，就能克服病因對正常功能的擾亂，重建內環境的平衡。如人參，在增強機體對有害因素（包括感染）的適應能力——「適應

原」樣作用方面有突出效果，能增強對生物學的移植腫瘤、病原體、異體血清、化學抗癌劑、毒物、激素、物理的電離輻射、紫外線、高氣壓、低氣壓、冷、熱等的抵抗力，因而具有防癌作用。

②對環狀核苷酸的調節。環狀核苷酸的變化與免疫功能也有密切關係，如當 cGMP 水平升高時，T 淋巴細胞對靶細胞的殺傷力、淋巴因數釋放、T 淋巴細胞形成 E 玫瑰花環等都增強，故能促進免疫功能。cAMP 水準顯著增加時則表現為抑制作用，若是微量增加則無論對抗體產生及 T 淋巴細胞的轉化均增強。而補藥（如補陽藥和補陰藥）對環狀核苷酸有一定調節作用，故對防治腫瘤有一定意義。

③促進免疫功能。前已述及機體的免疫狀態與腫瘤的發生、發展有密切的關係，特別是細胞免疫水平的降低和巨噬細胞吞噬能力的抑制，是腫瘤發病的重要內在因素，當機體免疫功能低下時，常導致腫瘤發生率高，或使已存在的腫瘤迅速發展。補藥可以促進免疫功能，如人參、雲芝、靈芝、黃芪、刺五加等可增強巨噬細胞功能、細胞免疫功能和體液免疫功能，從而達到防癌的目的。

（2）補充營養物質防癌：營養不足，會降低機體免疫力；膳食中蛋白質、維生素、纖維素和微量元素缺乏可導致癌症發病率增高。補藥的作用在於一方面能夠改善機體能量代謝，補充營養，糾正缺失，如人參、黃芪、靈芝等能調節核酸和蛋白質的生物合成，促進調節肝臟的合成代謝，如糖原和蛋白質的合成等。另一方面，補藥本身富含人體所必需的營養成分和保護因子。因此，服用補藥可以補充營養，增加保護因數的攝入量，從而提高機體的抗腫

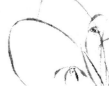

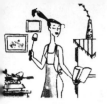

瘤能力，所以合理應用補藥不失為一種切實可行的防癌措施。目前公認的抗癌食品大多都為補藥，如蘑菇、銀耳、猴頭菇、香菇、人參、蘋果、大棗、胡蘿蔔、花粉、蜂蜜、蜂乳、海參、烏龜、甲魚、牛奶、羊奶、酸乳、蛋類、動物肝臟等均富含蛋白質、維生素、無機鹽、微量元素等多種營養成分，可以補充機體的需要。

## 2.補藥在抗癌中的作用

近 10 年來，國內從事抗癌藥物新劑型的研究所用的藥物免疫增強劑，如人參多糖、黃芪多糖、刺五加多糖、茯苓多糖、銀耳多糖、蟲草多糖等，都具有明顯的補益作用。目前已廣泛應用的抗癌藥物多相脂質體 139 及其系列品種就是運用中國醫學對癌症治療採用「扶正祛邪」的治則設計的。補藥在抗癌中所發揮的作用，歸納起來主要為以下幾個方面。

（1）**扶正補虛**：癌症發病迅速，邪毒囂張，症情險惡，病人多具有進行性消瘦乃至惡病質的特點，並出現陰、陽、氣、血偏虛的見證。此時宜用補益藥治療或用補益藥物配合祛邪藥治療，以扶正祛邪，提高患者抵禦腫瘤的能力，控制腫瘤的發展。如宋代《衛生寶鑒·卷十四》云：「養正積自除……令真氣實，胃氣強，積自消矣。」

對於癌症患者來講，健脾益氣和調理脾胃是扶正補虛的重要內容，必須時時顧及「胃氣」，因為「有胃則生，無胃則死」。李東垣在《脾胃論》中指出：「脾是元氣之本，元氣是健康之本。」所以張仲景提出「脾旺不受邪」之說。食慾不振，脾失健運，是癌症的通病。加之癌腫消耗體力，更加促進機體衰竭，只有脾胃健運，使「生化」

之源不竭，才能耐受祛邪藥物的攻伐。

　　常見的扶正補益類中草藥有人參、黃芪、白朮、薏苡仁、刺五加、靈芝、茯苓、女貞子、甘草、扁豆、黃精、山茱萸、補骨脂、番木瓜、棉籽等。臨床資料及實驗證明，本類藥物均可不同程度地提高機體免疫功能，如促進白細胞、單核巨噬細胞數量的增加，吞噬功能增強，促進淋巴母細胞的轉化，促進抗體生成等。又多有促進垂體－腎上腺系統功能的作用，有的還能增加細胞中 cAMP 及調節 cAMP/cGMP 的比值，如雲芝多糖、菜豆提取物。

　　棉酚對體液免疫有調節作用，這些藥物能抑制可能是癌細胞封閉因數的免疫球蛋白 G 的產生，促進具有殺傷腫瘤細胞能力的免疫球蛋白的產生，這對癌症的治療無疑是值得重視的。據報導，以健脾益氣、溫補腎陽、滋養腎陰等法治療腫瘤，可使患者帶瘤生存期較單用抗癌治療者延長，T 淋巴細胞比值上升。用人參、黃芪、茯苓、薏苡仁等補藥可提高 cAMP 水準，有一定的抗癌作用。

　　另外，本類藥物中一部分具有直接抑殺癌細胞的作用，如白朮、菜豆提取物、薏苡仁、天冬、棉酚等，從而達到扶正祛邪的雙重目的。

　　（2）補充營養：中醫學認為，癌症對機體臟腑損害的特點：一是耗損先天腎精，使病人正氣虧損，體質虛衰；二是削弱後天脾胃運化和濡養功能，故癌症者多有消化吸收的障礙。加上治療過程中祛邪藥物的攻伐，易傷胃氣，影響食慾。從現代醫學的角度來看，癌症患者，尤其是晚期癌症病人最突出的共同症狀是惡病質。臨床上可表現出一系列與營養有關的症狀，如食慾缺乏或食慾低下，味覺

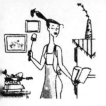

改變，代謝改變。同時，由於治療（放射治療、外科手術及化療），多有噁心、嘔吐、無食慾、腹瀉、吸收不良、梗阻、肝腎受損等不良反應，從而引起營養失調，導致病人體重下降，使病人身體虛弱及發生繼發的合併症，如無力、褥瘡、潰瘍、體液和電解質異常、對感染的抵抗力降低等。因此，合理運用補藥尤其是滋補藥膳以增進營養，不但可以增強病人體質，並且還能增強對腫瘤及各種治療手段的耐受能力。

（3）配合西醫治療：臨床實踐證明，在現代醫學治療腫瘤的各種方法中配合使用中草藥（如補藥），可增強療效，提高手術成功率，減輕化學藥物及放射線引起的不良反應，延長生存期，提高治癒率。

① 手術前後的配合治療是一種重要和有效的措施。而對機體衰弱或已出現遠處轉移者，則效果較差，甚至不能手術。這時採用扶正補虛的中藥進行調治，減輕症狀，改善體質，或配合中草藥抗癌治療，使病灶局限，皆可以為手術切除創造條件，從而重新獲得手術治療的機會。另外，手術後服用中草藥扶正培本，可促使機體迅速恢復，提高機體的免疫功能，減少復發機會，延長生存時間。

② 與化學藥物、放射線的配合治療：化學藥物對腫瘤細胞常常缺乏特異性的選擇作用，對大多數實體腫瘤來說，化學治療仍是姑息性的，故其應用有一定局限性。中草藥與化學藥物配合使用可產生協同作用，如豬苓多糖與化學藥物配合治療肺癌，療效比單用一種者顯著提高；人參製劑配合化學藥物治療轉移性消化道癌也取得了優於單用藥物的效果。

放射治療往往給機體造成重大損傷，使不少病人無法完成治療，而減少放射照射量又難以獲效。在放射治療中配合使用中草藥治療後，情況就有所改觀。如人參、刺五加、靈芝等，與放射治療配合使用，可減輕不良反應，增強療效。

③制約放射治療和化學治療的毒性反應：放射治療或化學治療均能不同程度地損傷機體，因此，在放射治療及化學治療中適當配合中藥對症治療，或投以扶正固本類藥以增強機體免疫功能，給予放射治療及化學治療以免疫支援，可以預防或減輕急性毒性反應，並減少放射治療及化學治療的毒性和副作用、積聚體內臟器及損傷再生組織所引起的遲發毒性反應，從而最大限度地發揮放射治療和化學治療殺滅腫瘤細胞的效應。

但補藥不是防癌抗癌的萬用靈藥，只不過是諸多防癌抗癌劑中的一個重要類群，單純依賴服用補藥來達到防癌抗癌的目的是不切實際的。而且，癌症的發生發展與多種因素有關，所以為了有效地防癌抗癌，必須從多方面努力，如保持樂觀的情緒，避免有害因素，適當運動，養成良好的生活習慣，積極治療癌前病變，定期體檢，早期發現，早期治療等，只要我們認真預防，積極治療，就能減少癌瘤發病率或早日痊癒。

## (五) 補藥的益智作用

### 1. 益智補藥的分類

現代智慧的概念，主要與中醫學中「神、智、意、志」諸要素有關。因此，對益智藥或益智補藥的概念認識

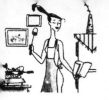

也自然與這些理論相關聯。《神農本草經》收載具有益智功效藥物 40 餘種，並較完整地描繪了「益智、不忘、養神、強志、填精補腦」中藥的功效。倪建偉等在《中醫健腦益智療法》中，考證了《神農本草經》及其以後的近 20 部古今本草書籍，經統計得益智藥 162 味，並按「益智類」「不忘類」「養神類」「強志類」「填精補腎類」分為 5 類。本書收載單味補藥 556 種，將其中益智補藥按倪氏 5 類歸納如下：

（1）**益智類**：植物藥有人參、桂圓肉、枸杞、芡實、荔枝、靈芝、海松子、桑葚、粳米、香石藤果、藕粉等；動物品有龜甲、鷓鴣、蜂乳、雉肉、鵪鶉等。

（2）**不忘類**：植物藥有人參、大棗、丹參、山藥、甘草、仙茅、玄參、麥冬、淫羊藿、靈芝、黑種草子等；動物品有馬心、桑螵蛸、狐肉等。

（3）**養神類**：植物藥有人參、人參子、人參葉、大棗、女貞子、何首烏、白刺果、五指山參、丹參、刺參、對對參、仙茅、吊吊果、鳳尾七、龍牙木、麥冬、靈芝、地血香果、地花生、絞股藍、胡頹子根、新塔花、粉條兒、蓮肉、桑葚、鐵馬鞭、黃花遠志、薛生馬先蒿、睡菜等；動物品有羊心、狸肉、豬心、鴿蛋等。

（4）**強志類**：植物藥有刺五加、百合、山藥、杜仲、芡實、枸杞葉、地黃、防葵、巴戟天、覆盆子、蓬蘽、蕤仁、淫羊藿等；動物品有烏賊肉、馬陰莖、鹿茸、紫河車、蜂蜜、熊脂、樗雞等。

（5）**填精補腦類**：植物藥有五味子、女貞子、天冬、牛膝、地黃、仙茅、肉蓯蓉、麥冬、枸杞、胡桃肉、胡麻

中醫三補養生——神補　食補　藥補

仁、海松子、菟絲子、黃精、楮實、黑芝麻、鎖陽、蓬
蘽、粳米、藕粉、覆盆子等；動物品有火腿、黃花魚、龍
涎香、狗鞭、狗肉、雞肉、羊腎、羊髓、牛腎、牛髓、吐
鐵、西施舌、鮑魚肉、蛤蟆油、狼肉、海參、海狗腎、紫
河車、豬腦、豬髓、淡菜、鹿茸、鹿骨、鹿髓、鹿角膠、鹿
角霜、獐骨、醍醐、燕窩、鱔魚、麋角、麋茸、麋肉等。

## 2. 補藥益智的研究概況

應用補藥益智，旨在由進補，提高大腦生理功能，增
強智力，或對智慧減退或障礙病症起到防治作用，這是人
們所期待的。近年來，中醫學工作者在這方面的研究取得
了可喜的成果，可供應用益智補藥借鑒。

（1）**補腎健腦片**：用人參、鹿茸、白朮、雲苓、熟
地、砂仁、炙甘草、杜仲、巴戟天、山萸肉、肉蓯蓉、牛
膝、菟絲子、當歸、枸杞、山藥等，製成「補腎健腦
片」，對 42 例腦功能障礙患兒治療 3～6 個月，智力和運
動發育總有效率分別為 88% 和 80.5%，顯效率為 28.5% 和
38.1%（張之珠·補腎健腦片治療小兒腦功能障礙 42 例臨床觀察
[J]·山東中醫雜誌，1985，2：17-18）。

（2）**康寶液**：係《奇效良方》枸杞丸加味而成，主要
成分為黃精、枸杞、淫羊藿、熟地、黃芪、山楂、刺五
加、蜂王漿等，具有益氣健脾、補腎益腦的功效，治療 67
例腦功能減退症，可明顯改善自覺症狀，其中注意力不集
中和記憶力減退有效率分別為 80% 和 78.8%，同時明顯改
善圖形記憶、視力、聽力、手顫、腦功能生物年齡等觀察
指標（陳克忠，朱家雁，岳文浩，等·康寶液治療腦功能減退臨
床研究－附 67 例療效分析[J]·中西醫結合雜誌，1986，6(2)：

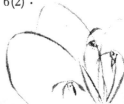

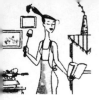

87~89）。

（3）抗腦衰膠囊：由何首烏、人參、丹參、茯神、石菖蒲、遠志、龍骨、菊花等組成，治療神經衰弱、記憶力衰退、腦血管病和腦外傷後遺症、老年性癡呆以及低智慧兒大腦發育不全等291例，總有效率達93.8%，無不良反應，記憶力評定標準採用選擇性提醒測驗法，表明能增進記憶能力（李仁俊，王潤成，哈志遠等·抗腦衰膠囊291例臨床觀察與療效分析[J]·中成藥研究，1987，1：20-21）。

（4）更年安：由生熟地、澤瀉、茯苓、玄參、麥冬、何首烏、仙茅、丹皮、五味子、夜交藤等組成，是治療陰虛陽亢型婦女更年期綜合症的有效藥物，尤其對失眠多夢、煩躁不安、記憶力衰退等神經系統症狀有較好效果。動物實驗亦證實，對記憶的影響採用跳臺試驗與小鼠空間分辨學習和記憶試驗（Y型迷宮），結果表明更年安對去勢和未去勢小鼠均具有顯著的增強學習記憶的作用（張聰新，王玉芬，周燕春等·更年安對中樞神經系統的作用[J]·中成藥研究，1987，3：22-24）。

（5）清宮長壽丹：由麥冬、熟地、杜仲、人參、枸杞、菟絲子、五味子等24味藥組成。採用單盲和自身對照分組的方法，對154例60歲以上老年人液化智慧老化及衰老症狀的影響進行了為期90天的臨床觀察，結果表明，長春丹組63例服藥後記憶力、心智敏捷度、注意力和學習能力等液化智慧組成成分均有改善，並認為其作用機制可能與其補益脾腎、益心開竅、直接改善中樞神經系統功能、抗自由基等作用有關（陳楷·中醫藥國際學術會議論文集[C]·北京：中國學術出版社，1987：167）。

（6）**益智靈沖劑**：以紅參、白參、龍眼肉、五味子、山藥、茯苓等 90 味藥製成，對 51 例智慧發育遲緩兒童進行治療觀察，採用國際公認、經國內標準化的兒童智慧測定方法，以智商作為觀察指標，結果表明益智靈能促進智慧遲緩兒童的智力發育，並透過資料分析，提出今後似應從補腎益精方面加強中藥治療效應（鄒錫聰，李毓雋，錢大宇等·「益智靈」促進兒童智慧發育的臨床觀察[J]·上海中醫藥雜誌，1988，1：10-12）。

（7）**春回膠囊**：由人參、鹿茸、補骨脂、仙靈脾、玉竹、山楂等 11 味藥組成，能溫腎填精，益氣滋陰。在觀察其對老年前期和老年期的基本健康人的抗衰老作用近期臨床效果時，觀察到在改善和增強心、肺、腎等臟器功能的同時能提高聽力，促進短時記憶力和注意力，增加動作靈活性（張雲如，吳鐘璿，華瑞成等·春回膠囊延緩衰老作用的近期臨床研究[J]·中醫雜誌，1988，29(2)：28-31）。

（8）**腦復清**：由刺五加、何首烏、石菖蒲、丹參、田七、膽鹼、穀維素等組成，以健腦益智為目的，用於治療腦血管疾病、腦功能衰弱等臨床療效觀察，對 309 例的統計，總有效率為 93.53%，症狀和體徵均有不同程度改善。其中注意力不集中改善的有效率為 76.50%，記憶力減退改善的有效率為 70.11%，學習改善的有效率 80.95%。觀察病例以腦動脈硬化症最多共 206 例，有效率為 95.15%；腦中風次之，共 46 例，有效率為 84.78%（吳英琦，陳少君，劉大明·腦復清治療腦血管疾病、腦功能衰弱 309 例臨床療效觀察[J]·中藥藥理與臨床，1987，3(2)：44-46）。

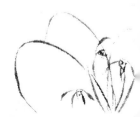

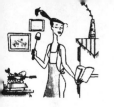

## 四、補藥的臨床應用

中國醫學中的補是對虛而講，虛證的產生，主要集中在人體發生了各種疾病時，影響了陰、陽、氣、血、津液的虛衰，或五臟、六腑的虧損，打破了人體內環境的平衡，從而造成了中醫學理論上的虛證。「虛」是疾病的發生發展中，正邪雙方鬥爭的反應，而起著決定作用的是「正氣存內，邪不可干」「邪之所湊，其氣必虛」。

從調整「虛」的因素分析，脾胃和肝腎最為重要。因為腎為先天之本，脾為後天之本，胃與脾表裏相關，肝腎同屬一源。古人云：「中氣四運，則上交於心，下通於腎，化源充足，精血復生，五臟得養。」故自古以來，凡調整「虛」的方藥和食品以補肺、補脾、補腎為主。至於臨床的應用，需要根據每個人的具體情況而定，仍然不能離開辨證論治的原則，即虛什麼就補什麼。脾虛補脾，腎虛補腎，肺虛補肺，血虛補血，甚則可採用脾肺雙補、肝腎同養、益氣養血等法則。

### (一)補氣化瘀法

氣血均是構成人體和維持人體生命活動的最基本物質。氣與血的通暢，是人體健康的主要條件。近 10 餘年來對血液流變學的研究較多，由對血液黏稠度、甲皺微循環、紅細胞沉積、紅細胞電泳等檢查，發現一些慢性疾病如高血壓病、中風、冠心病、肺心病、糖尿病、腎病等的血液流變學都有不同程度的改變，如血黏度的增高，甲皺

微循環淤點、滲出、斷裂等，這都屬中醫學的「瘀血」現象。臨床提出了「活血化瘀」法以調達氣血，在此基礎上又演化出補氣化瘀法，此乃「氣為血之帥，氣行則血行」。今氣虛不能帶動血行則生瘀，故補氣即能行氣化瘀，如補陽還五湯，以 120 克黃芪為君藥，其補氣的黃芪之量，為赤芍等活血之藥的 6 倍，而達到補氣化瘀的目的，為臨床治療中風、冠心病的常用方。

## (二) 補血祛瘀法

本法用於因血虛而產生血瘀的病症。如四物湯就是一代表方，以當歸、熟地、白芍養血，又用川芎、當歸活血，故起到「活血養血」的雙重作用。另如唐容川的聖愈湯也是同樣道理，先祛瘀而起到補血的作用。

## (三) 養陰益氣化瘀法

津液與血、氣同出一源，影響脾的生化、輸布和排泄。津液與血的運行主賴於氣的升降出入運動和氣化溫煦、固攝作用。一旦氣虛或氣滯後均能導致津液與血的凝滯，故提出「養陰益氣化瘀法」。在臨床上如生脈散加用當歸、川芎、丹參、紅花等，起到益氣化瘀的作用，對冠心病、肺心病、心絞痛、心律失常等的治療有一定療效。

## (四) 健脾疏肝法

脾虛肝鬱之證，常出現噁心、嘔吐、脘脅脹痛、胃納不振等症狀，故用四君子湯（人參、白朮、茯苓、甘草），補陽明以安土；或加用疏肝理氣藥，調肝以制厥

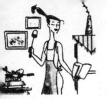

陰；或加沙參、麥冬、石斛之類，益氣養陰以醒脾胃；或加用酸甘的烏梅、木瓜、山楂，柔肝以制肝，其目的是使肝條達疏泄後，脾胃能夠得以健運，生化正常，五臟得養。

## (五) 調理脾胃法

脾胃為後天之本，胃受納水穀後，由脾氣的轉輸成為全身之營養，若脾胃功能虛損，運化無能，則見脘脹、納呆、痞悶噯氣、嘈雜反酸、不寐、便溏等症，可選用參苓白朮散或補中益氣湯加減，以起到補中有調的作用。

前者方中以扁豆、薏苡仁補益脾陽，山藥、蓮子肉滋養脾陰，可酌選陳皮、桔梗、砂仁、肉豆蔻等理氣開胃降逆；後者方中以人參、黃芪、白朮補益升氣，柴胡疏泄肝氣，或酌加香附以助其功，這樣可達到脾胃之氣充足，生化功能加強，肝氣通達，陰陽平衡，邪不可干。

## (六) 扶正祛邪法

邪分為外邪與內邪兩種，外邪即六淫之邪，內邪指機體的病理產物如痰、飲、濕濁、瘀阻等。根據中國醫學的治則應先祛邪為主，但由於各人機體的虛弱程度不同，在正氣不能與邪相搏時，就要以扶正祛邪之法來辨證調理。

臨床上常見有表衛不固、營衛不和的自汗、背寒、易感冒的患者，故採用玉屏風散、參蘇散、桂枝湯為代表方加減。其中以黃芪、白朮補氣，附子、肉桂扶陽，當歸、白芍養血，麥冬、地黃滋陰，同時辨其「邪」，配伍祛邪之藥，這樣就能使機體正氣充足，營衛調和，陰陽平衡，

祛邪外出。

　　總之，在虛中夾實，實中兼虛，錯綜複雜的證候中，必須辨其實的機制和病因。屬氣鬱者，疏之調之；屬血瘀者，活之祛之；屬痰飲者，溫之豁之；屬食滯者，消之導之；屬濕濁者，化之利之等，才能達到補虛的效果。

　　上述各法是對氣、血、津液、瘀、痰濕方面的調理法。而臨床上根據補藥之偏性、疾病的先後和體質的情況等，又可將補法分為平補法、清補法、溫補法等。

### 1. 平補法

　　主要用於平時的調養和保養，對先天不足、後天失調者作用更佳，這類補藥比較平和，只是偏寒、偏熱，屬補氣、補血、氣血雙補之劑，服之有益無害，如四君子湯、四物湯等。

### 2. 清補法

　　是補中兼清，常用於病中、病後，特別患熱病後，津液、營血耗損，邪熱未清之時，出現低熱、昏暈、乏力、懶動、舌紅光等。如清肺胃之虛火，養肺胃之陰，採用竹葉、麥冬、生地、石斛、南沙參等；或滋補肝腎陰，症可見頭昏目眩、腰背酸痛、耳鳴肢麻、足跟痛、舌紅等，代表方為杞菊地黃丸、二至丸，起到平肝潛陽，滋水涵木的作用；或養陰清肺法，症見乾咳無痰、痰中帶血、咽乾等，採用百合固金湯、桑杏湯；或滋腎瀉火法，症見耳鳴目眩、咽乾口燥、遺精、帶下等，採用知柏地黃湯。

　　總之，清補法是在滋陰藥中加清熱之藥為佳，切忌溫、燥、利、散等法，在臨床上已獲得比較好的效果。

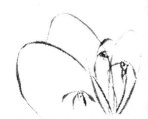

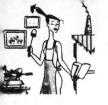

### 3. 溫補法

又稱補陽法，適用於陽虛患者，多見慢性病後期、腎病、老年病，臨床上應按臟腑辨證為主。可分為溫通心陽法（症見心悸、胸悶、頭昏、肢冷、舌淡、脈細弱等），採用桂枝甘草湯、炙甘草湯；溫中和胃法（症見脾陽不振、納呆便溏、肢冷、脘寒隱痛等），採用建中湯、理中湯達到脾胃雙補；溫腎助陽法（症見腰酸膝軟、精清陽痿、手足清冷、毛髮易脫、夜尿頻多、動則氣喘、宮寒不孕等），採用金匱腎氣丸、右歸丸，但有時可加用肉蓯蓉、菟絲子、巴戟天、仙靈脾、仙茅，甚至可配鹿角霜、鹿角膠等藥，以起到任、督二脈同補的作用。

## 五、補益在不同情況下的應用

### (一)不同季節的補益

有人以為只有冬季才能進補。每年一到冬至，就籌備進補，而開春以後，就停止進補，甚至將補藥補品束之高閣，準備到了冬季再用。這種做法對不對呢？在冬季服用補藥或補品，習慣稱為「冬令進補」。

按照中醫理論，冬季是大自然萬物收藏的季節，人體也不例外，此時進補容易為人體所吸收、貯藏。由於冬季氣溫較低，各種活動相對減少，人體的新陳代謝也較緩慢，因此一般人夏季消瘦些，而到冬季體重會有所增加。同時，中藥補藥一般溫性較多見，因而民間有冬令進補的傳統習慣，常說「補在三九」。但此種說法是相對的。一

年四季，除冬季外，萬物在春、夏、秋三季分別都有各自的吸收、消耗、收藏的平衡。例如在春季，由於氣候較暖，萬物都在生長萌發階段，新陳代謝逐漸加快，雖然此時消耗比冬季要多些，但是相應的吸收、貯存營養物質的過程及能力隨之也加快和加強。人體也是這樣，要維持消耗與吸收、貯存的平衡，必然要依靠不斷的補充。

其實，每個季節甚至每月每日，都應調節好營養物質的吸收、消耗與貯存的關係，順應時節氣候的變化，養生修身，才能健康長壽，而不應拘泥於以一季一時的進補，來應付長年累月的消耗。再說，有些疾病冬季常好發，如慢性支氣管炎、哮喘等，因發病較重，一時不宜進補。在春、夏、秋季時，這些病人的病情處於暫時穩定階段，反而是進補的好季節。當然，四季進補在方法上和補益的藥物方面應該有所不同和側重，這是應該注意的問題。

### 1. 春夏進補重在養陽

中醫學對四季進補早有論述。《內經》中就談到要「春夏養陽，秋冬養陰」，也就是說進補隨著季節的不同而有所側重。

春、夏季節正是大自然氣溫上升、陽氣逐漸旺盛的時候，此時養生與進補宜側重養陽，才能順應季節的變化，少生或不生疾病。例如有陽虛證的病人，從春、夏起就注意養陽和進補養陽的藥品，這樣較單在冬季進補更易於奏效。當然，在春、夏之際如果補陽過度，也會使人體難以順應外界陽氣旺盛的環境變化。

與冬令進補要注意掌握用量一樣，春、夏養陽者也應注意掌握進補用量，不宜太過。

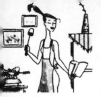

對於冬季好發病的陽虛病人，如腎虛引起的哮喘或慢性咳喘者，春、夏更應注意養陽。此時疾病本身雖已過好發季節，但體內虛損卻依然存在，春夏進補正是選擇了恰當的季節，容易取得較好的效果。臨床上也看到一些哮喘、慢性支氣管炎病人，經由春、夏進補，冬季減少了發病，甚至不發病。

### 2.秋冬進補重在養陰

同春夏進補注重養陽一樣，秋冬進補應重視養陰。一般來講，陽虛病人，其畏寒肢冷等症狀在冬季較為明顯，而陰虛病人，其陰虛生內熱而致口乾咽燥、盜汗等表現在夏季明顯一些。對於一般陰虛病人，或體質一般及稍偏弱的人來說，秋冬進補宜於重視養陰。秋冬季氣候較涼，外界陰分逐漸占主導地位，人體受外界影響，陰也相對增加，此時有利於陰分的吸收。順應這樣的特點，注重養陰，可以收到事半功倍的效果。

值得注意的是，部分滋陰的藥物常常易於「礙胃」而影響正常的消化功能。例如龜板、鱉甲、阿膠等補益藥物較為滋膩，使用不當會產生食慾減退、消化不良等副作用。服用時不宜一開始就使用大劑量，而應先從少量開始，等到脾胃覺得適應時，再逐漸加大劑量。同時也可配合服用一些健脾理氣的藥物，避免出現上述不良反應。

### 3.四季進補與一時進補

一時進補是指在短期內（如冬季）服用補藥。這對於病後體虛、產後體虛或體質稍弱的人較合適。因這時導致虛的病因已祛除，雖有虛，也是新近發生的或虛而較輕，一段時間的進補即可達到恢復健康的目的。如常見的產後

氣血虧虛，可選用黨參、黃芪、白朮、當歸、熟地、阿膠等，也可根據症狀以上述補氣補血的藥物，配合其他藥物組成方劑服用，待氣血虛得以改善後即停藥。但對於久病或大病引起的體虛，或者致虛病因尚未袪除的體質虛損，一時進補有時不能完全達到補虛健身的目的。如由遺精或房事過度引起的腎虛陽痿，難以一時進補而獲效。對於這些病人應在積極治療的基礎上，堅持四季進補，才能恢復體內的陰陽平衡而得以康復。

在四季進補中，除了要注意掌握進補方法和用量以保護脾胃功能外，還可以根據臨床症狀，改變進補的品種，或在某一時期或季節以食補代替藥補。其原則是補而不膩，補而不滯，這樣才能適應體虛的需要，實行四季穩定進補。

## (二)不同體質的補益

人體因先天稟賦和後天保養不同而所虛不同。常見虛性體質有氣虛、陰虛和陽虛體質。

氣虛體質主要表現為體倦力乏，不耐勞動，稍饑餓即感心慌、氣短、汗出、頭暈，平時易汗出及感冒。氣虛體質宜常用補氣健脾之藥。脾能益氣，健脾是補氣的主要方法。根據氣血互生的道理，主以補氣，佐以養血。補藥補品可選用黃芪、人參、黨參、大棗、淮山藥、糯米、白扁豆、粟米、豬肚、羊肚、牛肚、牛肉、鯽魚、驢肉、雞肉、鴿蛋、黃鱔、泥鰍等。

陰虛體質多表現為五心煩熱，心煩，口乾，便乾。應以滋陰養液為主。可選用麥冬、玉竹、沙參、豆漿、冬蟲

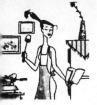

夏草、百合、梨、桑甚、椰子汁、甘蔗汁、菠菜、牛奶、兔肉、白鴨肉、蜂蜜、蛤蜊肉、龜肉、蟹肉等補藥補品。

陽虛體質常表現為面色蒼白，畏寒，口淡不渴，飲食喜熱，遇寒涼則腹痛或便稀。應以溫補陽氣為主。可選用紫河車、肉蓯蓉、狗肉、羊肉、麻雀肉、蝦等。

## (三)不同年齡的補益

### 1. 小兒的補益

小兒臟腑嬌嫩，易虛易實。小兒脾胃未健，而往往飲食多不知節制，以致損傷脾胃而虛或並有停食。這時的補益，應健脾胃，助消化。脾胃健，營養充足，身體就健康，發育便正常。小兒又為「稚陰」「稚陽」之體。「稚陽」是指內臟功能尚未健全；「稚陰」是說體內的精、血、津液還不充實。故小兒受一些因素的影響，易寒易熱，補益時應多選用平性的補藥補品。

人的生長發育為腎所主，小兒腎氣未充實，牙齒、骨骼、智力還未發育好，故應多補益腎氣，以促進生長發育。

根據以上情況，小兒的補藥補品可選用西洋參、淮山藥、蜂蜜、蜂乳、雞蛋、胡蘿蔔、泥鰍等。

### 2. 青壯年的補益

青年人生機旺盛，身體健康；壯年人處於生命的盛時，精力十分充沛。一般來說，青壯年人無須什麼補益，或者只用滋養清補；但有些青年人由於經驗較少，缺乏衛生保養知識，不注意勞逸結合，而致體虛，則應根據具體情況採用適當的補益方法。

中醫三補養生——神補 食補 藥補

青年學生日夜讀書鑽研，精神高度緊繃，往往休息睡眠不足，產生心脾或心腎不足，表現為失眠、多夢、健忘、食慾不振等。此時的補益可選用百合、蓮子、淮山藥、首烏、枸杞、豬心、豬腦、松子等。

有的青年人因手淫而損傷腎精，產生頭暈、夢多、健忘、腰腿酸軟等表現。這種情況先得戒除手淫，再行補腎養心。補藥補品可選用女貞子、靈芝、五味子、柏子仁、沙苑子、枸杞、蓮子等。

有的青壯年人，不注意休息，過度疲勞，而耗傷氣血，應補益氣血以調養身體。補藥補品可選用黃芪、黨參、首烏、糯米、兔肉、牛肉等。

### 3. 老年人的補益

老年人的生理變化特點是腎氣漸衰，肝腎不足。肝腎虛時有齒落、髮白稀少、耳聾、目花、健忘、早醒、夜尿多、骨骼較脆等表現。肝腎不足，還可累及其他內臟，易患動脈硬化、冠心病、高血壓、糖尿病等。故補益肝腎是老年人必不可少的方法。老年人一生操勞，氣血耗傷而虛少，常表現為皮膚乾萎、頭暈眼花、容易感冒，一經外感則諸病叢生。故老年人也應注意補益氣血。

老年人無病時的補益可選用人參、西洋參、首烏、枸杞、杜仲、肉蓯蓉、冬蟲夏草、靈芝、蜂蜜、胡桃肉、鴿肉、海參等。

## (四) 不同體重的補益

不經常參加勞動或體育鍛鍊，身體發胖之人，多有動則氣短、心悸、自汗、痰多、體沉重、易困倦的表現，此

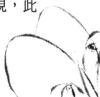

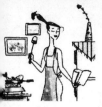

為氣虛和痰濕內蘊所致，故有「胖人多氣虛」「胖人多濕痰」之說。氣虛者補氣，補氣需健脾，故健脾益氣是虛胖之人補本的方法。濕痰應以健脾為要，脾氣健運，水濕運化，則無生濕痰之變。健脾益氣化濕痰，可選用黨參、白朮、茯苓、薏苡仁等。經健脾之後，有很多肥胖者體重逐漸減輕，身體沉重者漸覺輕爽，困倦者變得有精神。

消瘦體弱之人，常見有兩種情況，一為脾胃氣虛或陽氣不足，二為陰虛。因為胃主納食而腐熟水穀，脾主運化而養肌肉及四肢。當脾胃氣虛或陽虛時，不能很好消化及運輸飲食化生的營養物質，肌肉得不到營養成分則消瘦。有氣虛者應補氣為主，兼以養血；陽虛者則應溫陽益氣。補氣健脾可選用人參、黨參、黃芪、淮山藥、粟米、豬肚、羊肚、驢肉等；溫陽益氣則選用鹿茸、紫河車、羊肉等。

一般說「瘦人多陰虛火旺」，即有陰液不足和虛火表現，常感口乾舌燥，手足心熱，大便乾結，食辛辣或油炸之品或服熱性藥則口鼻乾燥，甚至鼻出血。故應用養陰滋液之補益方法，常選用沙參、玉竹、百合、西洋參、木耳、黑豆、牛奶、兔肉、白鴨肉、蜂蜜、蛤蜊肉、龜肉、鱉肉、燕窩等。

## (五) 不同工作方式的補益

體力勞動強度的大小，對人體有不同的影響。重體力勞動者，在勞動中消耗體力大、出汗多。汗為津液受陽氣推動從汗孔排出而成。出汗多便耗損氣陰而不足。補益氣陰可選用黃芪、太子參、沙參、玉竹、小麥、鴿肉、鯽魚

等。

　　腦力勞動者往往不注意身體鍛鍊和勞逸結合，而思慮過度，損傷心脾，氣血不足，也容易耗傷腦髓及久視傷血，而引起肝腎不足。心脾氣血不足，常出現心悸、失眠、體疲力乏；肝腎素虛可出現頭暈眼花、健忘、早醒。因此，腦力勞動者應注意勞逸結合，加強身體鍛鍊，還應補益身體。亦可選用黃芪、黨參、西洋參、龍眼肉、淮山藥、首烏、枸杞、百合、靈芝、松子仁、柏子仁、大棗、羊奶、牛奶等。

　　教師或講解員都是講話多而體力腦力並用之人。由於用腦過多使肝腎不足，站立講話過久則可傷血，講話過多還可傷氣陰，故常見為肝腎、氣血和陰液不足。補益時根據具體情況而補肝腎、益氣血、滋陰液。其中，腰膝酸軟、頭昏腦脹、易疲勞者，主以補肝腎；體倦力乏、失眠、納食不香者應補氣血、益心脾；咽乾喉痛、聲音嘶啞者宜以養陰潤喉為主。亦可選用西洋參、百合、麥冬、沙參、蜂蜜、梨、桑葚、龍眼肉、枸杞、蓮子、豆腐、牛奶、白鴨肉、兔肉等。

## (六)不同環境的補益

　　工作和居住的各種不良環境因素，如高溫、低溫、潮濕、乾燥等，對人體健康都有一定的影響和損傷，故應用適宜的補益方法，以增加人體對環境的適應能力，減少疾病和損傷。

　　在高溫車間工作或在爐前勞動，或居住在熱帶地區，由於環境溫度較高，人體很容易出汗，而汗出過多則傷

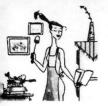

陰，熱度過甚則傷氣，致使人體氣陰不足。補益時應養陰益氣，可選用太子參、沙參、玉竹、黃芪、木耳、椰子汁、砂糖、豆腐、魚鰾、白鴨肉、兔肉、鴿肉、糯米。

在冰室或冰庫工作，或在寒冷地區居住，由於寒能傷人而使陽氣不足，故可給予溫補，選用鹿茸、紫河車、羊肉、狗肉、鹿肉等。

居住環境過於潮濕，既傷肢體關節，又能傷脾。脾易受濕困則陽氣受損而虛，可常食用健脾之藥，選用黨參、白朮、雲苓等。

乾燥之地或久旱無雨，燥氣甚盛。燥盛則傷津液，使人體陰液不足，出現皮膚乾裂、口鼻乾燥、咽乾喉痛、大便乾燥，宜滋潤，宜食用養陰滋液之藥。可選用玉竹、石斛、沙參、梨、椰子汁、松子仁、白鴨血、蜂蜜等。

酒性熱，其氣能行，其體濕。性熱過飲傷陰耗血，體濕過飲則生濕。故飲酒之人如陰虛應用清補之法，選用西洋參、太子參、沙參、玉竹、白鴨肉、木耳等；有濕熱者兼以清熱化濕。

# 六、女性的補益

女性有其特殊的生理表現，補益方法自然也就有特別之處了。婦女生理上有經期、妊娠期、產褥期、更年期等。而經、孕、產、乳等都與血關係密切，故有「女子以血為本」之說。在這一系列生理變化過程中，稍不注意，極易致虛，而以血虛為多見。因此，女性補益就應注意針對以上這些生理特點的變化而加以調整。

中醫三補養生——神補 食補 藥補

　　進補時要考慮到女性一般體質偏弱，胃容量較小，有些人有偏食習慣等特點，作適當安排，以便進補能順利進行，收到實效。在進補時，如遇月經改變、妊娠等情況，應及時適當調整或暫停服用。行經期，一般也須停用補藥，待行經過後繼續服用。這裏所介紹的女性補益，是指無病時的健康女性，根據她們的主要年齡期行補，如青春期、青壯年期、更年期、老年期。這幾個時期是女性生理功能變化最突出階段，補益是為了固攝正氣，增強氣血功能，達到潤養機體，延緩衰老的目的。

## (一)女性青春期補益

　　青春期女子正處於生長發育階段，女性的特徵也逐漸顯露，如乳房開始隆起，臀部開始擴大，月經來潮等。中醫學認為，月經來潮與沖脈、任脈、腎、天癸、肝有關，沖任二脈聯於胞宮（主要指子宮），只有沖任二脈氣血充盛，月經才至。而沖任二脈中的血主要來自肝臟，只有肝血不虛，經量及色才能正常。要使沖任之脈按時充盈而下，必須有天癸出現。天癸為腎產生的一種促使月經來潮的物質。月經的來源與體內血的盈虧變化有關，故也關係到肝腎功能之正常與否。

　　一般來說，青春期女子雖有月經來潮，但腎氣仍未充盛，這一時期，如果補養不當，極易影響生長發育，諸如無月經、月經紊亂、女性特徵不明顯、皮黃肌瘦等。因此，女子在青春期要重視補益，可選擇服用補腎氣，益精血的熟地黃、當歸、白芍、首烏、枸杞、雞蛋、紫河車、黑豆、豬肝、大棗等。補劑類可選用當歸補血膏、參芪蜂

333

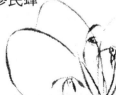

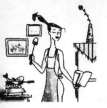

王漿等。補膳類可選用枸杞肉、杜仲腰花、歸芪蒸雞、八寶雞湯等。補粥類可選用雞汁粥、大棗粥、何首烏粥等。甜點類可選用八寶飯、雙耳湯、棗糖糕等。

## (二)女性青壯年期補益

青壯年女性正處在腎氣充盛階段，有著月經、性生活、妊娠、產乳的生理特點，同時要養育管教孩子以及擔負著社會和家庭的工作或勞動。這一時期，既是身體的旺盛時期，又是極易產生疾病的時期，尤其是陰虛血虧。因此，青壯年期的補益尤顯重要。亦可選用當歸、白芍、熟地、阿膠、淮山藥、黨參、大棗、雞蛋、芝麻、豬肝、羊肝、牛肝、龍眼肉、烏骨雞、章魚、鱧魚、粟米等，單味服食為主。補劑類可選用十全大補丸、人參蜂王漿、人參養榮丸等。補膳類可選用玄參燉豬肝、地黃雞、歸參山藥燉豬腰、歸參燉雞等。補粥類可選用羊腎粥、核桃仁粥、阿膠粥等。補酒類可選用糯米酒、當歸酒、十全大補酒等。諸類補物，選樣服用，每年至少要服 10 次。

## (三)女性更年期補益

婦女在 45～50 歲腎氣逐漸虛衰，月經會自然閉絕，這是自然的生理變化，不是一種病症。但停經期前後，有些人也會出現一系列症狀，如經期不規則、頭昏耳鳴、心煩失眠、烘熱盜汗、腰酸乏力、面浮肢腫、情態異常等，稱為更年期綜合症。

更年期綜合症的發生，大多因肝腎陰陽平衡失調或氣血不足所致，因而可由進補來預防和調治。更年期女性的

進補應以辨證為主。

偏於腎陰虛者，可選用六味地黃丸、杞菊地黃丸、大補陰丸等。

偏於腎陽虛者，可選用桂附地黃丸、右歸丸、全鹿丸、參茸片等。

氣血虧虛者，可選用十全大補丸、歸脾丸、人參養榮丸、八珍丸及人參滋補膏等。

上述證候的辨證用藥中，如果加用疏肝理氣的藥物如柴胡、枳殼、玫瑰花等配伍應用，療效會更好。

### (四) 女性老年期補益

婦女一生中經過結婚、生育、哺乳等過程，進入老年期後，加上一系列生理功能的衰減，大多存在著肝腎功能不足、氣血偏虛的狀況。因此，對於老年期婦女的補益，要特別重視補肝益腎及補氣補血。亦可選用枸杞、杜仲、黃芪、當歸、靈芝、大棗、蜂蜜、龜肉、魚鰾等。

補劑類中可選用人參維生素 C 滋補片、延年益壽精、靈芝強體片、滋補大力丸等。補膳類可選用參芪鴨條、歸參鱔魚羹、杜仲腰花、銀杞明目湯等。補酒類可選用人參酒、當歸酒、補益杞圓酒、資壽酒等。

## 七、補益的注意事項

隨著人們生活水準的不斷提高，越來越多的人開始關心自己的健康，注意改善自己的身體素質，並且普遍認為服用補藥是保持身體健康的最好投資。但是，有些人對進

335

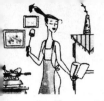

補的有關問題缺乏科學的認識和指導，盲目選購和使用補藥，以為只要是補藥，可以隨便服用，越多越好。殊不知，補藥終究不是一般食品，如果不分健康狀況、體質強弱、有病無病，不懂補藥的性質，不按醫囑，自行服用，不僅達不到治病強身的目的，進補不當，反會招致疾病，損害身體。因此，使用補藥要注意以下幾個方面。

## (一) 辨證施補

根據中醫理論，人體發病有虛、實、寒、熱之分，中藥有溫、熱、寒、涼之性。

中醫藥治病就是利用藥物的偏性來進行的，如中醫學的治療原則是「熱者寒之」「寒者熱之」「虛則補之」「實則瀉之」等，進補的原則也是如此。

辨證施補就是要辨明臟腑、陰陽、氣血等不同，分清真偽虛實，結合人的整體情況以及人與自然界的密切關係，選擇合適的補藥，有目的地進補。只有這樣，才能收到滿意效果。

### 1. 對症下藥

進補是針對虛而言的，而虛證有氣虛、血虛、陽虛、陰虛之不同，心虛、肝虛、脾虛、肺虛、腎虛之差異，因此，應用補藥要根據虛證的特點，有針對性地進行。如氣虛之人，應選用相應的補氣之藥。結合補藥寒熱溫涼的偏性，陽虛內寒的人，應選溫熱之劑，陰虛內熱者，宜用甘寒或酸寒之劑。

切忌不問青紅皂白，亂投一氣。如本來陰虛的病人，卻去吃燥烈的補陽藥，反而助火上炎，加重病情的發展。

## 2. 分清眞僞

臨床上虛證實證往往會出現與症情相反的假象。如《治病法規》所指出的那樣：「至虛有盛候，反瀉含冤，大實若羸狀，誤補益疾」，提醒我們務必辨清虛實真偽，勿為假象迷惑，否則當攻反補，必助邪傷正；當補反攻，則虛者更虛，甚至死亡立至。

## 3. 兼顧氣血陰陽

人體是一個氣血陰陽相互依存、相互轉化的有機整體，虛損不足常相互影響，陽虛者多兼氣虛，而氣虛者易導致陽虛，氣虛和陽虛主要表現為機體活動能力的衰減；陰虛者又可兼血虛，而血虛者可導致陰虛，血虛和陰虛主要表現為體內精血津液的虧耗。因此，補氣之藥和補陽之藥、補血之藥和補陰之藥往往相須為用。更有氣血兩虧，陰陽俱虛者，則須氣血兼顧，或陰陽並補。

根據氣血陰陽相互依存、相互轉化、相互制約的關係，具體遣方用藥時，應互相兼顧。血虛當補血，同時應輔以補氣之藥，以助生化，也可防止補血藥的黏滯；氣虛當補氣，同時應輔以補血之藥，使氣有所附，並可防止氣獨旺而生熱化火，以便氣血調和。陽虛宜補陽，同時輔以補陰之藥，因為陽根於陰，使陽有所依附，並可借陰藥的滋潤以制陽藥的溫燥；陰虛宜補陰，同時輔以補陽之藥，是以陰根於陽，使陰有所化，並可借陽藥的溫運以制陰藥的凝滯，達到滋而不膩的目的。

## 4. 因人因時因地制宜

人體的健康是與多方面因素有關的，因此，在補益體虛時，要對具體情況作具體分析，不能孤立地看病證，還

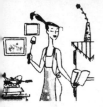

要看到人的整體和不同人的特點，看到人與自然界的密切關係，以做到因人、因時、因地制宜。如各人的年齡、性別、體質、職業、工作和居住環境等具體情況不同，補虛時亦有所不同。有的人體質陽氣偏盛，要慎用溫燥之藥；有的人體質偏於陰虛，要慎用溫燥之藥；有的人體質偏於陽虛，要慎用寒涼之藥；小兒身體正處於生長發育之中，生理功能和機體均未成熟，尤其是脾胃功能尚未健全，又不知節制飲食，加上生長發育（如牙齒、骨髓、智力的生長發育與「腎氣」有關，所以易患與脾胃虛弱和腎氣不足有關的虛證，且臟腑嬌嫩，易虛易實，所以選擇補藥時應以食物補養為主，藥物補益為輔，在方法上以健脾胃、補腎氣為主。又小兒為「稚陽之體」，陽熱為多，進補時要慎用溫補藥品。又如婦女有月經、妊娠、生產、哺乳等生理特點，血液易虧，進補時應從健脾胃、補肝血入手。老年人多腎氣虛衰，肝腎不足，且一生操勞，氣血多耗傷而虛少，所以進補應從補益肝腎、補養氣血著眼。其他如體胖之人多氣虛痰濕；體瘦之人多陰虛火旺。腦力勞動者長年累月勞心勞神，多思多慮，易耗傷心血，損傷脾胃，臨床常表現為神經衰弱，胃腸功能減弱；體力勞動者耗力多汗，易致氣陰兩虛，又加勞累所致，易傷筋骨。

　　所有這些不同情況、不同類型的人，在治療上均要相應選擇適當的補藥。

　　又如四季氣候的變化以及生活飲食習慣的不同，使人體的生理活動和病理變化也不盡相同，因而雖是同一虛證，也因春暖、夏熱、秋燥、冬寒、北方、南方等季節不同和地區差異，所選擇的補藥也有所差別。如春天氣候溫

中醫三補養生——神補　食補　藥補

暖，生機勃勃，人體的生理功能、新陳代謝也進入最活躍時期，消耗增加，且易舊病復發，此時可選擇補性平和的補藥，尤以食補最為常用，如雞肉、雞蛋、豬瘦肉、紅棗等，以增加營養、補償消耗，協助人體正氣生髮，提高機體抗病能力。

一般不宜過多使用辛辣溫熱之藥，以免在氣溫上升的情況下加重內熱傷及人體正氣。再如夏季氣候炎熱，易耗津傷液，可採用「清補」之法，選擇一些新鮮瓜果或藥性平和偏涼的補藥，如西洋參、生曬參、西洋參口服液等，用以解渴消暑，補充津液。秋天燥氣當令，易出現口乾唇燥症狀，宜採用「平補」之法，選用「補而不峻，不燥不膩」之藥，如燕窩、銀耳、百合等。冬季氣候寒冷，能量消耗增加，食慾增強，能吸收更多的營養，因此，可採用「溫補」之法，選用脂膏滋膩之藥，尤其是動物性補藥，屬「血肉有情之品」，更為適宜。

## (二) 選擇類型

補藥從種類上分，則有補益中藥、補益方劑、補益食品、補益藥膳、補益藥粥、補益藥酒等類別。補益方劑中，又有湯劑、丸劑、散劑、膏劑、丹劑、片劑、沖劑、口服液、糖漿劑等不同的劑型。由於進補時，人體的身體狀況相差很大，因此，選用哪類補藥除了應根據體質、病情和治療需要來定外，尚需結合生活飲食習慣、四季氣候特點等整體情況。

一般來說，藥補功效肯定，補力較強，見效相對較快，虛證明顯或病後虛弱，宜用藥補；食補不同於藥補，

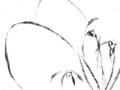

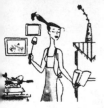

是補養為主，治療為輔，選用的都是可吃的食物，一般不存在毒性問題，服用比較完全，對於沒有什麼明確虛證，希望由進補健身防病者，選用食補最為理想。對於藥補後體虛已有改善者，也不妨有選擇地食補。老年人、產後體虛、口乾便秘、津液不足者等可選用補益藥粥。陽虛畏寒的病人，善酒者或需借助酒性使藥力布散全身者，可選用補益藥酒。嚴寒地區或冬春季節，亦可多用補益藥酒。既需增加營養，又盼藥補者，可選用補益藥膳。

就補益方劑來說，在劑型選擇上，對虛證較為複雜、慢性疾病纏繞致虛的患者，用湯劑較為適宜；病情穩定、虛證較為單一的，可選用丸劑、散劑、片劑等；養生滋補可選膏劑、糖漿劑、口服液等；工作流動性較大的，可選用片劑、丸劑，以便於攜帶。從一年四季來說，夏季氣溫較高，宜多選用丸劑、片劑等；冬季可多用湯劑、膏劑等。就生理特點而言，老年人脾胃功能往往較弱，消化功能低下，應當少選丸劑，因為丸劑硬度大，崩解慢，尤其是脾胃功能不佳者，往往收不到應有的效果，而此時根據老年人的特點，選用口服液、糖漿劑較為合適。以上劑型的選擇並非絕對，應根據具體情況加以選擇。

## (三)掌握劑量

補藥的藥性藥力有輕重緩急的不同，具體運用當以體虛程度區分峻補與平補。氣血大傷、正氣欲脫者用峻補，用藥精當，劑量大，才能力專效宏。慢性病或急性病的緩解階段用平補，藥力不宜過猛，緩圖調治，積至一定時日則見功效，不可急於求成。

某些進補經驗不足者，常常誤認為補藥劑量越大越好，遂大補特補，恨不得在最短時間內把身體補養好。殊不知，進補也要恰到好處，倘若一味峻補，不僅不能補養身體，反而使身體受損，產生疾病。如人參，大量服用會出現「人參濫用綜合症」，表現為過度興奮、高血壓、發生喪失人格感或精神錯亂。所以，應用補藥必須準確掌握劑量。

## (四) 保護脾胃

脾胃為後天之本，機體營養之源，藥物也要經過脾胃的運化才能輸布全身發揮治療作用。然而，補藥一般多比較滋膩，易於壅中滯氣、呆胃，所以服用補藥時，一定要照顧到脾胃的功能，適當加入理氣醒胃之藥，以增進脾胃消化、吸收功能，達到補而不滯的目的。故有「益氣須忌壅滯，養血須忌滋膩，滋陰須忌苦寒，助陽須忌洩氣」之說。

凡脾胃功能不佳，消化不良，有不思飲食、食而不化、嘔吐、腹瀉、消瘦等症狀者，除了適當選用一些健脾胃、助消化的補藥以外，一般不宜服用其他滋補養生的補藥，須待脾胃功能正常後，才能適當進補。否則，壅滯呆胃，反受其害。即人們常說的「虛不受補」。

## (五) 適當忌口

某些食物與補藥同用會相互影響，妨礙藥效的發揮，有時甚至會產生相反的作用。如人參是一味著名的大補元氣之藥，民間一直都認為服用人參須忌蘿蔔。中醫理論認

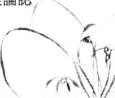

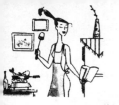

為，蘿蔔為下氣耗血之品，與人參作用相反，服用生蘿蔔能削弱人參的補氣作用。反之，當人參服用過量，或服用不得法，出現胸悶、腹脹、胃口不好時，可用生蘿蔔汁或蘿蔔子（萊菔子）煎湯解之。此外，服用人參期間，茶葉也屬當忌之列。現代科學證明，茶葉能興奮大腦皮質，消除疲勞，這樣，茶葉與人參同服，使大腦皮質過度興奮，出現頭痛、頭脹、不能入睡等不良反應。同時，茶葉中的某些化學成分，可與補藥發生作用，從而影響補藥的吸收和發揮。由此可見，服用補劑，適當忌口還是必要的。

另外，進補時不要過多地吃肥膩、難消化的食物，以免胃腸負擔過重，影響補益藥物的吸收。也應儘量避免食用辛辣燥熱刺激、低級海產品等食物，即通常所說的「發物」，以免引起過敏反應，使進補無法進行或補而不能獲效。

### (六)防止濫補

補藥中的補益方藥乃為治病而設，絕非一般食餌。補藥終究是藥，有其一定的效能、適應範圍、不良反應和禁忌證，用之得當，療效卓著，用之不當，適得其反。況且補益之藥為病者喜吃，醫者喜用，更要求我們謹慎使用。一定要遵照「缺啥補啥，不虛不補」的原則，當補則補，恰到好處。對身體健康，臟腑功能活動正常，沒有明確虛證的人，一般不主張服用補益藥物（即使想用進補以求強身延年者，此時也以選用食補為宜），不當補而補，可致陰陽失調，正常臟腑功能受到干擾，影響人體的健康而發生疾病。清代名醫余聽鴻告誡說：「見病不可亂補，一日

誤補，十日不復，服藥者可不慎乎？」《醫學源流論》也指出：「雖甘草、人參，誤用致害，皆毒藥之類也。」足見濫用補藥的害處。

另外，在外邪未盡的情況下，不可驟補，以免留邪為患。如果進補之後，因各種原因出現了一些不良反應，應及時予以糾正。處理的方法，一般來說，當症狀輕微之時，可以服用其他藥物來糾正。如服補氣之藥人參、黨參、黃芪等產生頭暈、頭脹、胸悶、腹脹、脾胃欠佳時，可飲些蘿蔔汁或蘿蔔子（萊菔子）30克水煎服，緩解中毒症狀；服用養陰之藥生地、阿膠、何首烏、龜板，出現上腹脹悶、胃口欠佳、噁心、身重困倦、舌苔黏膩時，可用芳香化濕藥物解之或選用香砂養胃丸；至於服補陽之藥鹿茸、黃狗腎、淫羊藿，出現上火、煩躁、失眠、血壓升高、口乾口苦、大便乾結、甚至牙齦出血、鼻出血、陽強不倒（性功能亢進）時，可用養陰瀉火藥物來糾正。不過，當服用滋補劑後，出現嚴重的中毒現象時，應及時送醫院請醫師診斷和治療，以免引起嚴重後果。

還必須強調，進補雖是防病治病、強身保健、抗衰延年的重要措施，但不是唯一的措施，不能只迷信於補益，而忽視了人的主觀能動作用；要懂得自然界的變化規律，順應四時氣候和自然環境的變化，增強身體對外界環境的適應能力；在日常生活中，飲食要定時定量，起居有常，勞逸房事有度；要注意精神調養，保持心情舒暢，儘量減少不良的精神刺激和過度的情志變化；同時還要牢記「流水不腐，戶樞不蠹」「生命在於運動」。這些都是治病強身、促進康復、延年益壽的重要因素。

343

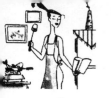

## (七) 實證忌補

病屬實證而出現虛證的症狀，誤認為虛證而用補法，可使病情加重。如臨床上有些熱性病，積熱在中，脈象反而細澀，神疲體倦，甚至憎寒振慄，欲蓋衣被，很像是寒證；但同時伴有唇焦口燥，便秘尿赤等證候，這與真寒是有根本區別的。此病本應用清熱通下法，若誤投補益之劑，藥用人參、附子等，猶如火上添油，當然危害不淺。

## (八) 補益要領

### 1. 虛者有熱不能補

病者平日體質衰弱，又感外邪，邪勢方張，高熱不退，本應先清解祛邪，然後再行補虛，若不分輕重緩急，標本先後，用參芪驟補，結果事與願違，「閉門留寇，助長病邪」，致使熱象更高，胸腹滿悶，神煩不安，甚則昏狂譫語，病勢加重。

### 2. 進補與喝茶、飲酒的關係

喝茶能夠解渴提神、幫助消化。藥理研究指出，茶葉中含有多種營養物質，如糖類、蛋白質、維生素和多種人體必需的微量元素，並含有咖啡鹼、茶單寧和維生素 P 等。因而茶有強心、利尿、和胃及解毒等作用，平時多飲茶對人體是有好處的。但是茶葉中又含有多量的鞣酸，能與補藥中含有的生物鹼等結合，產生不能被人體吸收的沉澱物，因而影響藥物吸收，降低補藥應有的作用。許多藥都含有生物鹼，例如黨參、肉蓯蓉、熟地等。因此，服用補藥時，不宜同時喝茶，更不能以茶代水，送服補劑。

對於素有喝茶習慣而又需進補的人，必須在服用補益藥物 2 小時以後才能喝茶，這樣既不影響進補，又照顧了平時的習慣。還應不喝濃茶，並減少茶量。

酒具有活血祛瘀、通利血脈的功效。用補藥浸製成的藥酒可借助酒的行散，使藥物輸布全身，起到協助藥物更好地發揮其效力的作用。浸補藥用的酒應是低濃度的優質酒。

在進補期間不適當地飲酒，有時非但不能起到協同作用，還會影響健康，造成危害。酒的主要成分是酒精，進入人體內的酒精大部分在肝臟吸收和代謝，過量飲酒會導致脂肪肝和肝硬化。同時，高濃度的酒對胃有強烈的刺激作用，久服易患胃炎或胃潰瘍，進而發生消化道出血。大量飲酒又會損害心臟功能，並使血管處於長久痙攣收縮狀態，血壓升高。飲酒過度還會使大腦受到損傷，使人反應遲鈍，智力減退。因此，進補時飲酒要適量。

### 3. 補藥與其他中西藥物能否同用

有時為了治療上的需要，既要服用補藥，又必須使用其他中西藥物治療，這就會產生幾種藥物能否同用的問題。補益藥物與一般的中藥和西藥並無特殊配伍禁忌，可以同用。但是，少數中藥之間和中西藥物之間確有配伍禁忌，即這些藥同時使用時，會使藥物的有效成分起變化而失效，或產生有害於人體的物質，因此應避免同時服用有配伍禁忌的藥物。例如，人參不得與蘿蔔子（萊菔子）、五靈脂、藜蘆同用，服用人參時也不宜食用蘿蔔和喝茶。一般鞣質補劑，如仙茅、白芍、桑葚等不能與西藥硫酸亞鐵合用，因為合用時會使各自的有效成分遭到破壞。

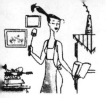

　　由於中藥成分多而複雜，數種藥物同煎後成分更多，且組方又千變萬化，它的實際成分常難以掌握。為避免發生配伍禁忌，一般應將服用補益藥物和其他中西藥物的時間錯開，以間隔 1～2 小時為宜。

　　服用補藥時，如必須同時使用其他中西藥物，應請醫生作指導。進補時，如恰逢感冒發熱或腹瀉等急性病症，也應暫停進補，待病情穩定後再議進補。

　　4. 如何煎煮補藥

　　補益藥物一般宜用沙鍋煎煮，不宜使用金屬器皿。因為一般補藥均需久煎，以使其有效成分充分析出。在久煎條件下，鐵或其他金屬易與藥物中的複雜成分發生反應，改變藥液的性質和成分，從而影響療效。相比之下，沙鍋除無上述缺點外，且價廉易得。其他如瓷罐、搪瓷鍋等也可代用，但必須洗淨舊垢或油膩，最好不與煮食物的餐具合用，以免產生其他化學反應，影響藥物功效。

　　補藥大都為條、絲、塊狀，有時切製得較大，因而在煎煮前應充分浸透。一般先加藥物，後加冷水，浸泡 1 小時左右，使藥物中心也能浸透，便於有效成分煎出。加水應根據藥物的多少和治療的需要來確定，一般以煎好後盛 1 小碗約 200 毫升為宜。對於藥物較多或補益力較大的藥物，可根據服用者的情況適當增加水量和煎煮次數，以不使藥物浪費。

　　煎補益藥應使用文火，使藥物慢慢受熱，有效成分才易於析出。藥液煮沸後，一般再煮 30 分鐘左右，停火後燜 5～10 分鐘，再倒出藥汁。如武火高熱煮沸，藥物往往易於形成僵塊，而且煎出的成分也可能發生分解而失效。有

些補益藥物因較名貴，可另行煎服或燉服，如人參、西洋參。膠類藥物也不宜和其他藥物共煎，應烊化，再用開水或熱藥汁沖服。煎藥時應加蓋，並不使藥液溢出。煎藥以新鮮煎服為宜，不應同時 2 劑或 3 劑合煎後分服，這樣藥物的有效成分必然殘留較多，造成浪費。

總之，要煎好補藥，必須掌握好浸藥、加水量、火候、煎藥時間等多個環節，細心觀察、揣摩，才能使有效成分儘量煎出，更好地發揮補益作用。

### 5. 何時服用補藥

有人認為，補藥煎好以後，1 天 2 劑隨時都可服用，只要把藥喝下去就能起作用，這種想法是不對的。服藥的時間應有規律，一是要有利於藥物的吸收，二是要保持藥物在體內的適當濃度，使藥物持續地發揮作用。具體的時間安排應視病情和藥性而定。一般來說，服補藥以 1 天 2 劑為宜，早晚各 1 劑。早上 1 劑應空腹服用，半小時後再用早餐。早餐前，由於胃內的食物已排空，因而藥物易於吸收。晚上的 1 劑，應在晚餐後 2～3 小時或睡前半小時至 1 小時服用。

如果出現空腹服用藥物引起胃納減退、食慾不振的現象，除調整用藥外，還可以把服藥時間安排在飯後 1 小時左右。健胃藥應於飯後半小時內服。一般滋補藥物宜於溫服，冬季適當熱一些，夏季可以稍涼後服用。但即使炎夏，補藥也不宜冷服，一則過冷易於對胃部造成不良刺激，影響消化功能；另外，過冷的滋補藥物不易被吸收，在消化道內滯留過久，會影響正常的消化功能，藥效也不能充分發揮。

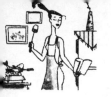

　　對於有些脾胃虛弱、不耐服藥的病人，可採取小量頻服、溫服的辦法，把 1 劑藥分幾次進服，這樣既可減少胃部的負擔，又達到補益脾胃的目的。由於工作關係早晨來不及煎藥的病人，也可在晚間先行煎好，晨起稍溫後服用。但要注意不能使其變質或污染，存放時間也不應超過 12 小時。

## 6. 進補後「倒胃口」怎麼辦

　　有些補藥易於礙胃，也就是俗話所說的容易「倒胃口」。解決這個問題的關鍵在於進補的方法要適當，做到少量、持久地進補，切忌操之過急而「蠻補」。例如，血虛體弱者選用阿膠進補，因為阿膠的膠質黏膩稠厚，如果脾胃偏弱，就不容易消化，所以每次用量不宜過多，或者配合其他健脾和胃藥同用，這樣既能進補，又不至倒胃口。一旦發生食慾不振或傷食腹脹等情況，就應調整、減少用藥量或配合健脾胃藥物同用。一般在減少用量後礙胃現象即可改善，並不妨礙繼續進補。但如胃部脹滿不適或出現消化不良時，應暫停服用數天，待症狀消失後，降低用量再服。還應注意的是，在進補時不要過多地服食油膩食物，以免胃腸負擔過重，影響補益藥物的吸收。

## 7. 進補後易出汗怎麼辦

　　有些人在服用補藥或食補後，有易出汗或盜汗的現象，這是怎麼回事呢？人體所需的熱量是從食物中攝取的，攝取較多還可以轉化貯存，以供需要時再用。如果攝取過多使體內不能及時轉化貯存時，就會以各種方式排出體外，出汗就是其中一種排泄的方法。補益藥物，尤其是補陽藥，大都具有促進人體生理功能、加速新陳代謝的作

用，如藥補或食補過多，常有出汗現象。因此，應注意掌握藥補和食補的量，不宜太過。無論是藥補還是食補，均宜少量而持久地服用，而不應攝入過多，造成浪費。只要進補前診斷正確，即使發生出汗現象，一般也不必停用藥補或食補，只要控制用量即可。

### 8. 補藥有沒有不良反應

某些中藥如烏頭、附子、巴豆等，是有毒性的，但一般補益藥物無毒。雖說補藥無毒，但如誤服或過量仍會引起許多不良反應。藥物都有自己的偏性，我們之所以能用一些補藥治療體內的不足，正是利用了藥物的這些偏性。

從補藥的分類來說，補氣壯陽藥物過量時易於升火助熱，滋陰補血藥物過量時易於礙胃助濕。所以，陰虛火旺實熱證的病人就不宜服用補氣壯陽之藥，脾胃虛弱或濕盛的病人，應該在調理脾胃的基礎上再用滋陰補血類藥物。如果誤服補藥，就會有害於人體。例如，誤服人參、鹿茸一類補氣壯陽藥，會出現口乾咽燥、煩躁失眠、鼻出血、便秘等症狀。誤用阿膠，會出現胃部脹滿、四肢沉重等不適。

總之，服用補藥應該對症，在醫生的指導下掌握用藥和用量，而不能不分青紅皂白隨意取用。

### 9. 怎樣選擇補劑的劑型

湯劑是補藥應用的最常見形式，一般較易吸收，藥效發揮也較快，並可針對病情隨時加減。補藥煎服可以用單味藥，如人參、枸杞等；也可以用複方，即幾種以上的藥物配伍煎服。

膏劑是將補益藥物煎取濃汁，去渣，濃縮到一定稠

349

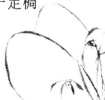

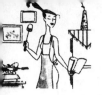

度，然後加入一定量的蜂蜜或糖，再濃縮成稠厚的膏劑，如參鹿補膏、代參膏等，飲用時用開水沖服。膏劑可以自製，也可購買成品，服用較為方便，吸收也較快，適合於處在慢性病穩定期需長時間服藥的人。

將研細的補藥粉末加水和蜂蜜或麵糊等混勻，製成圓形的顆粒狀或片狀，就成了丸藥或片劑，如六味地黃丸、人參鹿茸丸、刺五加片等。丸藥和片劑貯存攜帶較為便利。

把補藥浸入適量的酒（一般用白酒，也可用黃酒）中浸泡，使其有效成分溶入酒中即成補酒，如十全大補酒等。補酒的酒性發散，可以引藥到全身。我國民間有飲用補酒的傳統。但如不善飲酒或不宜飲酒者，應選用其他劑型。此外，還有糖漿、沖劑等劑型，也為補藥所常用，製法大致同上。

在進補時，應視虛證的情況加以選擇。一般以湯劑為好，便於根據全身症狀靈活加減用藥。如病情穩定，也可選用膏劑、丸藥或片劑。至於善飲酒者，又無禁忌，補酒也是很好的劑型。

### 10. 適量而補

藥補，除了要適體、適時外，還要適量。凡事都有個限量的問題，藥補更是這樣。因為藥物的作用，主要靠藥性，凡是藥物都有一定的偏性，進補就是利用藥物的偏性來糾正人體的偏性。例如，人體偏於寒性，就利用偏於熱性的藥物來糾正，如果用之過多，糾正太過，人體又可偏於熱性。即使是屬營養製劑的補藥，只有補夠量，就不能再補，補過頭了，就會影響人體各種營養物質相互間的平

中醫三補養生——神補 食補 藥補

衡協調，從而帶來危害。所以，藥補一定要適量，要得法，要多問醫生，切不可想當然地進補。

### 11. 適身而補

這就是說，要根據各人的具體情況進補。身體缺少什麼就補什麼，如果不需要就不必補。一個沒有偏食習慣、胃口正常的人，從每天的飲食中獲得的熱量和營養即可滿足生理的需要了。千萬不能人云亦云，人補亦補。同時，各人的體質、病因、症狀以及其他方面的具體情況不同，即使是同一症狀，進補的藥也可能完全兩樣。倘若不分青紅皂白，一律用同一補法去補，或者認為只要是補藥就都可以用來補，這樣做只會適得其反。

# 八、常用補益藥物

## (一)益氣溫陽藥

### 人參

【功能】大補元氣，補脾益肺，安神益智，生津止渴。

【主治】

1. 大汗、大吐瀉、大失血及一切疾病所致氣虛，體虛欲脫，脈微欲絕之證；

2. 脾氣不足，倦怠乏力，食慾不振，上腹痞滿，嘔吐泄瀉；

3. 肺氣虧虛，氣短乏力，咳嗽喘促，脈虛自汗；

4. 氣虛血虛，心神不安，失眠多夢，心悸健忘；

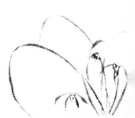

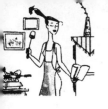

5. 氣虛津傷，口渴汗多，消渴。

【用法用量】內服：煎湯，3～10 克，大劑量 10～30 克，宜另煎兌入；研末，1～2 克；亦可熬膏、泡酒、入丸散。

【使用注意】實證忌用。

## 西洋參

【功能】補氣養陰，清火生津。

【主治】

1. 陰虛火旺，肺失清肅，喘咳痰血，煩倦口渴；

2. 津液不足，口乾舌燥；或熱病、暑熱，氣津兩傷，口渴心煩，短氣乏力，身熱多汗；

3. 腸熱便血。

【用法用量】內服：煎湯，3～6 克，單煎兌服；或入丸、散劑。

【使用注意】中陽虛衰，寒濕中阻及濕熱鬱火者禁服。

## 太子參

【功能】益氣生津，健脾潤肺。

【主治】

1. 脾胃虛弱，食慾不振，倦怠乏力；

2. 氣陰兩傷，乾咳痰少，自汗氣短；或溫病後期，氣虛津傷，內熱口渴。

【用法用量】內服：煎湯，10～15 克。

【使用注意】邪實之證慎用。

## 黨參

【功能】補中益氣，養血生津。

【主治】

1. 中氣不足，脾胃虛弱，食少便溏，倦怠乏力；甚則中氣下陷，脫肛久泄，臟器下垂；

2. 肺氣虧虛，咳喘氣短，語聲低微；

3. 血虛或氣血兩虛，面色萎黃，頭暈心悸，少氣懶言；

4. 久病氣虛，津生乏源；或熱病傷津耗氣，而見氣津兩虛，口渴氣短。

【用法用量】內服：煎湯，10～30克；或入丸、散，熬膏。

【使用注意】實證、熱證而正氣未虛者不宜用。正虛邪實者需配伍應用，不宜單用。

### 黃芪

【功能】補氣升陽，益衛固表，托毒生肌，利水退腫。

【主治】

1. 脾肺氣虛，面色㿠白，食少便溏，氣短乏力。甚則中氣下陷，久泄脫肛，臟器下垂；

2. 氣血兩虛，面色萎黃，頭暈目眩，少氣懶言，心悸失眠；

3. 衛氣虛所致自汗；

4. 氣虛血滯所致肢體麻木，半身不遂或關節痹痛；

5. 氣津兩傷之消渴證；

6. 氣血不足所致癰疽不潰或久潰不斂；

7. 氣虛失運，水濕停聚之浮腫尿少。

【用法用量】內服：煎湯，10～15克，大劑量可用至

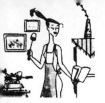

60克；或入丸、散、膏劑。

【使用注意】表實邪盛，氣滯濕阻，食積停滯，癰疽初起或潰後熱毒尚盛等實證以及陰虛陽亢者不宜服。

靈芝

【功能】益氣補血，滋補強壯，健腦益智，養心安神，止咳祛痰。

【主治】

1. 年老體衰，肝腎不足之健忘、耳鳴耳聾、腰膝酸軟、眩暈倦怠等症；

2. 心氣虛或心脾兩虛、氣血不足所致心神失養之心悸、失眠多夢、神疲體倦、食慾不振等症；

3. 氣血虛少，脾胃虛弱，食少便溏，神疲乏力，動則氣喘等虛證；

4. 痰濕較盛之咳嗽痰多及虛寒咳嗽、咳痰、喘促等症。

【用法用量】內服：煎湯，10～15克；研末，2～6克；或浸酒服。

【使用注意】

1.《本草經集注》：「不宜與恒山、扁豆、茵陳蒿同用。」

2. 肌肉注射靈芝素會引起過敏性休克，注射前先以1：10稀釋液進行皮試，觀察10分鐘，為陰性再作肌肉注射。

刺五加

【功能】補腎強腰，益氣安神，活血通絡。

【主治】

1. 腎虛體弱，腰膝酸軟；

2. 脾虛乏力，食慾不振；或心脾血虛，失眠多夢，健忘；

3. 瘀血或風寒濕邪痹阻脈絡，症見胸痹心痛，風寒濕痹。

【用法用量】內服：煎湯，6～15克；或入丸、散劑，泡酒。外用：適量，研細末敷，或鮮品搗敷。

【使用注意】熱證、實證忌用。

### 白朮

【功能】補氣健脾，燥濕利水，止汗。

【主治】

1. 脾氣虛弱，食少腹脹，大便稀溏，神疲乏力；

2. 脾虛失運，水濕停聚，痰飲水腫；

3. 脾虛氣弱，衛表不固，自汗不止。

此外，本品有安胎之效，善治脾虛氣弱之胎動不安。

【用法用量】內服：煎湯，3～15克；熬膏或入丸、散劑。補氣健脾宜炒用，健脾止瀉宜炒焦用，燥濕利水宜生用。

【使用注意】陰虛內熱、津液虧耗不宜服。

### 大棗

【功能】補中益氣，養血安神，緩和藥性。

【主治】

1. 脾胃虛弱，食少便溏，神疲乏力；

2. 氣血不足，心神失養，心悸失眠，精神恍惚，面色萎黃；

355

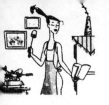

3. 營衛不和。

【用法用量】內服：煎湯，9～15克。

【使用注意】風濕盛、痰凝、食滯、蟲積及齒病者慎服或忌服。

**茯苓**

【功能】利水滲濕，健脾和胃，寧心安神。

【主治】

1. 脾胃虛弱，便溏瀉泄，食少嘔吐；

2. 心悸失眠，多夢健忘；

3. 水濕停滯，水腫尿少，痰飲咳逆，遺精白濁。

【用法用量】內服：煎湯，10～15克；或入丸、散劑。寧心安神用朱砂拌。

【使用注意】陰虛火旺，陰虧津少，虛寒精滑，氣虛下陷，腎虛，小便自利或失禁者慎服。

**山藥**

【功能】益氣養陰，補脾肺腎。

【主治】

1. 脾胃虛弱，倦怠乏力，食少納呆，大便溏瀉，女子帶下；

2. 肺氣、肺陰不足，症見虛勞乏力，短氣自汗，乾咳無痰或痰少而黏；

3. 腎陰虧虛，腰膝酸軟，頭暈目眩，潮熱盜汗；腎氣不固，遺精尿頻。

【用法用量】內服：煎湯，15～30克，最大可用至250克，或入丸、散劑。外用適量，搗敷。

【使用注意】濕盛中滿，或有積滯，實熱邪實者不宜單

用。

### 蜂蜜

【功能】補中緩急，潤肺止咳，滑腸通便。

【主治】

1. 脾胃虛弱，倦怠乏力，食少，腹痛；

2. 肺虛久咳，氣短乏力；或燥邪傷肺，乾咳無痰或痰少而黏，痰中帶血，咽乾口燥；

3. 年老體虛，津枯腸燥之虛秘。

【用法用量】內服：沖調，15～30克；或入丸、膏劑。

【使用注意】濕濁中滿、痰濁內蘊、便溏泄瀉者慎用。

### 香菇

【功能】扶正補虛，健脾開胃，祛風透疹，化痰理氣。

【主治】正氣衰弱，脾胃虛虛，神疲乏力，食少納呆，水腫，小便不禁，麻疹透發不暢。

【用法用量】內服：煎湯，6～9克，鮮品15～30克。

【使用注意】脾胃寒濕氣滯者禁服。

### 鹿茸

【功能】補腎陽，益精血，強筋骨，調沖任。

【主治】

1. 腎陽不足，腰膝酸痛，陽痿滑精，尿頻遺尿，宮冷不孕，神疲畏寒。

2. 精血虛虛，耳鳴耳聾，頭暈目眩，目暗不明，鬚髮早白，筋骨痿軟。

此外，本品還善治婦女沖任虛寒，帶脈不固之崩漏，帶下胎漏。

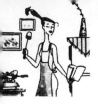

【用法用量】內服：研粉沖服，1～3克；或入丸劑，亦可浸酒服。

【使用注意】

1. 服用本品宜以小量開始，緩緩增加，以免陽升風動，頭暈目赤，助火動血。

2. 凡陰虛陽亢，血分有熱，胃火盛或肺有痰熱以及外感熱病者均忌服。

**附：鹿角** 功能補腎助陽，可作爲鹿茸的代用品，但藥力薄弱，長於活血散瘀消腫，故常用於腰脊骨疼痛及瘀血作痛，瘡腫。用量：5～10克，水煎服或研末。

**鹿角膠** 功能補肝腎，益精血，又善止血。主治腎陽不足，精血虧虛，虛勞羸瘦及各類出血偏虛寒者。用量：5～10克。以開水或黃酒加溫烊化服，或入丸、散、膏劑，鹿角及鹿膠均忌用於陰虛火旺之人。

## 肉蓯蓉

【功能】補腎陽，益精血，潤腸道。

【主治】

1. 腎陽不足，腰膝酸軟，陽痿遺精，不育，白濁，尿頻遺尿；

2. 精血不足，未老先衰，目暗不明，鬚髮早白，耳鳴耳聾，消渴；

3. 老人腸燥津枯虛秘。

【用法用量】內服：煎湯，10～15克；或入丸、散劑，或浸酒。

【使用注意】相火偏旺，胃熱便溏，實熱便結者慎用。

### 菟絲子

【功能】補腎益精，固精縮尿，養肝明目，補脾止泄。

【主治】

1. 腎虛之陽痿，遺精，早洩，尿頻遺尿，耳鳴耳聾，腰膝酸痛，筋骨痿軟等；

2. 肝腎精血虧虛，未老先衰，身體羸弱，目暗不明，消渴等；

3. 脾虛便溏，泄瀉。

【用法用量】內服：煎湯，6～15克；或入丸、散劑。外用：適量，炒研調服。

【使用注意】本品雖為平補之品，但性仍偏溫，故陽強、便結、尿赤、陰虛火旺者慎用。

### 補骨脂

【功能】補腎壯陽，固精縮尿，溫脾止泄，納氣平喘。

【主治】

1. 腎陽虛衰，陽痿滑精，尿頻遺尿，腰膝冷痛；

2. 脾腎陽虛，便溏久泄；

3. 腎不納氣，虛寒咳喘。

【用法用量】內服：煎湯，6～15克；或入丸、散劑。外用：適量，酒浸塗患處。

【使用注意】陰虛火旺，大便秘結者忌服。

### 蛤蚧

【功能】益腎補肺，定喘止嗽，補益精血。

【主治】

1. 腎虛陽痿，遺精，尿頻，遺尿，消渴；

2. 肺腎兩虛，氣喘咳嗽；虛勞喘咳，咳血。

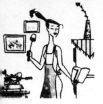

【用法用量】內服：煎湯，3～6克；研末，1～1.5克；或入丸、散劑。

【使用注意】風寒或實熱喘咳忌用。陰虛火旺者慎用。

## 胡桃仁

【功能】補腎益精，納氣平喘，潤腸通便。

【主治】

1. 腎陽不足，腰膝酸痛，陽痿遺精，尿頻遺尿，鬚髮早白；

2. 肺腎兩虛，腎不納氣，喘促咳久；

3. 腸燥便秘。

【用法用量】內服：煎湯，9～15克；單味嚼服，10～30克；或入丸、散劑。外用：適量，研末調服。

【使用注意】陰虛火旺，痰火積熱，大便溏瀉者不宜服；不可與濃茶同服。

## 海馬

【功能】補腎壯陽，調氣和血，散結消腫。

【主治】

1. 腎陽虛衰，陽痿遺精，尿頻遺尿；腎不納氣，動則氣喘；

2. 氣滯血瘀癥瘕積聚；跌打損傷，瘀滯疼痛；癰腫瘡瘤。

【用法用量】內服：煎湯，3～9克；研末，1～1.5克。外用：適量，研末摻或調敷。

【使用注意】陰虛陽亢者及孕婦禁服。

## 淫羊藿

【功能】補腎壯陽，強筋健骨，祛風除濕。

中醫三補養生——神補　食補　藥補

360

【主治】

1. 腎陽虛衰，陽痿遺精，尿頻遺尿，虛冷不育，腰膝酸軟；

2. 中風偏癱，半身不遂，肢體麻木，風濕痹痛。

【用法用量】內服：煎湯，3～9 克；大劑量可用至 15 克；或浸酒，熬膏，或入丸、散劑。

【使用注意】

1. 陰虛火旺者不宜服。

2. 部分患者口服淫羊藿後，有口乾、噁心、腹脹等不良反應。

### 冬蟲夏草

【功能】補腎壯陽，益肺平喘，止血化痰。

【主治】

1. 腎陽虛衰，陽痿滑遺，腰膝酸痛，神衰健忘；

2. 肺腎不足，虛喘勞嗽。

【用法用量】內服：煎湯，5～10 克；或入丸、散劑；或與雞、鴨同燉服。

【使用注意】有表邪者慎用。

### 紫河車

【功能】補益腎精，益氣養血。

【主治】

1. 腎陽虛衰，精血不足，陽痿遺精，筋骨痿軟；

2. 氣血虧虛，消瘦無力，面色萎黃，短氣自汗，心悸怔忡；

3. 肺腎兩虛，虛喘勞嗽。

【用法用量】內服：研末，每次 1.5～3 克，重症倍

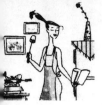

用；或入丸劑；新鮮胎盤，半個至 1 個，水煎服食，每週 2～3 次。

【使用注意】有表邪及實證者禁服，脾虛濕困納呆慎服。

## (二) 養血滋陰藥

### 當歸

【功能】補血，活血，止痛，潤腸。

【主治】

1. 血虛諸症；

2. 月經不調，經閉、痛經；

3. 血虛或瘀血疼痛諸症，如虛寒腹痛，瘀血作痛，跌打損傷，風濕痹痛等；

4. 血虛腸燥便秘。

【用法用量】內服：煎湯，6～15 克；或可入丸、散劑。

### 熟地黃

【功能】養血滋陰，益精填髓。

【主治】

1. 血虛，面色萎黃，頭暈目眩，心悸失眠，月經不調，崩漏；

2. 肝腎陰虧，潮熱，盜汗，陽痿，遺精，消渴，腰膝酸痛；

3. 肝腎不足，精髓虧虛，筋骨痿軟，耳鳴耳聾，頭暈眼花，鬚髮早白。

【用法用量】內服：煎湯，10～30 克；或入丸、散

劑；或敷膏、浸酒。

【使用注意】脾胃虛弱，氣滯痰多，脘腹脹痛，食少便溏者忌服。

### 何首烏

【功能】製首烏滋補肝腎，養血祛風；生首烏潤腸通便，截瘧、解毒。

【主治】

1. 肝腎不足，精血虧虛，鬚髮早白，髮脫稀疏，頭暈眼花，兩目乾澀，視物模糊，耳鳴耳聾，腰膝酸軟，肢體麻木；

2. 血虛津枯，腸燥便秘。

此外，本品還善治風疹瘙癢，瘡癰腫毒、瘰癧及久瘧體虛。

【用法用量】內服：煎湯，10～20 克；熬膏、浸酒或入丸、散劑。外用：適量，煎水飲，研末撒或調塗。

【使用注意】

1. 大便溏瀉及有濕痰者禁服。

2. 本品忌鐵器。

### 阿膠

【功能】補血，止血，滋陰，潤燥。

【主治】

1. 血虛體弱，面色萎黃，頭暈眼花，指甲蒼白；陰血不足，心失所養，而見心動悸，脈結代；

2. 久病耗陰，熱病傷陰，陰虛火旺，心煩失眠，陰血虧虛，虛風內動，筋脈拘攣，手足抽搐，肢體麻木；及陰虛燥咳。

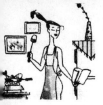

【用法用量】內服：烊化兌服，5～10克；炒阿膠可入湯劑或丸、散劑。滋陰補血多生用，止血蒲黃炒，潤肺宜蛤粉炒。

【使用注意】脾胃虛弱，食少納呆以及嘔吐、泄瀉者慎服。

### 龍眼肉

【功能】益心脾，補氣血，安心神。

【主治】氣血不足，心脾兩虛，驚悸怔忡，失眠健忘，面色無華。

【用法用量】內服：煎湯，10～15克，大劑量30～60克；或熬膏、浸酒，或入丸、散劑。

【使用注意】濕阻中滿，或有停飲、痰、火者忌服。

### 麥冬

【功能】養陰潤肺，益胃生津，養心安神，清心除煩。

【主治】

1. 心氣不足，驚悸怔忡，健忘失眠，神疲恍惚；心陰血虛，心悸健忘，虛煩失眠；或外感熱病，熱邪擾心，心煩不眠；

2. 燥熱傷肺，灼傷陰津，乾咳無痰，咽乾口燥；或陰虛勞嗽，痰少而黏，甚則咯血；

3. 津傷口渴，陰虛消渴；

4. 腸燥便秘。

現代常用於治療老年人慢性支氣管炎，慢性咽炎，肺結核，冠心病，心律失常，糖尿病，老人虛秘。

【用法用量】內服：煎湯，6～15克；或熬膏；或入丸、散劑。

【使用注意】脾胃虛寒泄瀉，外感風寒或痰飲濕濁之咳嗽忌服。

### 石斛

【功能】滋陰清熱，養胃生津，潤肺益腎。

【主治】

1. 熱病傷津，口乾煩渴；或胃陰不足，胃痛乾嘔，嘈雜善饑，饑不欲食，咽乾口燥，舌紅少津苔少；

2. 肺燥乾咳；

3. 腎陰不足，腰膝酸軟，目暗不明。

【用法用量】內服：煎湯，6～15克，鮮品加倍；或入丸、散劑，或熬膏。鮮品清熱生津力強，熱病津傷者宜。乾品用於胃虛夾熱傷陰為宜。

【使用注意】溫熱病早期陰未傷者、濕溫病未化燥者、脾胃虛寒者慎用。

### 百合

【功能】養陰潤肺，清心安神。

【主治】

1. 肺陰虛久咳，痰中帶血，甚則咳血，乾咳無痰；

2. 熱病後期，餘熱未清，或情志不遂所致虛煩驚悸，失眠多夢，精神恍惚。

此外，本品外用可治癰腫、諸瘡。

【用法用量】內服：煎湯，10～30克；或入丸、散劑；亦可蒸食或煮粥食。外用：適量、搗爛敷。養陰潤肺止咳多蜜炙用，清心安神多生用。

【使用注意】本品為甘寒滑利之品，風寒咳嗽及中寒便溏者忌服。

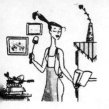

### 枸杞

【功能】滋補肝腎，益精養血，明目。

【主治】肝腎不足，精血虧損，頭暈目眩，視物不清，耳鳴如蟬，鬚髮早白，腰膝酸軟，陽痿遺精，消渴引飲。

【用法用量】內服：煎湯，5～15克；或入丸散、膏、酒劑。

【使用注意】脾虛便溏者慎服。

### 桑葚

【功能】滋陰補血，生津，潤腸。

【主治】

1.肝腎不足，精血虧虛，症見鬚髮早白，脫髮，頭暈眼花，腰酸耳鳴，失眠多夢，神疲健忘；

2.津傷口渴，消渴；

3.老人虛秘，腸燥便秘。

【用法用量】內服：煎湯，10～15克；或熬膏、浸酒、生啖，或入丸、散劑。外用：適量，浸水洗。

【使用注意】脾胃虛寒便溏者忌服。

### 黑芝麻

【功能】補益肝腎，益精養血，潤腸通便。

【主治】

1.肝腎虧虛，精血不足之鬚髮早白，髮脫稀疏，肌膚乾燥，頭暈眼花，耳鳴耳聾，筋骨痿軟，腰膝酸痛；

2.年老、久病等所致血虛精虧，腸燥便秘。

### 銀耳

【功能】養陰潤肺，益氣生津。

【主治】

1. 肺陰不足，虛勞喘咳，乾咳久咳，痰中帶血，甚則咳血；

2. 體質虛弱，眩暈乏力，心悸氣短，失眠多夢。

【用法用量】內服：煎湯，3～10克；或燉冰糖、肉類服。

【使用注意】風寒咳嗽及濕熱釀痰者致咳禁用；食用變質銀耳可發生嚴重中毒反應。

### 龜板

【功能】滋陰潛陽，益腎健骨，養血補心，固經止血。

【主治】

1. 陰虛火旺，骨蒸勞熱，盜汗遺精；或陰虛陽亢，虛風內動，頭暈目眩，頭痛耳鳴，手足蠕動，甚則瘛瘲。

2. 肝腎不足，腰膝痿弱，行走乏力；

3. 陰血不足，心神失養，心悸、失眠、健忘。

本品還可用於陰虛血熱，沖任不固之崩漏、月經過多及帶下赤白之證。

【用法用量】內服：煎湯，10～30克，先煎；熬膏或入丸、散劑。

【使用注意】脾胃虛寒及孕婦慎用。

## (三) 活血化瘀藥

### 川芎

【功能】活血行氣，祛風止痛。

【主治】

1. 血瘀氣滯諸痛，心脈瘀滯之胸痹心痛；肝氣鬱滯，

血行不暢之脇痛；跌打損傷，瘡腫疼痛；

2. 各類頭痛及風濕痹痛；

3. 風中經絡之手足不遂或中風後遺症半身不遂；

4. 本品為婦科要藥，還善治血瘀經閉、痛經，月經不調及產後瘀阻腹痛。

【用法用量】內服：煎湯，3～10 克；研末，每次 1～1.5 克；或入丸、散劑。外用：適量，研末撒或煎湯漱口。

【使用注意】本品辛溫升散，凡陰虛火旺、陰虛陽亢、熱盛及出血性疾病應慎用。

### 丹參

【功能】活血祛瘀，養血安神，涼血消癰。

【主治】

1. 瘀血阻滯之胸痹心痛，腹痛，癥瘕積聚；

2. 心悸怔忡，失眠健忘，或熱入營血，煩躁不安，驚癇發熱等心神不寧諸症；

3. 熱毒瘀阻所至瘡瘍癰腫及皮膚疾患。

【用法用量】內服：煎湯，5～15 克，大劑量可用至 30 克；或入丸、散、膏劑。

【使用注意】無瘀血者慎用；反藜蘆，不宜同用。

### 水蛭

【功能】破血，逐瘀，通經。

【主治】

1. 癥瘕積聚，蓄血等證；

2. 跌打損傷；

3. 血瘀經閉、痛經；

【用法用量】內服：煎湯，1.5～3 克；研末入丸、散

劑，每次 0.5～1.5 克，大劑量每次 3 克。

【使用注意】體弱血虛、有出血傾向、婦女月經期及孕婦禁服。

## 三七

【功能】化瘀止血，消腫定痛，益氣補血。

【主治】

1. 各種出血證；

2. 痛證；瘀滯疼痛，跌打損傷；心血瘀阻之胸痹心痛；風中經絡、臟腑，絡脈瘀阻所致頭痛，半身不遂；血瘀痛經、經閉，產後瘀阻腹痛；

3. 氣血虛衰，健忘少寐。

【用法用量】內服：煎湯，3～9 克；研末 1～3 克；或入丸、散劑。外用：適量，磨汁塗或研末調敷。

【使用注意】本品性溫，凡出血見陰虛口乾者，須配滋陰涼血藥同用。孕婦慎用。

## 山楂

【功能】消食健胃，行氣消滯，活血止痛。

【主治】

1. 飲食積滯，或瀉痢；

2. 瘀滯疼痛，胸痹心痛，腹痛，老年人腰腿痛，痛經等。

【用法用量】內服：煎湯，10～15 克，大劑量可用至30 克；或入丸、散劑。外用：適量，煎水洗或搗敷。

【使用注意】脾胃虛弱而無積滯者慎服。

369

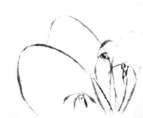

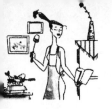

## (四)其 他

### 金櫻子

【功能】固精縮尿，澀腸止瀉。

【主治】

1. 體虛下焦不固之遺精滑精，尿頻遺尿，白濁，帶下；

2. 脾虛失運或氣虛下陷之久泄久痢。

【用法用量】內服：煎湯 9～15 克，單用可達 15～30 克；或熬膏。

【使用注意】本品收斂，有實火、實邪者不宜用。

### 桑螵蛸

【功能】固精縮尿，補腎助陽。

【主治】

1. 腎虛不固之遺精、滑精、尿頻、遺尿、白濁；

2. 腎虛陽痿。

【用法用量】內服：煎湯，5～10 克；研末，3～5 克；或入丸劑。

【使用注意】陰虛火旺，膀胱有熱者慎用。

### 蓮子

【功能】益腎固精，補脾止瀉，養心安神。

【主治】

1. 腎虛不固，遺精白濁；

2. 脾虛久瀉不痢，食少納呆；

3. 心腎不交，心神不寧，虛煩，心悸，失眠。

【用法用量】內服：煎湯，6～15 克；或入丸、散劑。

【使用注意】中滿痞脹、大便燥結者慎用。

## 芡實

【功能】益腎固精，健脾止瀉，除濕止帶。

【主治】

1. 腎虛不固，遺精，白濁，小便失禁，尿頻，遺尿；

2. 脾虛泄瀉；

3. 脾虛或脾腎兩虛帶下。

【用法用量】內服：煎湯，15～30 克；或入丸、散劑，煮粥食。

【使用注意】大小便不利者禁服，食滯不化慎服。

## 酸棗仁

【功能】養心益肝，安神，斂汗。

【主治】

1. 心肝陰血虧虛，心神不寧，失眠心悸，健忘多夢；

2. 體虛自汗，盜汗。

【用法用量】內服：煎湯，6～15 克；研末，每次 3～5 克；或入丸、散劑。

【使用注意】有實邪或滑泄者慎服。

## 柏子仁

【功能】養心安神，潤腸通便。

【主治】

1. 心神失養，驚悸，怔忡，失眠健忘；

2. 血少津虧腸燥便秘。

【用法用量】內服：煎湯，10～15 克；或入丸、散劑。外用：適量，研末調敷或鮮品搗敷。

【使用注意】便溏及痰多者慎用。

371

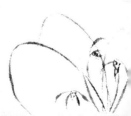

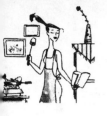

## 肉桂

【功能】補火助陽，引火歸元，散寒止痛，溫經通脈。

【主治】

1. 腎陽不足，命門火衰，形寒肢冷，腰膝冷痛，陽痿遺精，小便不利或頻數；或脾腎陽虛，脘腹冷痛，食少便溏；

2. 命門火衰，火不歸元，戴陽、格陽，及上熱下寒，面赤足冷，頭暈耳鳴，口舌糜破；

3. 寒凝氣滯或寒凝血瘀所致痛證，脘痛，腹痛，腰痛，痹證，閉經，痛經等；

4. 血虛或氣血虧虛，頭暈目眩，面色無華，心悸失眠，少氣懶言。

【用法用量】內服：煎湯，2～5克，不宜久煎；研末，0.5～1.5克；或入丸、散劑。

【使用注意】陰虛火旺，裏有實熱，血熱妄行出血證及孕婦忌服。

## 薏苡仁

【功能】健脾益氣，利水滲濕，舒筋除痹，清熱排膿。

【主治】

1. 脾胃虛弱，水濕停滯，食少泄瀉，水腫腹脹，或脾虛泄瀉日久，元氣虧損，體虛羸弱；

2. 風濕痹痛，筋脈拘攣；

3. 肺癰，腸癰。

現代本品提取物常用於腫瘤的治療。

【用法用量】內服：煎湯，10～30克；或入丸、散劑，浸酒，煮粥作羹。清熱利濕宜生用，健脾止瀉宜炒用。

【使用注意】脾虛無濕，大便燥結及孕婦慎服。

## 決明子

【功能】清肝益腎，明目，利水，通便。

【主治】

1. 目赤腫痛，羞明多淚，翳障，雀目，青盲；

2. 肝腎不足，視物昏花；或肝腎陰虛，肝陽上亢之頭暈目眩，頭痛；

3. 腸燥便秘。

【用法用量】內服：煎湯，6～15克，大劑量可用至30克；或研末；或泡茶飲。外用：適量，研末調敷。

【使用注意】脾胃虛寒及便溏者慎用。

## 菊花

【功能】疏風散熱，平肝明目，調利血脈，解毒消腫。

【主治】

1. 肝腎陰虛，肝陽上亢之頭目脹痛、眩暈目花；

2. 年老體衰，肝腎不足之眼目昏暗，視物不清，目睛枯澀疼痛，多淚；

3. 風熱表證，症見發熱，頭痛，咳嗽等；或風熱上擾，頭暈頭痛，目赤腫痛，多淚。

【用法用量】內服：煎湯，10～15克；或入丸、散劑；泡茶飲。外用：適量，煎水或搗料敷。

【使用注意】氣虛胃寒，食少泄瀉者，宜少用之。

## 馬齒莧

【功能】清熱解毒，散血消腫，涼血止血。

【主治】熱毒瀉痢，癰腫瘡毒，癥瘕瘰癧，濕熱淋證等。

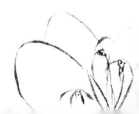

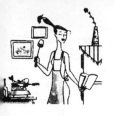

### 絞股藍

【功能】健脾益氣，化痰止咳，清熱解毒。

【主治】

1. 脾氣虛弱及脾虛兼證：脾虛氣滯證、氣虛血瘀證、氣陰兩虛證；

2. 痰濁壅肺，咳嗽氣喘，胸悶痰多。

【用法用量】內服：煎湯，15～30克；研末吞服，3～6克；亦可泡茶飲。

【使用注意】少數人服藥後，出現噁心、嘔吐、腹脹、腹瀉（或便秘）、頭暈、眼花、耳鳴等中毒症狀。

### 木耳

【功能】補氣養血，潤肺止咳，活血止血。

【主治】

1. 氣虛血虧，神疲乏力，面色萎黃；

2. 肺虛久咳，乾咳少痰；

3. 咳血，衄血，血痢，痔血，婦女崩漏諸血證。

【用法用量】內服：煎湯，3～10克；或燉湯；或燒炭存性研末。

【使用注意】虛寒溏瀉者慎服。

## 九、常用補益方劑

### (一)補氣類

#### 補中益氣湯（丸）

【藥物組成】黃芪18克　黨參9克　甘草9克　當歸

3克　白朮9克　升麻6克　柴胡6克。

【功能與適應證】補中益氣，升陽舉陷。用於脾胃虛弱、中氣下陷所致的體倦乏力、食少腹脹、久瀉、久痢、崩漏、子宮下垂及氣虛發熱自汗等證，並可用於促進代謝，調節免疫功能，抗腫瘤和抗突變等。

【用法】水煎服，每日一劑，早晚分服；丸劑：一次6克，一日2～3次，空腹服用。

## 清宮八仙糕

【藥物組成】茯苓50克　蓮子50克　芡實50克　薏苡仁50克　人參50克　山藥50克　北芪50克　扁豆50克。

【功能與適應證】健脾益氣，補腎養心。主要用於健脾，促進胃腸黏膜上皮的修復和延長壽命等。

【用法】每次1袋（20克），每天2次，溫開水調服。

## 生脈散（飲）

【藥物組成】人參9克　麥冬9克　五味子6克。

【功能與適應證】益氣生津，斂陰止汗。用於強心復脈，抗休克，抗腫瘤及延緩衰老等。

【用法】一日一劑，水煎，早晚分服。

## 健腦補腎丸

【藥物組成】人參30克　鹿茸7克　狗脊14克　肉桂30克　杜仲36克　連翹24克　金牛草12克　金櫻子12克　川牛膝36克　金銀花26克　牛蒡子18克　蟬蛻24克　山藥48克　遠志42克　棗仁42克　砂仁42克　當歸36克　龍骨35克　牡蠣42克　茯苓84克　白朮42

375

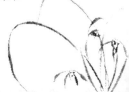

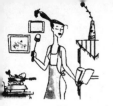

克　桂枝 35 克　白芍 35 克　朱砂 46 克　豆蔻 35 克　甘
草 28 克　滑石粉 32 克　澱粉 10 克　桃膠 40 克。

【功能與適應證】健腦益氣，補腎強精，安神定志。
用於健忘失眠，頭暈目眩，心悸，腰膝酸軟，耳鳴，抗疲
勞，提高機體免疫功能及延緩衰老等。

【用法】口服，一次 15 粒，每日 2 次，以淡鹽水或溫
開水送服。

### 靈芝片

【藥物組成】靈芝。

【功能與適應證】養心安神，益氣補血，止咳平喘，
滋補強壯，健腦益智。可用於延緩衰老及降血脂、降血
壓、降血糖、改善冠狀動脈循環和抑制血小板聚集等。

【用法】口服，每次 2〜3 片（每片含生藥 1 克），每
日 3 次，溫開水送服。

### 刺五加片

【藥物組成】刺五加。

【功能與適應證】益氣健脾，補腎安神。可用於增強
機體的免疫功能，延緩衰老，改善心臟供血和保護大腦功
能等。

【用法】片劑：每片 0.15 克，每次 5〜8 片，每日 1〜
3 次；沖劑：每袋 27 克，每次 12 克，每日 2〜3 次。

### 靑春寶

【藥物組成】人參　天冬　地黃等。

【功能與適應證】益氣補血，養陰生津，健腦安神，
延緩衰老。主治氣虛血虧，倦怠乏力，動則氣喘，食慾不
振；或心悸怔忡，健忘失眠；或病後體虛，年老衰弱。

【用法】片劑：每次 3～5 片，每日 2 次；口服液：每次 1 支（10 毫升），每日 2 次。

### 金水寶膠囊（片）

【藥物組成】人工發酵冬蟲夏草菌絲（Cs-4 菌株）

【功能與適應證】補益肺腎，秘精益氣。主要用於肺腎兩虛，精氣不足，久咳虛喘，神疲乏力，不寐健忘，腰膝酸軟，陽痿早洩等證。現在主要用於慢性支氣管炎、慢性腎功能不全、高血脂症、肝硬化見上述證候者。

【用法】膠囊：每粒 0.33 克；片劑：每片 0.25 克，每日 3 次，每次 3 粒（5 片）。

### 慈禧春寶沖劑

【藥物組成】白朮　黨參　香附　當歸等。

【功能與適應證】延年益壽。主治早衰等。

【用法】沖服，每次 1 袋，每日 3 次。

### 清宮壽桃丸

【藥物組成】益智仁　生地　枸杞　天冬　酸棗仁　紅參　當歸等。

【功能與適應證】補腎生精，益元強壯。用於老年腎虛證，有延緩衰老等作用。

【用法】小蜜丸：成人每次 10 克，每日 2 次，溫開水送服，一個療程 8 週。

## (二)補血類

### 當歸補血湯

【藥物組成】黃芪30 克　當歸 6 克。

【功能與適應證】補氣生血。用於勞倦內傷引起的低

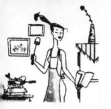

熱、面赤或大失血後面色萎黃、神疲乏力、脈虛無力等氣血兩虛證，現亦用於提高機體造血功能，改善血液流變性和延緩衰老等。

【用法】水煎服，一日一劑，分2次服用。

**阿膠（膠囊）**

【藥物組成】驢皮　冰糖　紹酒等。

【功能與適應證】補血滋陰，潤燥止血。用於缺鐵性貧血，再生障礙性貧血及咳血、嘔血和便血崩漏等所致的血虛萎黃、眩暈心悸、神疲乏力、失眠等症，並可增強機體的免疫功能和抗應激能力。

【用法】膠劑：每次3～9克，烊化沖服；膠囊劑：一次6粒（0.5克／粒），每日2次，溫開水送服。

## (三)氣血雙補類

**十全大補湯（丸）**

【藥物組成】人參8克　肉桂8克　川芎5克　地黃15克　茯苓8克　白朮10克　甘草5克　黃芪15克　當歸10克　白芍8克　薑3片　棗2枚。

【功能與適應證】溫補氣血。用於氣血不足、食少、體虛、精神倦怠等證，具有改善及促進造血功能，抗衰老，抗腫瘤，增強免疫，提高機體適應性和促進代謝等作用。

【用法】湯劑：水煎服，一日一劑，分早晚服用；丸劑（大蜜丸、每丸重9克）：每次1丸，每日2～3次。

**參茸白鳳丸**

【藥物組成】人參82克　當歸（酒蒸）388克　延胡索（酒精製）228克　香附（酒醋製）311克　桑寄生210

克　炙黨參399克　白芍（酒製）390克　白朮（米汁炙）300克　黃芩300克　炒黃芪388克　地黃（酒蒸）775克　續斷（酒製）300克　益母草（酒製）388克　砂仁228克　鹿茸（酒製）94克　川芎（酒製）300克　葫蘆巴（鹽炒）300克　甘草300克。

【功能與適應證】補血益氣，調經止痛，補腎安胎。可用於增強機體免疫力，抗疲勞、抗缺氧，增加冠脈流量和降低血黏度等，是延年益壽和女子調經養血佳品。

【用法】口服，每次1丸，每日1次。

### 歸脾丸（湯）

【藥物組成】白朮9克　茯神9克　黃芪12克　龍眼肉12克　酸棗仁12克　人參6克　木香6克　當歸9克炙甘草3克　遠志6克。

【功能與適應證】益氣補血，健脾養心。現代研究表明其具有增強免疫功能，改善學習和記憶能力，調節中樞神經，增進造血和強壯等作用，可用於因心脾兩虛，氣血不足所致心悸氣短，失眠多夢，頭昏頭暈，神疲乏力，食慾不振等症。

【用法】湯劑：加生薑5片、棗子1枚，水煎，取汁溫服，一日一劑，分早晚2次服用；丸劑：每次6克，每日3次，溫開水送服。

### 複方阿膠漿

【藥物組成】阿膠　人參　黃芪　熟地　黨參　山藥白朮　枸杞。

【功能與適應證】益氣養血，補腎健脾強身。可用於氣血兩虛，頭暈目眩，心悸失眠，食慾不振，貧血及白細胞

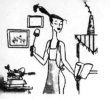

減少症等的治療。

【用法】口服液：每日 3 次，一次 20 毫升，飯前服用。

## (四) 補陰類

### 抗衰延壽方

【藥物組成】生地 5 克　麥冬 5 克　枸杞 5 克　杜仲 5 克　覆盆子 5 克　紅參 1 克　肉桂 0.5 克。

【功能與適應證】益腎健脾，養陰生津，延緩衰老。

【用法】水煎服，一日一劑，早晚分服。

### 六味地黃丸（湯）

【藥物組成】熟地黃 24 克　山茱萸 12 克　乾山藥 12 克　澤瀉 9 克　茯苓去皮 9 克　丹皮 9 克。

【功能與適應證】滋補肝腎。主治肝腎陰虛，腰膝酸軟，頭目眩暈，耳鳴耳聾，或虛火上炎而致骨蒸潮熱，手足心熱，或消渴，口燥咽乾，舌紅少苔，脈細數。

【用法】上藥為末，煉蜜為丸，如梧桐子大，空心溫水化下 3 丸。現代用法：煉蜜為丸，每丸約重 15 克，成年人每服 1 丸，每日 3 次，空腹時服，開水送下，或水煎服。

### 杞菊地黃丸

【藥物組成】熟地黃 24 克　山茱萸 12 克　乾山藥 12 克　澤瀉 9 克　茯苓去皮 9 克　丹皮 9 克　枸杞 9 克　菊花 9 克。

【功能與適應證】滋補肝腎。用於肝腎陰虛引起的頭暈目眩，耳鳴，視物昏花，兩目乾澀等症。臨床常用於老年性白內障、青光眼、高血壓病屬陰虛陽亢者等。

中醫三補養生——神補　食補　藥補

【用法】上方藥製為蜜丸，亦可作湯劑，水煎服。水泛丸：成人每服 9 克，每日 2 次，空腹溫開水送服。

### 玉泉丸（膠囊、沖劑、散劑）

【藥物組成】葛根　天花粉　生地　麥冬　五味子　甘草　糯米。

【功能與適應證】養陰生津，止渴除煩，益氣和中。用於消渴，熱病後期等肺、胃、腎陰虛者。現代主要用於治療糖尿病。

【用法】濃縮丸：10 粒重 1.5 克，成人每次口服 9 克（60 粒），每日 4 次。膠囊：每次 1～2 粒，每日 3 次。沖劑：每次 1 袋，每日 3 次，口服。散劑：一次 9～15 克，每日 1～3 次。

### 瓊玉膏

【藥物組成】人參 75 克　生地黃 800 克　白茯苓 150 克　白蜜 500 克。

【功能與適應證】滋陰潤肺，益氣補脾。主治肺陰虧損，虛勞乾咳，咽燥口乾，氣短乏力等。

【用法】將人參、茯苓研成的細末與生地黃汁（無鮮生地時，將乾生地熬取汁）、蜂蜜和勻，放瓷罐內封存，每服 6～9 克，早晚各 1 次，米酒或溫開水調下。

## (五) 補陽類

### 腎氣丸（八味地黃丸、金匱腎氣丸、桂附八味丸）

【藥物組成】乾地黃 240 克　山藥 120 克　山茱萸 120 克　澤瀉 90 克　牡丹皮 90 克　桂枝 30 克　炮附子 30 克。

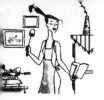

【功能與適應證】溫補腎陽。主治腎陽不足，見腰膝酸痛，下肢冷感，少腹拘急，水腫，小便不利或小便頻數，尺脈微弱以及痰飲咳喘，消渴等證候。

【用法】混合碾細，煉蜜和丸，每丸重 15 克，早、晚各服 1 丸，開水送下。或根據原方用量比例酌情增減，水煎服。

### 五子衍宗丸（液）

【藥物組成】枸杞 250 克　覆盆子 125 克（酒洗，去目）　菟絲子 250 克（酒蒸，搗餅）　車前子 72 克（揚淨）　五味子 72 克（研碎）。

【功能與適應證】填精補髓，益腎扶陽。主治腎氣虛弱，精血欠充，鬚髮早白，陽痿早衰，精寒無子，遺精等。

【用法】煉蜜為丸，每服 1 丸，每日 2 次，溫開水送下。

### 龜齡集（龜齡集酒）

【藥物組成】鹿茸（去毛）770 克　人參（去蘆）620 克　熟地黃 180 克　製山甲 240 克（用蘇合油 60 克製）生地 240 克　石燕 300 克（用鮮薑 30 克製）　肉蓯蓉（酒蒸）270 克　家雀腦 100 個　地骨皮 120 克（用蜜 30 克製）　杜仲炭（鹽炒）60 克　甘草 30 克（用蜜 6 克製）天冬 120 克（用黃酒 30 克製）　枸杞 90 克（用蜜 30 克製）　川牛膝 120 克（用黃酒 90 克製）　大蜻蜓（去足翅）60 克　海馬 300 克（用蘇合油 90 克製）　大青鹽（清炒）240 克　淫羊藿 60 克（用牛乳 30 克製）　蠶蛾（去足翅）27 克　故紙 90 克（用黃酒 60 克製）　硫黃 9

克　菟絲子 90 克（用黃酒 60 克製）　急性子 75 克（水煮）　細辛 45 克（用蠟 45 克製）　公丁香 75 克（用川椒 6 克炒，去川椒）　生黑附子 56 克（用清水煮 1 次，用醋 500 克煮 1 次，用蜜 90 克製）。

【功能與適應證】益腎助陽，大補真元。主治腎虧陽弱，記憶減退，筋骨無力，腰酸腿軟，行走艱難，頭昏眼花，氣虛咳嗽，五更溏瀉，食慾不振等。

【用法】用方內家雀腦、硫黃二味裝入豬大腸內，用清水煮之，至硫黃和家雀腦融合一起時倒出，去豬大腸，曬乾；再合以上藥軋成粗麵，裝入銀桶內蒸 32 小時，將粗麵倒出，再將白麵 75 克，和藥麵和勻，再裝入銀桶內蒸 32 小時，倒出晾乾裝瓶，每瓶裝 3 克。每次 3 克，白開水送服，每日 1 次。酒劑：口服一次 15～30 毫升，每日 3～4 次。

### 還少丹

【藥物組成】山藥　牛膝　茯苓　山茱萸　杜仲　楮實子　巴戟天　五味子　枸杞　熟地黃　肉蓯蓉　遠志　石菖蒲　小茴香。

【功能與適應證】補腎壯陽，延緩衰老。主治精血不足，精髓不固，納差，發熱，盜汗，齒浮痛，神衰力弱，腰酸體倦等。久服能輕身還童。臨床用於性功能低下，老年癡呆症等。

【用法】現代用法：膠囊，口服，6 粒（每粒 0.42 克），每日 3 次。水泛丸，6～12 克，每日 2～3 次。

### 至寶三鞭丸

【藥物組成】海狗鞭　梅鹿鞭　廣狗鞭　鹿茸　海馬

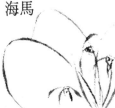

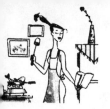

蛤蚧　人參　肉桂　山茱萸　巴戟天　何首烏　杜仲等 39 味中藥。

【功能與適應證】生精補血，健腦補腎。用於體質虛弱，腎虧遺精，陽痿，腰酸痛，氣虛食減，貧血頭暈，畏寒失眠，神經衰弱，驚悸健忘等症。

【用法】大蜜丸：每丸重 6 克，每服 1 丸，每日 1 次；濃縮丸：每丸重 0.2 克，每服 8 丸，每日 1 次。早飯前或臨睡前白開水送服。

## (六) 陰陽雙補類

### 大菟絲子丸 ( 飲 )

【藥物組成】菟絲子、鹿茸、肉桂、附子、石龍芮、澤瀉各 30 克　巴戟天、防風、肉蓯蓉、杜仲、茴香、沉香、白茯苓、牛膝、石斛、續斷、山茱萸、補骨脂、熟乾地黃、蓽澄茄各 9 克　桑螵蛸、五味子、覆盆子、芎藭各 15 克。

【功能與適應證】溫腎壯陽，滋腎填精，祛風勝濕，強壯筋骨。適宜於中老年人陰陽兩虛者，久服可補五臟，去百病，輕身延年，聰耳明目。

【用法】口服，每日 2 次，每次 20 丸，溫開水送服。

### 活力蘇口服液

【藥物組成】何首烏　黃芪　黃精　枸杞　丹參等 6 味中藥。

【功能與適應證】平補陰陽，調養五臟。用於老年性疾病的防治和延緩衰老。

【用法】每次 10 毫升，每日 1 次，睡前口服。

### 還精煎（口服液、合劑、片）

【藥物組成】菟絲子　枸杞　鎖陽　仙靈脾　地黃　潼蒺藜　首烏　牛膝　女貞子　桑葚　續斷等 18 味中藥

【功能與適應證】補腎填精，扶正祛邪，陰陽兩補，益元強壯，祛病延年，延緩衰老。用於中老年原發性高血壓及一些衰老症狀，如免疫力、精力、近視力、握力等下降；病虛體弱，早衰症等。

【用法與用量】口服液：口服，一次 10 毫升，每日 1～3 次；合劑：口服，一次 35 毫升，每日 2 次；片劑：溫開水送服，每次 3 片，每日 3 次。

### 七寶美髯丹

【藥物組成】何首烏 300 克　白茯苓 150 克　懷牛膝 150 克　當歸 150 克　枸杞浸酒 150 克　菟絲子酒浸蒸 150 克　補骨脂、黑芝麻拌炒 120 克。

【功能與適應證】滋腎水，益肝血。主治肝腎不足所致鬚髮早白，齒牙動搖，遺精早洩，頭眩耳鳴，腰膝酸軟等症。現代主要用於更年期綜合症，神經衰弱，病後體虛，再生障礙性貧血等。

【用法】蜜丸，鹽湯或酒下，並忌鐵器。現代用法：碾細，煉蜜丸，每丸重 10 克，早、晚各服 1 丸，淡鹽開水送服。

### 龜鹿二仙膠（精、膏）

【藥物組成】鹿角 500 克　龜甲 250 克　枸杞 150 克　人參 50 克。

【功能與適應證】填陰補精，益氣壯陽。主治腎中陰陽兩虛，任督精血不足所致。全身瘦弱，遺精陽痿，兩目昏

385

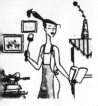

花，腰膝酸軟。

【用法】先將鹿角鋸截，刮淨，水浸，桑柴火熬煉成膠，再將人參、枸杞熬膏和入。每晨酒調服 9 克。現代用法：每晨取 3 克，清酒調化，淡鹽水送服。

**古漢養生精**

【藥物組成】人參　黃芪　枸杞　黃精　淫羊藿等。

【功能與適應證】補腎益脾，健腦安神，延年益壽。用於治療腎虛精虧證。現代主要用於腦萎縮，偏癱及性功能障礙等病症。

【用法】口服液：每次 20 毫升，每日 2～3 次。

**長生固本方**

【藥物組成】人參　甘枸杞　淮山藥　五味子　天冬（水潤，去心）　麥冬（水潤，去心）　生地　熟地各 16 克。

【功能與適應證】益氣養血，填精補髓，益壽延年。主治諸虛百損，五勞七傷，消渴，早衰等。

【用法】水煎服，一日一劑，分早晚 2 次服。

**健延齡膠囊（健延春）**

【藥物組成】熟地　何首烏　黃精　黃芪　西洋參　珍珠　琥珀。

【功能與適應證】固本填精，益氣養血。主治氣血虛所致精神倦怠，疲勞無力，食慾減退，健忘失眠，耳鳴，夜尿頻。

【用法】微粒膠囊：口服。每日 2 次，每次 1～2 粒。

**固真方**

【藥物組成】首烏　肉蓯蓉　覆盆子　牛膝　續斷　枸

杞。

【功能與適應證】補腎益精，延緩衰老。主治老年腎虛。

【用法】水煎服。

### 壽而康（壽爾康）

【藥物組成】

Ⅰ號：人參莖葉 10 克　仙靈脾 15 克　肉蓯蓉 15 克。

Ⅱ號：人參莖葉 10 克　黃精 15 克　首烏 15 克。

【功能與適應證】Ⅰ號方：補腎助陽，用於腎陽虛，畏寒肢冷，浮腫自汗，夜尿頻，陽痿遺精，便溏溺清。Ⅱ號方：補腎滋陰，用於腎陰虛，五心煩熱，頭暈目眩，口乾盜汗，夢遺失眠，便秘溺赤。

【用法】煎湯服用。

### 通脈健腦沖劑

【藥物組成】丹參　何首烏等。

【功能與適應證】活血化瘀，通脈健腦。主治冠心病，高血脂症，腦血栓，早衰等。

【用法】沖劑：沖服，一次 1 袋，每日 3 次。

## (七) 活血化瘀類

### 補陽還五湯

【藥物組成】生黃芪120 克　當歸尾 3 克　赤芍 5 克地龍 3 克　川芎 3 克　紅花 3 克　桃仁 3 克。

【功能與適應證】補氣活血通絡。可用於中風後遺症的治療，具有抑制血小板聚集、抗血栓形成和溶栓，增加腦血流，改善血液流變性，降血脂等作用，久服可祛病延

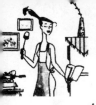

年。

【用法】水煎服，一日一劑，分早晚服用。

### 桃核承氣湯

【藥物組成】桃仁 12 克　大黃 12 克　桂枝 6 克　甘草 6 克　芒硝 6 克。

【功能與適應證】破血下瘀。用於下焦蓄血證，現臨床亦用於老年病的防治，具有降血糖、降血脂和降低血黏度等作用。

【用法】水煎服，一日一劑，分早晚 2 次服用。

### 桂枝茯苓丸（膠囊）

【藥物組成】桂枝 6 克　茯苓 6 克　丹皮 6 克　桃仁 6 克　芍藥 6 克。

【功能與適應證】活血化瘀，緩消瘕塊。適用於瘀阻胞宮證，還可用於更年期綜合症，調節內分泌功能，改善血液流變性和慢性肝病、腎病等。

【用法】丸劑：口服，每日 1 丸，飯前服用；膠囊：一次 3 粒，每日 3 次，飯後服用。

## （八）其　他

### 玉屏風散

【藥物組成】防風 6 克　黃芪 12 克　白朮 12 克。

【功能與適應證】益氣固表止汗。用於體質虛弱，自汗，易感冒等。

【用法】水丸劑：口服，每次 6～9 克，每日 3 次；顆粒劑：每次 5 克，每日 3 次，開水沖服。

### 天王補心丹

【**藥物組成**】生地黃 120 克　人參（去蘆）、丹參（微炒）、元參（微炒）、白茯苓（去皮）、五味子（烘）、遠志（去心，炒）、桔梗各 15 克　當歸身（酒洗）、天冬（去心）、麥冬（去心）、柏子仁（炒）、酸棗仁各 60 克。

【**功能與適應證**】滋陰養血，補心安神。主治陰虧血少，虛煩少寐，心悸神疲，夢遺健忘，大便乾結，口舌生瘡，舌紅少苔，脈細而數。現代主要用於神經衰弱，老年癡呆症，失眠，心律失常等。

【**用法**】為末，煉蜜為小丸，朱砂為衣，每服 9 克，溫開水送下。亦可水煎服，用量按原方比例酌減。

### 壽星寶

【**藥物組成**】人參 15 克　黃精 15 克　白芍 15 克　三七 6 克　丹參 15 克　何首烏 15 克等。

【**功能與適應證**】益氣，養陰，活血。可用於抗衰老和防治老年性疾病等。

【**用法**】顆粒劑：每次 1 袋（3 克），開水沖服。

# 十、常用補益中成藥

## (一) 補益氣血類

### 十全大補丸

【**藥物組成**】黨參　黃芪　肉桂　熟地　炒白尤　當歸　白芍　川芎　茯苓　甘草。

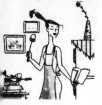

【功能與適應證】補氣養血，主治由於氣血不足造成的短氣乏力、頭目眩暈、肌肉消瘦、神情倦怠以及婦女月經不調、產後體虛等症。

【用法】研細末，煉蜜為丸，每服9克，每日2次，溫開水送下。

## 人參養榮丸

【藥物組成】人參　炒白朮　茯苓　炙甘草　熟地黃　白芍　炙黃芪　肉桂　橘皮　遠志　醋蒸五味子　鮮薑　大棗。

【功能與適應證】補氣補血，且可養心安神，適合於氣血兩虧引起的驚悸怔忡，失眠多夢，食慾不振者。

【用法】研細末，煉蜜為丸，每服9克，每日2次，溫開水送下。

## 黃精丸

【藥物組成】當歸　黃精。

【功能與適應證】養血補氣，兼能潤肺滋陰，尤適用於氣血兩虧引起的腰酸腿軟、舌燥咽痛、頭暈目眩者。

【用法】蜜丸，每服3～6克，每日2次，溫開水送下。

## 黨參膏

【藥物組成】黨參　生黃芪　升麻　桂圓肉　生地　熟地　當歸　紫河車。

【功能與適應證】補氣養血，兼能益腎，適用於虛勞內傷、氣血兩虧造成的精神不振，氣短身倦，形體消瘦，不思飲食者。

【用法】每服9克，每日2次，熱開水沖服。

### 河車粉

【藥物組成】紫河車。

【功能與適應證】益氣養血，補腎填精，主治虛損引起的骨蒸消瘦、遺精滑精、崩漏不止、小兒先天不足所致的筋骨痿軟。

【用法】每服 3 克，每日 2 次，溫黃酒或溫開水沖服。

## (二) 健脾益胃類

### 人參精

【藥物組成】人參。

【功能與適應證】補脾氣，益肺氣，生津安神，主治勞傷虛損，食少，倦怠，反胃吐食，自汗暴脫，一切氣血津液不足之症。

【用法】既可熬湯，又可製成口服液劑。

### 生脈散

【藥物組成】人參　麥冬　五味子。

【功能與適應證】益氣生津，斂陰止汗，適用於氣陰兩傷形成的心悸氣短，脈微虛汗，咽乾舌燥及久咳傷肺，自汗；對於低血壓或休克也有一定療效。

【用法】有口服液、注射劑兩種類型，口服液每日 3 次，每服 10 毫升；注射劑可以輸液稀釋 5～10 倍後，每次靜脈滴注 10 毫升。

### 參芪精

【藥物組成】人參　黃芪。

【功能與適應證】益氣升陽，主治身體虛弱，食慾不

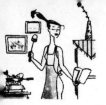

振，疲勞過度，失眠及氣血津液不足。

【用法】每服 10 毫升，每服 1 次，早飯前服用。

### 參苓白朮散

【藥物組成】人參　白朮　茯苓　甘草　山藥　白扁豆　蓮子肉　薏苡仁　縮砂仁　桔梗。

【功能與適應證】補益脾胃，滲濕和中，適用於脾胃氣虛引起的飲食不消，胸脘痞塞，或吐或瀉，四肢無力，苔白膩。

【用法】散劑每服 6 克，水丸每服 3～9 克，每日 1～2 次，溫開水送下。

### 大茯苓丸

【藥物組成】白茯苓　茯神　大棗　肉桂　人參　白朮　細辛　遠志　石菖蒲　乾薑　甘草。

【功能與適應證】補中益氣，健脾散寒，主治五臟氣逆，腹脹，吐逆食不下。

【用法】每服 1 丸，薑湯下或酒下。

### 神仙餌茯苓延年不老方

【藥物組成】白茯苓　白菊花。

【功能與適應證】健脾利濕，清熱明目，適用於脾虛便溏，頭昏眼花。《普濟方》云「服此藥百日顏色異，肌膚光澤，延年不老」。

## （三）補腎益精類

### 八仙長壽丸

【藥物組成】生地　山茱萸　白茯神　丹皮　五味子麥冬　乾山藥　益智仁。

【功能與適應證】滋補腎陰，適用於腎虧肺燥，腰膝無力，咳喘口乾。

【用法】每服 1 丸，每日 2 次，溫開水送下。

### 延壽丹

【藥物組成】天冬　遠志　山藥　巴戟天　柏子仁　澤瀉　川椒　生地　枸杞　茯苓　覆盆子　赤石脂　車前子　炒杜仲　菟絲子　牛膝　肉蓯蓉　當歸　地骨皮　人參　五味子。

【功能與適應證】滋腎陰，補腎陽，主治腎氣不足所引起的腰酸腿軟，頭暈乏力，陽痿尿頻。

【用法】每服 70 粒，溫開水送下。

### 還少丸

【藥物組成】山藥　牛膝　遠志　山萸肉　楮實　五味子　巴戟天　石菖蒲　肉蓯蓉　杜仲　茴香　枸杞　熟地。

【功能與適應證】補腎氣，主治真氣虛損，肌體瘦弱，目暗耳鳴，飲食無味等。

【用法】每服 30 粒，溫酒或鹽湯送下，每日 3 次，食前服。

### 益壽地仙丸

【藥物組成】甘菊　枸杞　巴戟天　肉蓯蓉。

【功能與適應證】補腎清肝，適用於腎虛，目花耳鳴，大便秘結。

【用法】每日空腹鹽湯或酒下 30 粒。

### 延令固本丸

【藥物組成】菟絲子　肉蓯蓉　天冬　麥冬　生地

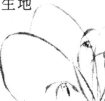

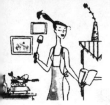

熟地　山藥　牛膝　杜仲　巴戟天　枸杞　山萸肉　白茯苓　五味子　木香　柏子仁　覆盆子　車前子　地骨皮　石菖蒲　川椒　遠志肉　澤瀉。

【功能與適應證】益腎壯陽，主治諸虛百損，中年陽事不舉，未到 50 歲鬚髮先白。

【用法】空腹溫酒下 80 粒。

### 不老丸

【藥物組成】人參　川牛膝　當歸　菟絲子　巴戟天　杜仲　生地　熟地　柏子仁　石菖蒲　枸杞　地骨皮。

【功能與適應證】補腎壯陽，益氣安神，適用於腎虛所致頭昏頭痛，煩躁不安，精神疲憊，倦怠乏力。

【用法】每日 3 次，每次 15～30 粒，空腹黃酒或鹽湯送下。

## (四) 調補陰陽類

### 補天大造丸

【藥物組成】側柏葉　熟地　生地　牛膝　杜仲　天冬　麥冬　陳皮　乾薑　白朮　五味子　黃柏　當歸身　小茴香　枸杞。

【功能與適應證】補陽滋陰，適用於腎陰腎陽俱虛，腰膝無力，口渴煩熱。

【用法】每日空腹服 100 粒，有病者每服 2 次。

### 何首烏丸

【藥物組成】何首烏　熟地　地骨皮　牛膝　桂心　菟絲子　肉蓯蓉　製附子　桑葚　柏子仁　薯蕷　鹿茸　芸苔子　五味子。

【功能與適應證】益陰補陽，適用於陰陽俱虛，腰膝無力，心煩難寐。

【用法】每日 2 次，每次 15～30 粒，空腹鹽湯送下。

## 全鹿丸

【藥物組成】鹿角膠　青毛鹿茸　鹿腎　鮮鹿肉　鹿尾　熟地　黃芪　人參　當歸　生地　牛膝　天冬　芡實　枸杞　麥冬　肉蓯蓉　補骨脂　巴戟天　鎖陽　杜仲炭　菟絲子　山藥　五味子　秋石　茯苓　續斷　葫蘆巴　甘草　覆盆子　白朮　川芎　橘皮　楮實子　川椒　小茴香　大青鹽。

【功能與適應證】固精益氣，滋補強壯。

【用法】煉蜜為丸，每丸重 9 克，蠟皮封固，每日 2 次，每次半丸或 1 丸，溫開水送下。

## 神仙巨勝子丸

【藥物組成】巨勝子　生地　熟地　何首烏　枸杞　菟絲子　五味子　酸棗仁　破故紙　柏子仁　覆盆子　芡實　廣木香　蓮花蕊　巴戟天　肉蓯蓉　牛膝　天冬　韭子　官桂　人參　茯苓　楮實子　天雄　蓮肉　川續斷　山藥。

【功能與適應證】滋腎填精，溫補腎陽，適用於腎陰陽虛衰，腰痛腿軟，畏寒膚冷，尿頻便溏。

【用法】每服 30 粒，空腹用溫酒送下，鹽湯亦可，每日 2 次。如久服，去天雄用鹿茸亦可。

## 斑龍二至百補丸

【藥物組成】鹿角　黃精　甘枸杞　乾熟地　菟絲子　金櫻子　天冬　川牛膝　楮實子　龍眼肉　麥冬。

395

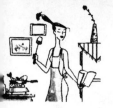

【功能與適應證】益氣補腎，健脾生津，適用於腎虛精虧，腰膝酸軟，陽虛內熱，耳目不聰，鬚髮乾枯。

【用法】每服80粒，空腹淡鹽湯送下。

## (五)安神健腦類

### 天王補心丹

【藥物組成】生地　天冬　麥冬　五味子　朱砂　黨參　茯苓　柏子仁　酸棗仁　當歸　丹參　桔梗　玄參遠志。

【功能與適應證】養心安神，適用於陰虧血少而產生的虛煩心悸，睡眠不安，精神衰疲，夢遺健忘，不耐思慮，大便乾燥，口舌生瘡，舌紅少苔，脈細而數。

【用法】口服，每日2次，每服9克，溫開水送下。

### 朱砂安神丸

【藥物組成】黃連　甘草　地黃　當歸　朱砂。

【功能與適應症】清心養血，鎮驚安神，適用於心神不寧，失眠多夢，心悸易驚，胸中煩熱。

【用法】口服，蜜丸每服9克，糊丸每服4.5～6克，每日2次。

### 酸棗仁湯

【藥物組成】酸棗仁　甘草　知母　茯苓　川芎。

【功能與適應證】養血安神，清熱除煩，適用於虛勞虛煩不得眠，心悸盜汗，頭目眩暈，咽乾口燥，脈弦或細數。

【用法】遵醫囑。

### 腦靈素

【藥物組成】人參　鹿茸　龜板　龜板霜　鹿角膠　鹿角霜　茯神　五味子　枸杞　蒼耳子　羊藿葉　熟地　麥冬　黃精　遠志　炒棗仁　棗肉　白糖。

【功能與適應證】滋補健腦，主治神經衰弱，頭痛頭暈，健忘失眠，耳鳴。

【用法】每日 2 次，每服 2～3 丸，白開水送下。

### 彭祖延年柏子仁丸

【藥物組成】柏子仁　蛇床子　菟絲子　覆盆子　石斛　巴戟天　杜仲　天冬　遠志　天雄　續斷　桂心　菖蒲　澤瀉　薯蕷　人參　乾地黃　山茱萸　五味子　鐘乳　肉蓯蓉。

【功能與適應證】養心安神健腦，久服強記不忘。

【用法】先食服 20 粒，稍加至 30 粒。

## (六)延年益壽類

### 十精丸

【藥物組成】枸杞　熟地　桂心　菊花　山茱萸　菟絲子　肉蓯蓉　花椒　柏子仁　茯苓。

【功能與適應證】補腎益心，烏鬚髮，悅容顏，久服輕身延年。

【用法】每晨空腹服 10 克，用溫酒或鹽開水送服。

### 七寶美髯丹

【藥物組成】生首烏　當歸　茯苓　懷牛膝　枸杞　補骨脂　菟絲子　黑芝麻。

【功能與適應證】滋補肝腎，益氣養血，填精益髓，

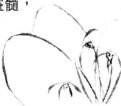

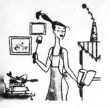

烏黑鬚髮，美顏延年，適用於肝腎虛損所致的多種慢性疾病。

【用法】每日早晚服 2 丸，鹽開水送服。

### 壯元丹

【藥物組成】牛膝　肉蓯蓉　熟地　川芎　覆盆子　石斛　菟絲子　當歸　續斷　巴戟天　茯苓　山茱萸　枸杞　肉桂　五味子　防風　杜仲。

【功能與適應證】養血活血，強壯筋骨，增進食慾，烏鬚髮，潤肌膚，久服輕身延年。對於肝腎虛損，精血不足，眼昏黑花，迎風流淚，頭暈耳鳴，筋骨酸痛，步履無力有較好療效。

【用法】每日清晨空腹服 10 克，鹽湯送下。

### 四聖不老丹

【藥物組成】松脂　茯苓　黃菊花　柏子仁。

【功能與適應證】養胃氣，定神志，增食慾，倍精力。

【用法】每日清晨空腹服 5 克，溫酒送下。

### 女貞丸

【藥物組成】女貞子　旱蓮草　桑葚。

【功能與適應證】補中安臟，養精神，輕身延年。

【用法】每日空腹服 10 克，淡鹽開水送下。

### 百花散

【藥物組成】桃花　吉利花　甘菊花　枸杞花。

【功能與適應證】倍力氣，輕身延年。

【用法】每日 3 次，每次 5 克，開水送下。

### 太清靈寶散

【藥物組成】菊花　茯苓。

【功能與適應證】潤面，烏鬚髮，延年益壽。

【用法】每日 3 次，每次 5 克，溫酒送服。

**輕身散**

【藥物組成】黃芪　茯苓　甘草　人參　山芋　雲母粉。

【功能與適應證】益氣健脾，增食慾，助消化，延年益壽。

【用法】飯後鹽開水調服 3 克。

**駐顏延年方**

【藥物組成】枳實　熟地　甘菊花　天冬。

【功能與適應證】輕身明目，潤澤膚色。

【用法】每日清晨空腹溫酒送服 10 克。

**枸杞酒**

【藥物組成】枸杞 2 升，以好酒 3 升，瓷瓶內浸三七比乃添生地黃汁 3 升，攪勻、密封，至立春前 30 日開瓶。

【功能與適應證】變白，耐老，輕身。

【用法】每次空腹暖飲一盞，勿食蕪荑、蔥、蒜。

**延壽酒**

【藥物組成】黃精、蒼朮各 2,000 克　天冬 1,500 克　松葉 3,000 克　枸杞 2,500 克。

【功能與適應證】補虛，益壽延年。

【用法】水三碩，煮一日，熬如釀酒法，空腹服之。

**枸杞根散**

【藥物組成】枸杞根 500 克　小麥 50 克。

【功能與適應證】養性，延年益壽。

【用法】每日早晚各服 3 克。

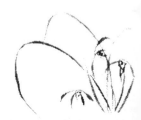

國家圖書館出版品預行編目資料

中醫三補養生 —— 神補　食補　藥補／劉　健　主編
　　　——初版，——臺北市，品冠，2008〔民 97.09〕
　　　面；21 公分 ——（休閒保健叢書；9）
　　　ISBN　978－957－468－636－0（平裝）

1.中醫　2.養生　3.食療　4.藥膳

413.21　　　　　　　　　　　　　　　　97012825

# 中醫三補養生——神補　食補　藥補

主　　編／劉　健

責任編輯／吳　玲

發 行 人／蔡孟甫

出 版 者／品冠文化出版社

社　　址／台北市北投區（石牌）致遠一路 2 段 12 巷 1 號

電　　話／（02）28233123・28236031・28236033

傳　　眞／（02）28272069

郵政劃撥／19346241

網　　址／www.dah-jaan.com.tw

E - mail ／service@dah-jaan.com.tw

承 印 者／傳興印刷有限公司

裝　　訂／建鑫裝訂有限公司

排 版 者／弘益電腦排版有限公司

授 權 者／安徽科學技術出版社

初版 1 刷／2008 年（民 97 年）9 月

定　價／300 元

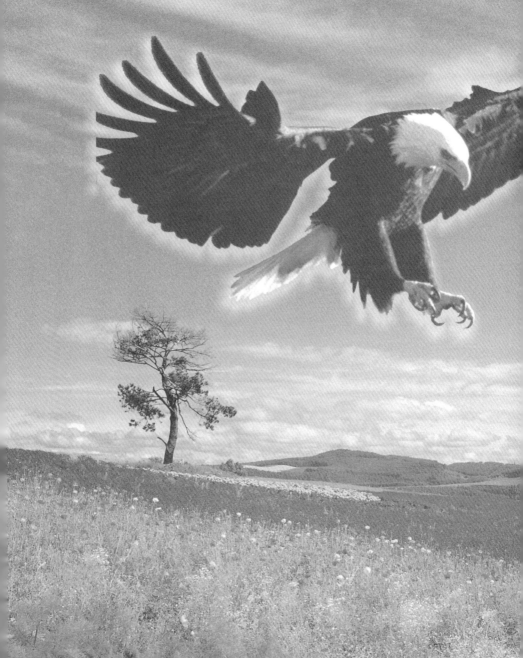

大展好書　好書大展
品嘗好書　冠群可期

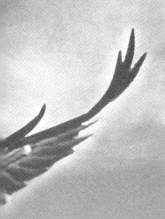

大展好書　好書大展
品嘗好書・冠群可期